心身醫學與形、氣、神的自我調理精要

精神健康中醫講堂

作者◯李辛

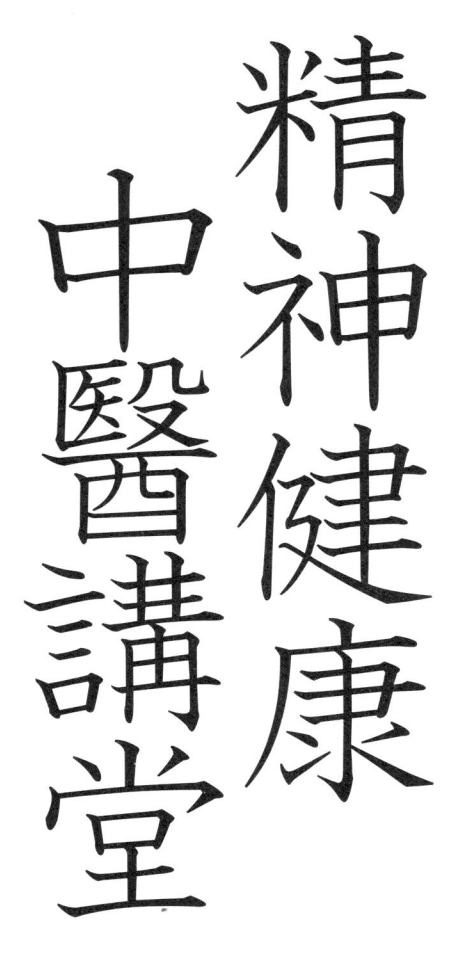

本書緣起

本書是從李辛近五年在各地開設的與「精神健康話題」相關的課程中，選出的六次具有典型和普遍性意義的內容並改編而成。

近年來，李辛逐漸將精力轉移到教育領域。他在過去十多年的行醫經驗中，發現自己每天要和不同的病人做類似的交流，說重複的話，效率不高。由於不同病症背後的原因有很多相似性，其後，還連帶著具有共性的關於家庭、家族、社會和精神層面的問題。

人的物質身體受到精神世界所影響，物質身體的健康與否，與我們的精神、意識、思想、行為密切相關。除了遵循選擇適合自己的飲食與居住環境，好好睡覺休息，做合理的運動、適度的工作，過接地氣的生活等這些基本健康法則之外，精神世界如何進一步開展呢？

我們在嬰兒和孩童時期，精神相對柔軟、活潑、開放、流通，而在一路「長大」的過程中，有可能逐漸丟失了這些特質，變得緊縮、閉塞、僵硬、懷疑。生命的無形部分不再順暢地自由呼吸，與外界的良好流動也漸漸斷離。於是，我們的「精神」病了，老了，疏離了，僵硬了。

我們所尊敬的雅克爺爺（仁表先生）的座右銘是：靜心、學習、服務他人。

真正的學習不光是看書、學習他人的經驗，也是睜開自己的雙眼，打開心，自主思考，理解人我和世界，在與所有流經我們的人、事、物互動的過程中，更加認識、熟悉自己和身體，瞭解自己的真實需求，找到自己的「原點」，展開自己的「地圖」，學習只是單純地感受、覺察……

人，只有瞭解了自己，才能瞭解他人。如此，我們才能以合適的方式服務他人，與世界互動。

人和人的內在世界如此不同，我們可以借鑑，但很難成功複製他人的成長道路。當我們在自己的「地圖」上每邁出一步，將會收穫一分意識的擴展，精神世界由此擴充一分；對自己、對這個世界的瞭解多一分，放鬆和安然自會多出一分。

彙編　孫皓

二〇一九年八月十六日

目次

第2章 對自己的日常生活有所意識

第3章 中醫眼中的心身失調與調理思路

第4章 靜坐與全觀

第5章 成年人需要建立自己的主體性

第6章 人可以依靠自己來認識世界嗎？

第1章

自我覺察與精神健康

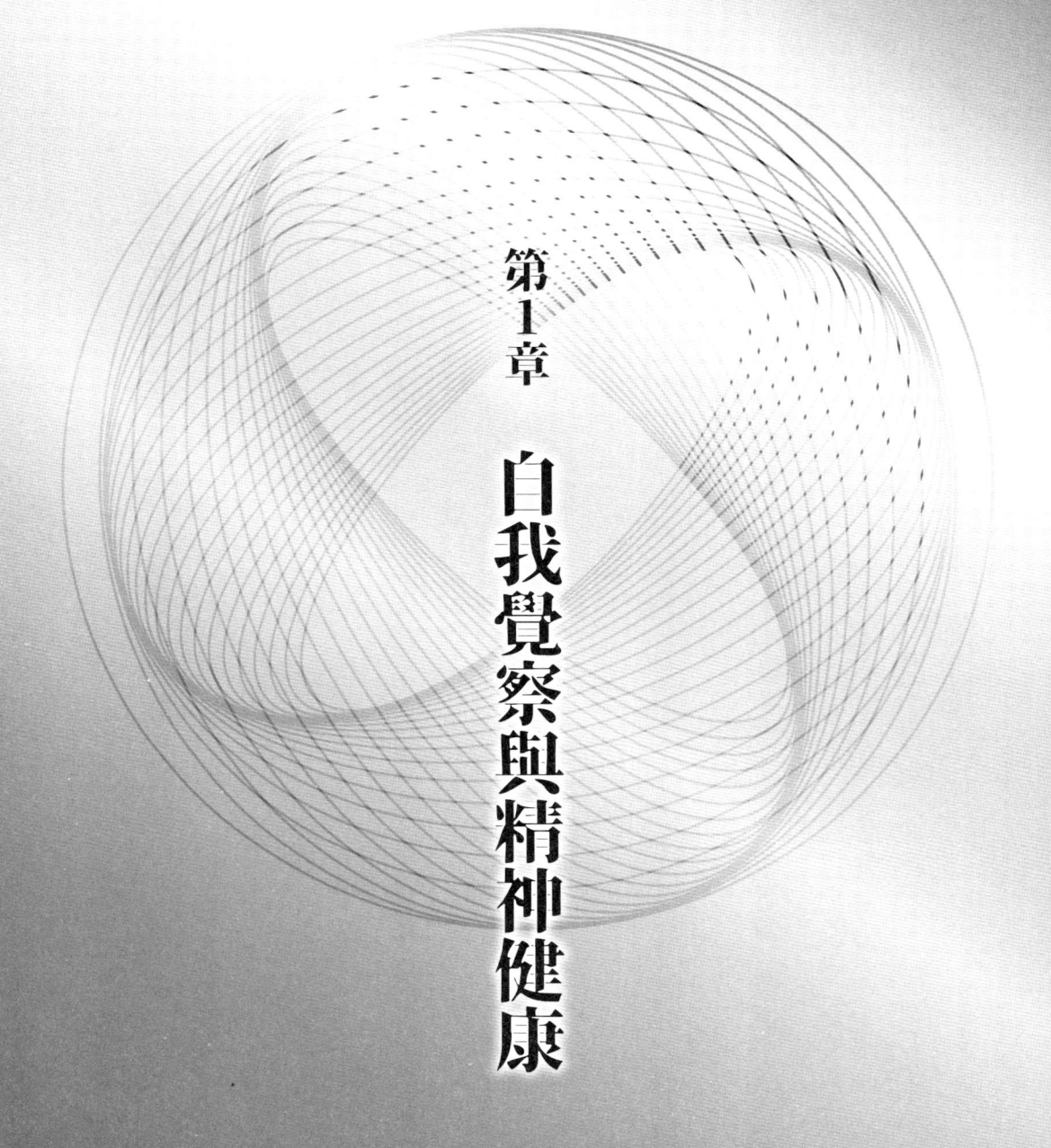

覺察的三個面向：身體—情感—思想

多年來，我養成了一個習慣，在門診接診看病前，會先閉目養神；或者上課前，也會先請同學們和我一起安靜地坐十五分鐘，定定心，有助於提高我們的專注力，以及工作和學習的效率。

如果各位有靜坐的經驗，或者平時對自己的身心有所關注和感受，有幾個問題就可以和大家聊一聊。

首先，我們在工作、生活的時候，有沒有留意到身體是否放鬆？或許某一處有痛點，某一處是緊的，或者整個身體都很緊……

身體的感受很重要。因為平常我們都把注意力投放在外，想事情、買東西、看電視、跟人說話、關注別人的反應，而自己身心的狀態會被忽略掉。

我把「讓身體的感受進入我們的意識」，稱之為「對身體的覺察」。

其次，除了體會到身體各部分是否放鬆，我們有沒有同時留意到大腦裡有很多想法？如果有「留意到」了，我稱之為「對頭腦或思想的覺察」。

比如此刻我在讀書，發現自己是相對穩定、安心的，偶爾有一些想法會跳出來，但並不影響我看書，這就是相對「清晰穩定」的狀態。

如果大多數時間我們都能處於這樣的狀態，即使是看電影、買菜、坐火車，甚至吵架，都是相對「清晰穩定」的。我們可以一邊吵架，一邊清楚知道自己在生氣，知道身體緊張、情緒湧動。按照傳統中醫的觀點，這就是「神氣」相對清明的狀態。

或是我的身體坐在這裡，在看書，但想法很多，就像站在十字路口，有很多車經過一樣，感覺很混亂，每個字都認識，但背後的含義看不進去。大腦裡有很多想法，處在不專注，不能平靜地做事、學習、交流的狀態。而且，自己常常意識不到自己在這種狀態下。這些情況被傳統中醫稱為「神氣散亂或神不定」。

這種「清晰」或「散亂」的狀態，就是傳統文化裡說的「神」是「定」或「散」，「清」或「濁」，這是我們日常生活中常有的兩種基本狀態。如果我們的精神是清晰穩定的，生活也會如此，這是有覺察的狀態。

長期在清晰穩定的狀態下生活的人，相對會身心更健康、家庭更和諧、事業更有發展。道理很簡單，古人云：「自知者明。」一個人如果知道自己處在什麼狀態，自然會有所為，有所不為，知道適時調整。

但大部分人的生活，常常是「清明」與「散亂」兩種情況混在一起。清晰明白的時間少，偶爾出現也不能長久，更多的是在散亂不定中隨波逐流，受到各種力量的影響而未必自知。我們的思想與情感、語言與行為，既可能因外部環境的壓迫、混亂與暗示而發生反應，也可能來自自己習慣的「刻板思維」或「條件反射」。

我們對「自己」早已習以為常，也習慣了無意識的合理化。所以，為了安全和更美好的生活，我們對自己的身心和精神的狀態需要有一個感受和了知，需要開始學習「熟悉」自己。除了觀察自己的身體和思想，還可以觀察情感和情緒狀態，比如此刻，你是比較放鬆、平靜的，還是內心有很多力量在衝突？是高興還是難過，是緊張還是有些恐懼？

身為人，我們時時刻刻都是三個部分同時在運作：肉體─情感─思想，但不同的個體會有所側重，形成自己的主導模式。有的是天生的，有的是後天的教育環境形成的。

比如喜歡研究學問和思考問題的人，可能會更依賴「思想」這一工具。進入社會生活，受到過度格式化教育影響的人，會過度發展「知識」和「頭腦」，而可能變得過於「學究型刻板」或「理性」，而忽略身體感受與情感交流。

喜歡運動，或從事體力勞動多一些的，或在自然環境中長大的個體，對身體層面會更加熟悉，這是一個健康而「接地氣」的基礎。但如果只滿足於強健的身體帶來的方便和外界認可，而忽略了「知識」和「頭腦」的發展，也會把自己局限於此。

最近幾十年，我們的生活相對和平舒適，出現了很多以情感為主導模式的人，也有過度癡迷、活躍的粉絲和追星一族，這一類偏向重視情感的能量交融與湧動。

人在年輕的時候，容易被情感和情緒推動而去做一些事情。喜歡強烈的感受，過度張揚個性，卻不知真正深厚持久的情感往往是相對平靜的，或者說在相對平靜的狀態裡，容易保持長久深刻的情感關係。

每個人的生命活動有他的主導模式，有的以肉體為主，有的以情感為主，有的以思想或頭腦為主。

它們既是生命不同層面的運行模式，也是我們可以運用的工具。所以，每個人都需要瞭解和熟悉自己的特點，這個過程就是不斷深入地覺察。這三個部分如何均衡發展，不偏頗，少一些內在的衝突，是我們一生的學習內容。

而且，這三套模式的運行是需要能量的，這個能量就是中醫所說的「氣」。

憂鬱、焦慮與能量狀態

現代醫學是把身體和意識分開看的，身和心被看成是兩樣東西，它們有關係，互相影響。我們都知道，長期緊張、心情不好的人，容易有消化障礙，甚至胃潰瘍，這叫作「心身相關」。我的研究生專業是心身醫學，這個專業研究的是社會心理壓力與軀體症狀和疾病的關係。

現代醫學裡常說的憂鬱症，在中醫來看，很多情況下是因為整個心身的能量不流通了，精神、意識、心理、氣血都卡在某個低點。

憂鬱症的發病過程中也可能會出現焦慮狀態，但總體的精神狀態是低落、無力、封閉、無行動力等「陰沉」的狀態，有的會出現自殺的念頭，並且有實施的可能性。

至於焦慮症，不少是因為這個人的能量本來就不足，而且因為長期用心過度、用力過猛、勞心勞力而過耗了，出現了能量不夠用的情況。在中醫看來，是「本氣虛而神過用」，導致了極度的不穩定。

焦慮症的發病過程裡也有可能會出現暫時的憂鬱狀態，但總體的精神狀態以不安、焦慮、急躁、驚恐，以及放大人、事、物造成的壓力為主。也有部分病人會表示自己活不下去，但比起憂鬱症，不容易有真實的自殺行為，除非有巨大的外來壓力。

大家往往會把這兩種病混在一起，雖然症狀會類似，其致病的機理是不同的，甚至可以說是相反的。

在中醫看來，憂鬱症多偏於「陽虛陰盛」的狀態，治療方向需要從「通陽」、「補陽」的思路入手，比如跑步、爬山、騎行、艾灸，服用一些增加人體能量和幫助能量流通的藥物。焦慮症多偏於「陽亢」的狀態，他們可能對自己要求過高而顯得神色匆忙，或者對外界環境和時間表要求過高而顯得緊張不安。調理的方向，應該是把精神和能量的運行速度緩和下來，中醫叫作「舒緩神氣」。需要給自己更多的時間和獨處的空間，練太極拳、靜坐等等，練習放鬆，卸掉內心的壓力。

無論被醫師診斷是憂鬱症或焦慮症，我們需要知道的重點是，**當我們的能量狀態和能量流通的水準低到一定程度的時候，我們的肉體—情感—思維的運作能力都會下降。**

就像一部電腦，當記憶體足夠、程式不衝突的時候，可以運行那些高版本的程式；當記憶體不夠，程式有互相衝突、內耗的時候，那些高版本程式，不要說運轉了，連下載都不行，只能運行低版本的。

所以，如果一個人因為種種原因，身體的能量很低，不僅身體狀態會變差，情感狀態、思維狀態也會變差，這是一個整體低版本、低能量的運行模式。

身體會出現各種症狀，比如血壓失常、心律失常、食慾不振、排便異常、睡眠障礙等等，這些其實都是能量低之後身體運轉水準下降或紊亂了。在現代醫學中，這些常常會被叫作某種「精神官能症」，因為這些不適症狀往往查不出具體的病因，只是顯現出一系列生理、心理失調的症狀。

可以想像，在這樣低版本的狀態下，我們在跟世界萬物交流的時候，很多東西都消化不了，包括食物和情緒，內在和外來的任何壓力都無法承受，願望也無法轉化為行動力；很多體力活動或者複雜的運動、腦力活動做不到，也不想做了，對很多事情失去了興趣，原本可以滋養和發展自己的內外環境，突然間都變成了阻礙和壓力。

在情感上也是這樣，當一個人能量低的時候，表達能力和接納能力都會出現一些問題。在內部心態和外部交往上，就容易趨向封閉，只接受某一類自己願意吸收的東西，其他的都拒絕，甚至以前能吸收消化的東西也開始拒絕。到了這個狀態，其實就成了「被壓縮的人」，身體、能量、精神都被壓縮了。

在壓縮狀態下，人所處的時空、社會和生活，乃至周圍的一切，能夠接觸和願意接觸的東西，也是被自我所拒絕的。這樣，就進入一個內和外的低水準惡性循環，但是自己不一定能意識到。

一旦到了這個狀態的時候，人的生命狀態會整體往下走。

這個部分也與社會和家庭帶來的受限意識和集體認知有關，比如大家眼中的優秀學霸在碩博士班畢業前後，因為感到出國無望、學術無果、前途渺茫而自殺。

這部分「優等生」受社會和教育的影響，很容易在單向的軌道中，在別人的指揮棒下往前走，與自己的內心和真實的生活已經失聯很久了，屬於自己的路已經找不到了，最後被壓抑的渴望凶猛反噬，吞沒了自己。

有個實驗很著名，透過食物獎勵或電擊懲罰迷宮裡的小老鼠，可以讓牠們快速地掌握怎麼走迷宮，並建立熟悉的經驗，最後會訓練出在人類眼中非常優秀的、具有更高智力的品種。甚至這些後天獲得的迷宮生存優勢，還能在下一代中延續，這是過去心理學研究的經典實驗之一。

不管是對於老鼠還是人，都需要有自己的空間、時間、興趣、愛好，看似無目的的探索和無所事事的浪費時間，是對內心均衡至關重要的自由時光和自主選擇。

當我們說某人是憂鬱症或焦慮症，往往會以為這只是一個心理的問題，但實際上它不是一個簡單的心理問題，而是整個生命的問題。

要點 1 瞭解我們的能量水準

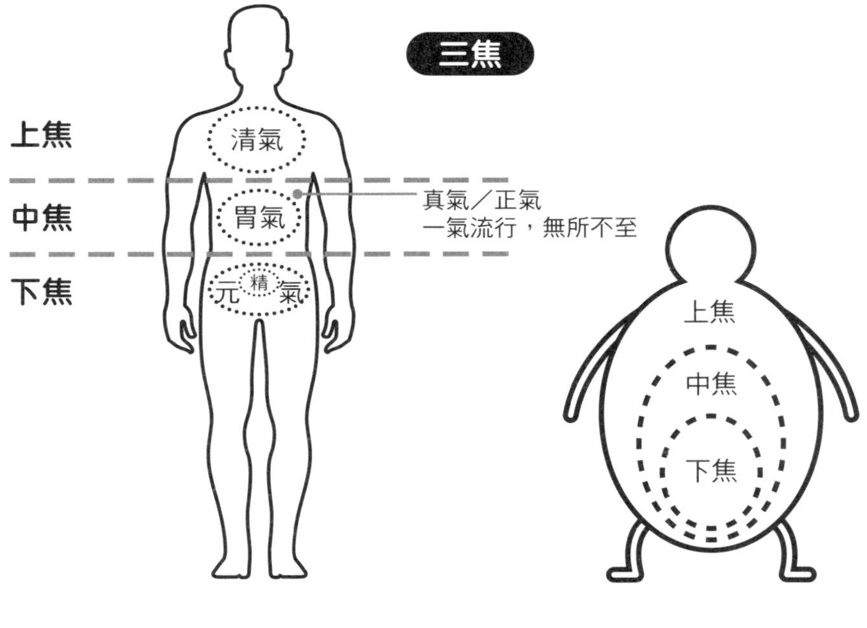

三焦能量自評表

如果發現自己在所對應的項目中，有不少符合的情況，表示您的能量已經不足了。

1. 你是否有與下焦（精、元氣）不足相關的情況？

☐皮膚暗淡、乾燥，缺乏光彩，脱髮。
☐肌肉消瘦，體重低於正常或最近體重下降過快。
☐身體虛冷，手腳常年冰冷，腿腫（用大拇指用力按在小腿骨內前側的皮膚上五秒，有凹陷即是腫）。
☐經常腰痠或者關節痛。
☐小便頻繁，大便軟或泄。
☐夜尿三次以上。
☐長期泌尿系統問題。
☐精力不足，看一會兒書或電腦就覺得很累。
☐記憶力下降。
☐視力下降、眼底病變、眼淚過多或過少。
☐肚子很大或自覺小腹虛冷。
☐恐懼，怕黑。
☐婦科或性功能有問題，長期生殖系統問題，或生育困難。
☐自幼哮喘，尿床，是早產兒，或曾多次流產等。
☐惡性腫瘤。
☐肝炎，肝硬化。
☐蛋白尿，腎臟疾病。
☐臉部水腫。
☐糖尿病，痛風。
☐心腦血管疾病。
☐僵直性脊椎炎、類風濕、紅斑狼瘡等免疫系統疾病。
☐衰老、老年癡呆。
☐器官衰竭。
☐其他重大疾病。

2. 你是否有中焦（中氣）不足相關的症狀？

☐沒胃口，吃什麼都消化不了，或吃了就脹。
☐有明顯的胃痛、腹部痛。
☐口氣重，口腔潰瘍，牙齦問題。
☐慢性皮膚病。
☐體弱無力。
☐説話氣短。
☐消瘦（肌肉鬆弛）、肌肉不足。
☐肥胖（過於結實，看起來有點臃腫，或者過胖）。
☐高血脂或脂肪肝。
☐高血糖或高尿酸。
☐膽結石或膽囊息肉。
☐各種息肉。
☐乳腺增生及其他增生。
☐大便異常，便溏或便祕。

3. 你是否有與上焦（衛氣）不足相關的症狀？

☐異常出汗。
☐反覆感冒。
☐惡風、怕寒，經常打噴嚏。
☐皮膚、鼻子過敏症狀。
☐長期咳嗽。

人不可能永遠快樂

我們需要思考一些不假思索、習以為常的問題。

第一，憂鬱症只是大腦的化學遞質的變化嗎？現在的觀點是，憂鬱症或焦慮症是大腦裡的化學物質變化所導致，比如多巴胺（dopamine）這種神經遞質，心理狀態和情緒會受到其濃度變化的影響，現在很多精神類藥物的研究與應用都基於這類認識。

第二，人的生活態度，他的生活方式、情感、思維、認知、行為模式的改變，是由於這些化學物質的變化所致，還是相反——是因為某人的生活方式、認知、行為出現了異常，相應在體內發生了各種的變化？

這些精神壓力和外部壓力帶來的變化，不局限於腦部的神經遞質，也會在內分泌、免疫、循環、消化等系統發生，這是現代心身醫學的觀點。因為個體的性格、認知和不良應對模式，以及外部環境的社會生活壓力，會導致我們的中樞系統，尤其是下丘腦區域功能發生變化，形成所謂「精神—神經—內分泌—免疫」調節網絡失調，從而產生一系列心理生理的病症。

就像現在，因為要講課，所以我點了這炷香，香是我們開課的原因嗎？不是。是因為課，才有這炷香，不光有香，還有光線，有聲音，有在座的同學，有我們的話題，這些是同步出現的。

所以，我們需要思考，在心理問題的認知上，現在流行的思路會不會有邏輯上的漏洞呢？腦內「化學物質」的變化，可以理解為精神壓力與應激反應（編注：應激的英文為Stress，臺灣通譯為壓力，在生物學或心理學領域，有時譯為應激）的結果，未必是原因。用藥物改變這些化學物質，對我們的腦部功能會有幫助，可做為階段性的治療手段來改變急性的症狀，比如嚴重失眠、嚴重焦慮、重度憂鬱，藥物會對症狀有所改善，但是否可以由此得出結論：需要長期甚至終生服藥？

這正是坊間流行的「藥不能停」觀點的錯誤之處，會使得我們完全依賴藥物干涉，而忽視了更重要的、每個人都可以去改變的重點：開始運動，反思自己的認知、生活習慣、人際交往、交流模式……

我會提出這個問題，是因為很多病人就這樣接受了關於自己當前狀態的簡單解釋，有一些醫師也常常在聽完患者的主訴，讓患者填了一系列心理量表後，得出關於「憂鬱」或「焦慮」的診斷，然後不假思索地開出一堆精神類藥物。

沒有養成獨立思考習慣的人，容易被洗腦，流行媒體說什麼，醫師說什麼，就跟著做了。比如有個問題：難道每個人都會一直以快樂的狀態生活著嗎？童話裡面王子親一下公主，公主就醒了過來，然後他們幸福快樂地生活在一起了。故事到這裡就結束了，現實可不會是這樣的。

我們這個時代的文化有些特別，人們會害怕自己處於不高興的狀態。很多人會認為：一個人在某一段時間處於「不快樂」的「低谷」狀態，沒有力量去始終維持一個「正常」的狀態，這是不好的，是不被大家所接受的，一定要盡快轉變，跟上「前進」的步伐。

這種認知的背後是，大家普遍認為，始終保持「正向、陽光、自信、積極、努力」才是對的狀態，就像有的人只喜歡春夏，不喜歡秋冬。

一條河流，有源頭、奔騰的急流、舒緩的淺灣、盤旋的漩渦、衝撞的礁石和咆哮的巨浪，也有陰暗的幽谷、乾澀的分支和不知方向的伏流……每個人的生活與精神心理狀態也是如此，有起有落，有光明的樂章，也會有陰鬱痛苦、衝突的階段。

如果我們保持精神的清晰穩定，跟隨這些正常而必然會有的起伏向前走，不固化某一片段，不放大且停留執著於此，而去嘗試接受痛苦，保持生命的自然流動，也許會更容易通過。

作為醫學的研究與實踐，把某些類似的症狀分門別類，命名並給予對應的藥物治療，當然有其積極的作用，但如果某個病人放棄了病痛時應有的反思與觀察，放棄自己的努力與改變；而醫師忽略了同理與交流，忽略了這個具體的人的生活狀態、思維—情感模式，而只是簡單地開具處方，長此以往，會有負面的作用。

一九五〇年到一九七〇年出生的人可能知道，一九八〇年代的中國還沒流行憂鬱症、焦慮症的診斷，那個時候如果有焦慮、失眠、沒有行動力、對生活工作沒有興趣，去看醫師後通常會被診斷為神經衰弱。

當時，所有這些不高興的、想不開的、睡不著覺的，都叫神經衰弱。還有的醫師或長輩會直接批評你：意志不堅定，態度不積極……屬於思想問題。

對於神經衰弱，經常用兩種藥，一種是穀維素，還有一種是維生素B群。

如果你是中年婦女，會有另一個病名，叫更年期症候群。到了一九九〇年代，更年期症候群開始「普遍」了。

我在大學四年級實習的時候，有個病人讓我印象深刻，她進來後就著急慌忙地說了一堆症狀：我最近睡不好、頭暈健忘、心煩意亂、容易緊張激動、潮熱盜汗、月經失調……醫師說：「沒事，你這個是更年期。」病人一下子就舒緩了。

人的心態常常很簡單，當我們得到一個確定的解釋之後就安心了。就像我們需要歸屬，需要有序，需要路標……至於這個解釋是否來自實相，很多人無力關心。

後來我讀西方心理學的一些觀點，很有意思，裡面提到：對於這些茫然無措的心靈來說，當有一個人告訴他，你這個問題是所有人類都有的時候，他就不再覺得自己是孤立的，也不再覺得自己是異端，然後他就放心了。

一九九〇年代後，中國開始有憂鬱症或焦慮症的說法，但當時被確診的病人還不多。一九九七年我讀心身醫學專業的時候，這個學科還是非常冷門的。到了二〇〇〇年左右，一些大學開始引進心理學系，媒體、報紙上大量出現心理學科專欄，我還兼職寫了某報的心理學專欄一段時間。

那個時候，也是很多國際大藥廠進駐中國的階段。我的一位病人是某國際藥物企業的政府公關部負責人，她告訴我，精神類藥物在公司藥品銷售收入中名列前茅。

相關行業開始蓬勃發展，大量針對性的藥物和課程出現了，中國的心理疾病患者的隊伍也越來越壯大了，這裡面會不會有不少是「被診斷的」呢？

社會在進步，觀念在發展，病名在細分，到了二〇〇〇年左右出現了很多新的病名，憂鬱症開始分類了，比如有產後憂鬱和老年憂鬱。那個時候還出現了很多「感覺統合不良」、「注意力不集中」、「抽動穢語綜合症」（Tourette syndrome）的孩子，當然還有「自閉症」、「學習障礙」、「情感障礙」、「網癮」……然後出現了很多針對性的治療與康復技術。

以至於在臨床中，常常會遇到孩子某個階段如果有些緊張、睡不好、眨眼睛、抽鼻子、怕陌生人……父母就會急急忙忙地帶孩子來看病，懷疑自己的孩子是不是有哪一種心理問題。

這個過程非常有意思，因為它讓我想到了歷史，比如像我們的父母這個年紀，有很多人被戴上「右派」和「黑五類」的帽子，我爸爸當時被打成「資產階級反動學術權威」，這些都是一種「診斷」。在那個時代，這種診斷的威力是非常厲害的，它會貫穿人的一生，甚至會左右下一代和再下一代的命運。

時代變遷後，這些「診斷」消失了，現在的八〇後、九〇後已經不大知道這些東西了，這在那個時代可是比天還要重要的，對不對？還有檔案，以前是那麼重要的東西，裡面記錄了你曾經呈現過的優點、缺點和主管對我們的「診斷」，它會左右我們的「命運」，現在的九〇後會怎麼看這些問題呢？

要對日常中的很多東西有觀察、思考，這樣就不會輕易地讓我這樣一個醫師隨便開一些藥給你們吃。從某種角度來說，各行各業都在互相餵藥吃。

要點 2 第一張處方

如果你覺得自己有些焦慮、不快樂、睡眠不好、精力不足，可以先自己評估一下能量狀態，然後仔細想想，再決定是否需要馬上去看醫師，「確診」自己有沒有心理問題。可以先從調整自己的生活型態開始，提升能量。

生活方式自調表

注意事項	目的
□不食生冷之物（冰淇淋、冰啤酒、冰優酪乳、冰水），不空腹喝大量果汁、飲料，不吃水果、含防腐劑的食物。	保護中焦脾胃，補充氣血能量，增強抵抗力。
□飲食清淡；少食辛辣、油膩、燒烤、菸酒；晚餐減量，脾胃虛弱者慎食牛奶。	減少體內濕熱淤積，減少中焦和血分淤滯。保護肝脾，醒腦清心，舒暢情緒，輕身養顏。
□每天泡腳 10 至 15 分鐘，虛弱者及冬天時泡至身暖不出汗為宜；每天散步 40 至 60 分鐘，或慢跑 15 至 20 分鐘。	運通三焦，開通管道，將氣血傳輸四末，減少身心淤滯。
□大人於 22 點以前睡覺，小孩於 21 點前睡覺，睡前一小時不看電視、電腦，不打電話，不打遊戲。	收斂神氣、助眠，安定精神，保元氣。
□太極拳、站樁、八段錦、八部金剛、五禽戲、瑜伽（任選）。	在不消耗過多能量的情況下，疏通經脈，改善循環，身心合一，提高機體免疫力。
□靜坐、閑坐。	從志意過用的「耗」的狀態，調整到精神的「收、聚」狀態，達到安神定志，調柔身心。
□多接觸自然、土地、植物、新鮮空氣，盡量減少用電腦、看電視、玩電子遊戲。	接通自然能量，保養精氣神，擴大精神與能量格局。
□不看恐怖片與類似訊息。	保持精神的穩定性，避免神氣干擾，變生雜病。

精神心理問題的背後

在中醫調治的思路裡，去具體分析憂鬱症有哪幾型、它的診斷標準是什麼，對於治療沒有太大的意義。

重點是，需要瞭解這個人的能量水準，也就是「氣」的虛實、通達與否。前面的能量自我評估表和生活方式自調表，可以幫助我們自己來調整。

更重要的是，每個人需要瞭解：所有的心理問題背後關乎什麼。

關乎一個人的身心健康水準，關乎一個人是否願意去瞭解自己，是否願意去瞭解這個世界，瞭解自己是怎樣在跟世界交流，是有意識或無意識、善意或惡意地交互影響。

最終是瞭解這個內外世界的交換當中，自己的身體—情緒—思想，或者說精神狀態、能量狀態（神與氣）是怎樣被塑造和改變的，體會到當下的內心狀態是如何從過去的模式裡發展出來。環境發揮了什麼作用，自己是被動地被改造、束縛，還是主動地適應、改變。你也可以觀察周圍的人在這個世界中是如何生存、適應、和解的，從而意識到自己還可以學習什麼，如何更好地發展自己。

總之，要有意識地看我們內在和外在的世界，以及發生的變化。

當一個人具備這樣的能力的時候，就不太容易長時間地掉到這些精神心理疾病的陷阱中。因為即使他此刻正在不舒服，正在不高興，甚至已經有一年的不高興，他會瞭解這是人生必要經歷的東西。因為人生一直是起起落落的，就跟股票一樣，沒有一檔股票永遠會往上走。

心身健康也是這樣，當一個人這段時間的身體或情緒不好的時候，如果知道這是一個正常的過程，就不會心裡發慌到處找中醫、西醫或心理醫師。

這其實是關於「心身的學習」開始了，藉由看書、思考、對自己的觀察，或者旁人的提醒，來進入這個學習。

他會回過頭來看看自己跟家人、朋友等的關係怎麼樣，看看對待自己是不是過於嚴厲了，也可能會借助一些外在的參照，意識到自己是不是一直過於封閉，或者在堅持一些不一定需要堅持的東西，在維護一些不需要自己去維護的東西。然後留意一下自己的飲食、睡眠、運動，還有什麼地方有沒意識到的盲點，比如生活是不是過於單一了……

當他回過來看到這些問題的時候，調整已經自動開始了。一段時間以後，不管是生理的還是心理的問題，就會好轉或消失。

其實醫學的本質應該是這樣的，無論是中國的醫學或西方的醫學，最初的本質是在這裡。而不是：你有病！要吃藥！不能停！

在座有年紀大一些的前輩，五、六十年前出生的這一代人可能很熟悉，過去有很多人被定義為右派，這個標籤會嚴重影響他們的人生。這在經典心理學派看來，這和憂鬱症的標籤或其他的「重要標籤」，其實是同一類東西，會嚴重影響人的一生。

包括很多高血壓、糖尿病，按照心身醫學的觀點，屬於心理應激的軀體反應，並非單純的生理問題。真的只有終身吃藥一條路嗎？或者只是吃藥，不做生活和認知方面的改善，對保持健康有用嗎？健康之路不是這樣走的。

長期或是終身服藥，以這種方式來解除人生痛苦，或者解除某種生理、心理、情緒、認識上的衝突，合理嗎？問題是，有多少人會如此思考？

這些問題，跟你是不是醫師、是不是受過教育飽讀詩書，一點關係都沒有，這其實是人的基本能力：理性地去觀察和思考。

我們現在過於追求外在的標準，學得越多越好，學歷越高越好，學到博士、博士後，好像這樣才能對某些問題有正確的認識。

其實不應該是這樣的。就像一件事情該做還是不該做，不在於財務分析和長期盈餘預測，而是應該先問自己，這件事對不對，當下安不安心。如果不安心，明智的人就會選擇不做了，這個直覺的判斷需要專家來幫你決定嗎？需要文憑才能做到嗎？

這裡牽涉到兩種不同的人生態度和思考方式。

當一個人在面對所有的問題上，一直都需要某些知識和既定標準來界定，也就是說他失去了從自己的內心感受和基本生活經驗來做出判斷的能力，這樣的人容易發生各種心身失調，也容易得憂鬱症和焦慮症／躁鬱症。因為他不是活在自己的內心基礎上，或者說，他的頭不在自己身上。

二〇一三年，我在北京平心堂門診部坐診的時候，接待過一些病人。他們來自回龍觀醫院或一些綜合醫院的精神科，看過很久的病，長期吃好幾種精神藥物。其中有一個病人是某公司的高級管理人員，他來看診的時候，同時在吃六種精神心理類藥物，已經吃了兩年。後來他是透過心理諮詢、生活方式調整、認知改變、調整飲食、增加運動，加上中藥和針灸，漸漸讓自己的身體好轉、能量上升，睡眠、精神、體能等各方面中醫重視的基礎指標都改善了，然後我再進一步幫助他把精神類藥物逐步減量，一點點地停下來。

在此之前，他吃了這麼久、這麼多的精神類藥物，雖然知道自己的痛苦狀態改變不大，居然毫不懷疑，堅持以原來的模式工作、看病、吃藥。

人的生命那麼豐富，當整個生命狀態都下降了，而我們只是因其中一些明顯的症狀被貼一個標籤，說這是某個病，然後吃「對症」的藥，這個邏輯嚴謹嗎？

所以，在這個意義上，傳統的醫學，不管是傳統的中醫學，還是傳統的西方自然醫學，是我們可以參考學習的，因為傳統醫學關心的是整體生命活動和週期的變化。

森田療法：接受痛苦，帶著痛苦生活

在心理治療領域，大家可以關注一下森田療法，這個療法很有意思。它的發明者是日本東京慈惠會醫科大學森田正馬教授，他是在心理學歷史上唯一一位以東方傳統文化或者哲學思想，來處理精神心理問題的學者。

森田正馬得過神經症，神經症是一個過時的名稱，又稱「精神官能症」或「精神神經症」。這個診斷名稱是過去對一系列精神心理障礙的總稱，包括神經衰弱、強迫症、焦慮症、恐懼症、疑病症，以及各類軀體化症狀、心身障礙等等。患者深感身體痛苦，且妨礙心理功能或社會功能，但沒有任何醫學能夠證實的器質性病理基礎。

他後來創造的這套獨特的療法，非常樸素，重視正常的生活元素。

他認為，一個人在神經症的狀態裡，會有兩種情況：第一種，我不接受它，覺得這是不可以的。因為還有很多事情排隊等我去做，我要表現得足夠好才可以，所以，目前的負面狀態，是需要盡快把它去掉的東西。因為想要去掉它，就發展了各種各樣的「對治」方法，反而無限地擴大了當下的負面狀態，停留在坑裡，無法自拔。

第二種是接受我現在的痛苦。一個正常的態度應該是什麼呢？就是承認自己最近是在一個低的狀態，每個人都可能是這樣，但是生活要繼續。

所以重點是，**第一，接納自己正處於不佳的狀態；第二，學習帶著這個痛苦在生活中做力所能及的事，帶著痛苦與外界交流，小心地處在自己可以接納應對的範圍內，逐漸等待自己恢復。**

未必人人都會掉進嚴重的焦慮或憂鬱狀態，但我們可能在日常生活中經常體會到其中輕微的症狀或傾向。比如，我知道自己有幾年的狀態不好，那我只處理必須處理的事情，一天只見一個人，一次只見四十分鐘，不行的話就再減少，直到自己能夠承受。先做到這一點就行了，而不是把自己全部封閉掉，也不是靠著吃藥，還堅持一天見四十個人、做十件事情。

森田教授當時使用的治療方法，就是把一批患有失眠、焦慮、恐懼、強迫等症狀的病人，安排住在一個特定的環境，不讓他們出去。頭一週，讓病人躺在床上，除了起來吃飯和上廁所，不准離開床。

什麼意思？讓病人如實地、充分地體驗自己的痛苦，如實地了知自己有多難受，以及內心的焦躁不安。用一週的時間，讓病人全心全意地來觀察和感受自己。

躺了一週以後，這個人已經很熟悉自己的痛苦了，也在面對了，還發現自己並沒有因此崩潰掉，或者出現過去想像中更可怕的事情。而現在，他有了新的痛苦：無所事事的痛苦。

接下來，調整他們的作息，每天臥床時間限制在七、八個小時。白天安排戶外活動，接觸新鮮空氣和陽光，晚上寫日記，還有讀書，但不可以互相交談。

這是學習帶著痛苦開始重建生活中「最基本的部分」。不可以交談的目的是暫時阻斷「焦慮症」病患常有的「思維奔逸」狀態，焦慮症患者常常因此把自己耗乾。

幾天後，再安排一些簡單的勞動，但還是不可以交談。比如，那邊有一堆磚頭，就讓他們把這堆磚頭從那邊搬到這邊，或者當廚師的助手、打掃環境，做一些類似的簡單勞作、手工活動。

這是學習帶著痛苦做一些簡單的事。

這樣既能鍛鍊身體，生命力也開始被正常的生活元素滋養，也會讓人發現，即使心裡有這些痛苦，每天做一些細小的看似沒什麼意義的事情，但內在是開心的、扎實的，比躺在那裡鑽牛角尖要好很多。

然後，再從這些簡單的不動腦子的活動，過渡到接近日常生活的一些事情，中間還有與醫師之間的交流、自己寫日記、與小組成員分享。

森田療法的思路的重點是「**順其自然、為所當為**」，學習「**接受痛苦，帶著痛苦生活**」，源頭是道家和禪宗的觀點，這個供大家參考。

講這個例子的目的是，當我們遇到任何突然發生的人生危機，或者陷入長期的心理困境的時候，很重要的一點是要接納當下的現實：我目前處在很低的狀態中，我接受這個狀態。不硬撐著，不在周邊造一個「還不錯」的自己。然後再看看，我在這個很低的狀態下還能做什麼，能做什麼就做什麼。只要這樣慢慢地去行動，自己就會恢復，而且會恢復得相對快一些，因為這樣一來就沒有太多內心的抵抗，也沒有太多思維纏繞和情緒上的干擾，來消耗自己僅存的精、氣、神。

孔子曰：「毋意，毋必，毋固，毋我。」

你們看，左圖中的這棵樹多大，這個人多小。這人是我，四十多歲，這棵樹有六百多歲。當一個人跟一棵六百多歲的大樹待在一起的時候，就是個小孩子。

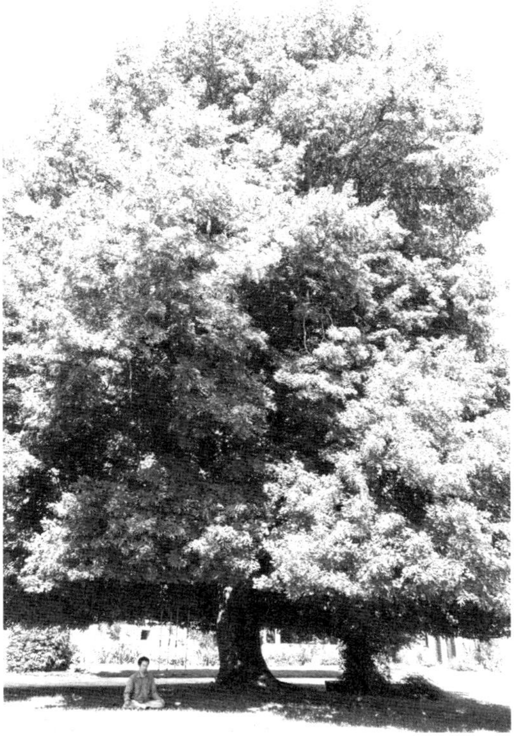

樹多大，人多小

當我們有很大的煩惱時，待在這麼一棵大樹下，或者說待在某處自然山水中，就比較容易從原來每天關注的，讓人不高興的外在事物、內在感受、舊的思維模式裡，跳脫出來。

很多時候，不是外在的事物讓我們不高興。有的人外在已經很好了，但仍然不高興。是什麼讓他們不高興？是習慣性心理認知和思維的運轉模式，那就像電腦裡的病毒程式一樣。

當「不高興」起來的時候，大腦有一個習慣，會去找外在的原因。比如我現在不高興，第一眼正好看到鐘老師，長這麼帥，就是因為你，讓我不高興。然後再看到張先生，讓我想起一個人，那個人特別壞，總是針對我，讓我不高興。這個在心理學叫什麼？叫投射。

當一個人心裡不高興，進入不高興程式的時候，世間萬物都會成為他不高興的原因，這是大腦的一個特點。

大腦在這方面的運作模式是，肯定自己，合理化。我不高興是有道理的，原因有一二三四五，很充分。但真實的情況是：我們自己處在不高興的模式裡，卻不自知。

如果我們能夠意識到自己處在這種慣性模式，或者慣性思維、慣性認知裡，常會有習慣性的挑剔和責備的時候，才可能對自己的默認模式有一點點懷疑。

如果我們對自己的模式有一點點懷疑，生活會快樂很多，為什麼呢？因為有一點懷疑，就不會馬上去認同這些不高興，就不會一輩子都陷在這個慣性程式中循環並且強化它，不然就容易「執迷不悟」。孔夫子說的「毋意，毋必，毋固，毋我」就是這個意思。

毋意，毋必，毋固，毋我：不要主觀臆測，不要認定理所當然，不要固執己見，不要以為自己的觀點、感覺總是對的。

我們要學會從對自己習慣性的認同中往後退一退，還有，最好安排一些機會，讓自己從習慣性的生活環境裡跳出來一下，比如旅行，尤其是長途旅行。

對長期守在一起的家人來說，彼此之間都有很多固定模式，包括表達、情緒情感，還有心理上的反應，都在一個強大的慣性模式裡。往往大家還沒有說話，好像什麼都沒有發生，只是坐在那裡吃飯的時候，內心的運作模式其實已經是固定的那一套了，要學會覺察，學會跳出來。

多年的心理學學習和工作經歷，讓我發現一個共性：國內的家族成員之間黏得太緊了，榮譽、事業、情感、關係、恩怨、得失……很多東西都黏在一起。西方社會這一點相對清晰，大人、小孩每個人都很獨立，各自把自己照顧好，把自己照顧好才有可能去幫助別人。

我見到很多的情況是，自己都沒有照顧好，卻非常熱心、非常積極，甚至非常強硬地想要照顧別人，那就會比較麻煩。

豐富多彩的世界和有限的標籤

我們的生命可以從三個層面來理解，一個物質體，一個能量體，還有一個意識體，也就是傳統中醫說的形、氣、神。它們合在一起，構成了生命。

我們所處的外在世界，也是由物質、能量、資訊三個層面構成的，我們在與整個世界不斷交流的過程中發展成長。在交流的時候，任何層面、任何部分的卡頓，都會出現問題。

疾病和痛苦也是成長的煩惱，也遍及三個層面：肉體、能量、精神。

從發展過程來看，精神層面的卡頓與不快，是一切疾病和失調的開始，《黃帝內經》稱之為「神病」；留而不去，會影響到能量層面，這是「氣病」的階段，這兩個階段是自我調理即可以恢復的，也是傳統中醫的長項。

再進一步發展，就是「身病」了。這個階段需要看醫師，根據病情的特點和複雜度，選擇中醫、西醫或者中西並治。

前面說過人有肉體—情感—思想的不同層次的偏向，當人在與「內外」交流過程中卡頓的時候，原來偏向的某種主導趨勢，就會容易在這個層次上顯現問題。

比如同樣遇到一件不高興的事情，有的人會明顯地感到身體上的不舒服，比如偏頭痛或者胸口憋悶，甚至血壓升高；有的人會覺得心裡很受傷，但身體不一定感到有明顯的問題；還有的人可能會進入一個習慣性的思考過程，或者進入纏繞、回憶、聯想模式。

以肉體為主要模式的人，會很關注自己的身體，關心自己的皮膚、外貌。有的人一旦身體上有很細小的不舒服就會特別在意，這樣的人也容易發生軀體化和疑病症。

每個人時時刻刻都會有這三個部分的顯現、互換，這個時候覺察就非常重要。如果能稍微花點時間來觀察自己，就會知道自己正處於什麼狀態，常常以什麼樣的模式應對外界和自己，在什麼情況下容易受傷，什麼情況下容易被引動……

當我們被引動的時候，心裡也會有數：哎呀，我又掉進坑裡了。但沒關係，慢慢爬出來就好了。

最怕是已經掉坑裡了，但是自己不知道。有不少人已經掉坑裡了，他還以為這裡才是好地方，要大家跟他過去。

面對問題，不同的學科、不同的時代和文化所處理的層次是不一樣的。

比如現代醫學，在肉體的部分處理得非常好，假如有牙科問題、骨折、大出血或者車禍受傷了，想都不用想，馬上去找西醫，這是西醫最擅長的。

但如果你的問題是出在能量層面，應該先去找中醫。

最近十年在國內，中醫在大眾視野中漸漸正向地呈現，越來越多人接受中醫思維，有的開始學習中醫，有的準備轉行做中醫，但同時仍然還有不少懷疑、指責的聲音。

在我看來，這不是「中醫」的問題，而是很多人的盲目與不良情緒的投射。另一方面，由於近代中醫教育體制和時代的因素，中醫從業人員的療效確實也有待提高。

事實上，最近五十年，中醫因為有確切的療效和完整的心身並治的醫學體系，加上能夠降低醫療支出，在全世界進入蓬勃發展的時期。日本早就把「漢方」納入了全民醫保，瑞士也在二〇一五年經過全民投票，將中藥和針灸納入了國民醫保。在美國，有國立的自然醫學院附屬中醫學院，還有近百家中醫學院，開展了幾十年的中醫科學研究、教學和臨床診治。在英國和德國，你可以買到各種中成藥、科學中藥（顆粒劑）和中草藥。

最近十年，我們接受邀請到日本國立醫院去培訓西醫師合理使用「日本漢方」（這是中國的經方與歷代名方集成），也受邀在瑞士、法國進行傳統中醫臨證的繼續教育……

也許是因為資訊的阻塞，或者是心智的不流通，我們身邊總是有一些人會花太多時間去爭論和反對一些早有公論的事實，卻沒能發展出生命力的合理使用與建設習慣。我們可以把寶貴的精、氣、神，放在更深入的學習、提升、開闊眼界中去，用來建設好自己的內在世界和外部世界。

我們常常說，湖面上的那座山，只是山在湖面上看得見的部分，很表層的部分，在湖面下的那部分，才是主要的基礎。在精神世界亦是如此，比如潛意識、「過去世」的記憶、人類共同的記憶……都是湖面下的部分，我們並不熟悉，卻真正影響著我們熟悉的湖上部分：情感—思維模式、語言—行為、動機—人格。

這座「山」本身是個生命體，它跟天地之間是有交換的。這個交換，不光是「熱能、水氣、地下水、空間……」，還有它們的資訊。傳統文化裡面說的是「神」，後文中會有病例跟大家解釋。

對於現代人，一個很大的問題是，這個世界的豐富多彩，大大超出了我們的想像，其信息量遠遠超過我們可以理解的。

但是，人類發展到現在，只整理出了幾個抽屜，容量還非常有限，而且貼好了不容置疑的標籤。然後，把這個無限的世界，按照有限的標籤分類，放到這幾個抽屜裡，當作指導我們認知的標準，因此，我們對這個世界的認識和解讀很狹窄。

比如我們父母這一代，當時社會群體意識裡最重視的，比如你兒子是國營單位的還是非國營單位的？你男朋友是不是上海戶口？隔壁小王結婚的家具一共有三十六條腿……凡此種種受限的思維與認識，都會阻擋我們更清晰地看到真實。

所以，人類的經驗一直就在這幾個有限的抽屜裡面變來變去，或許新一代會把抽屜上的封條撕掉，換一個新名字，再教給下一代。

心身疾病的發展過程

大家可以參考左頁這張圖。

癌症等大病，與心理因素的關係太大了。以前我有個病人罹患肝癌。他是退伍軍人，一步步升到法院院長。法院是一個金氣很重的、限制性的、衝突性的精神環境，他為人耿直，性格是那種過於嚴於律己、壓抑自己的類型，家人之間的關係也比較緊，缺乏深入的、舒緩的交流，工作環境和家庭環境都沒有可以釋放壓力的空間。

家人和朋友在我們的關係中具有的良好作用，在心理學裡有個概念叫「社會支持」。如果一個人遇到了逆境，但周圍的關係都很好，老婆理解，兒子關心，媳婦友善，互相關係融洽，那這個人即使生了大病，轉圜的餘地也會很大。

深入的交流是我們獲得良好家庭關係和「社會支援」的一個前提，但是，大部分家庭的交流都不那麼深入。我在北京住過十多年，我注意到不少家庭都是淺表交流：「哎，馬鈴薯絲做了沒有？」「做了。」「牛肉正在燉著呢。」「今天誰來了？」「那個電話你回了嗎？」家人的對話大多是這些日常事務性的內容。這些是必要的，但還需要深入的交流。

疾病成因自我分析圖

有效的治療不光是從物質層面著手，更要找到精神、心理、能量層面的源頭，本圖將幫助我們自發地找到那條「回到健康的路」。

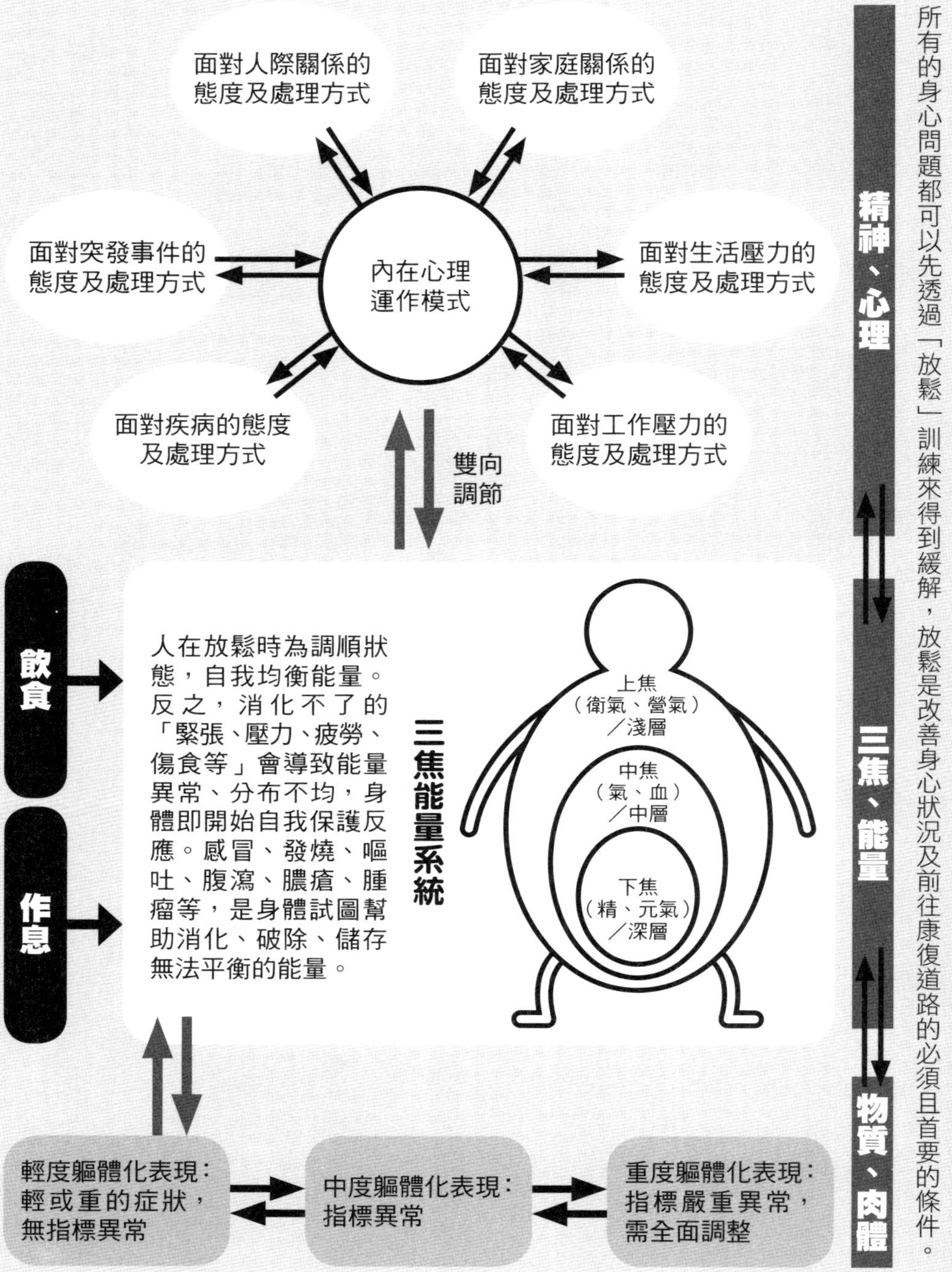

深入的交流是什麼呢？有部電影《天下無賊》，剛開始的畫面是教富商學英語，其中有一句：You break my heart.（你傷了我的心。）如果一個家庭成員能夠認真說出類似的話，能夠經常表達自己內在真實的感受和想法，代表這個家庭還有相對深入的交流。

很多父母和孩子的對話內容很固定：作業做了沒有？今天老師怎麼說你的呀？午飯吃得怎麼樣啊？這些表面的交流當然需要，但如果只是停留在這裡就不夠了。

如果小孩子回家說「媽媽，今天我不是很高興，那個老師怎麼怎麼了」，媽媽就需要跟孩子好好交流，看看他為什麼會這樣，而不是說你是不是又怎麼怎麼了，這就是對新問題下了老診斷。

每個人都期望自己有深刻的情感生活和精神世界，但對於處在「膚淺的交流模式」中卻又習以為常，長期薰染其中，會發展出「膚淺思維」習慣，對於個體的精神發展、思想的深入、情感的深刻，都有很大的影響。

交流的層次非常重要。我們生活當中大量的交流是無效交流。比如假設本章我向諸位介紹心身科學研究的新進展、新發現，看起來很高明，信息量很大，但可能會是無效交流。

家庭成員之間也好，社會活動也好，最重要的是人與人的真正交流，而不是人對事、事對事，或者概念對概念的「周邊交流」。

如果一個人的交流一直是在表面進行的時候，他的內心是饑渴的，他自己未必能覺察到，但這樣的人就容易出現心理問題，也容易出現生理問題。

我們回到這個患者，當時他的認知是：我得了肝癌，有癌細胞，要做手術，要化療，這是單一的思維。

當時我告訴他，癌症要從很多方面來考慮，這個只是物質層次的病。但前面其實還有一個能量層次和一個精神層次，所有的病開始都是從無形的層次開始的。如果能著手在前面兩個層次積極調整問題，後面物質層次的病會比較容易緩解和改善。

所以我們需要多瞭解自己平時內心的狀態，內心的運作模式，平時我們是怎麼想問題的，要非常小心地留意自己，要對自己有一種懷疑的精神。不要老是覺得「我這麼想肯定是對的，我不高興肯定是有原因的」，然後開始下結論「我這些不高興都是因為什麼什麼」，這些其實是你在強化成為一個「潛在病人」的狀態。

當我們在生活、人際關係、家庭、工作的任何方面，出現一點點「當機」狀態的時候，就是疾病開始的輕微萌芽狀態，但暫時還沒發展到肉體的層面。心身與能量的不調再往下滑，就會有更多的生理心理的不適，能量氣血的不調和在肉體層面反映出來，但還屬於現代醫學所說的「功能性失調階段」，去醫院還是不一定能檢查出器質性的疾病。

這輛開往錯誤方向的火車剛剛啟動的時候，隨時可以調回來。保持覺察，把那些讓人不高興的原因放過就可以了。但很多人的處理模式會把「讓人不愉快的人、事、物」緊緊抓住，然後以後每次看到此類相關原因，永遠都會不高興，會想到二十年前那個人，或者五個月前那件事，再次強化。

如果總是在強化而不去消除，時間長了會變成什麼呢？會建立一個負面情緒和思維、行為模式的古堡，人體的失調就會從容易轉化的「神」的層面（精神、資訊層面），進入中醫關注的「氣」的層面（能量層面），這個時候我們的氣血和運行狀態就會受更大的影響，經絡通道就容易不流暢，大家常常說到的「經絡不通」、「氣血不和」就是指這個能量失調的階段。

這個階段，如果能有所覺察，開始積極調整，每天鍛鍊身體、跑步、打網球，對自己好一點，安排更多的休息和睡眠；如果是小孩子，就給他安排更多的玩耍時間……然後，身體在能量層次的失調會自動地調整過來。

但如果我們沒有意識到這一點，還是往下滑，怎麼辦？那也沒有關系，還有機會。

二〇〇七年我在上海交通大學做過一次題目為「現代人的壓力與管理」的講座，當時講得比較細，大家有興趣，可以登錄QQ空間，查看「李辛的空間」最早發布的這篇文章。像高血壓、冠心病、胃潰瘍、糖尿病、甲狀腺亢進、神經衰弱、失眠、偏頭痛、痛經、皮膚病、類風濕、哮喘、睡眠障礙等疾患，都屬於心身疾病。

透過練習「放鬆」來改善心身失調

疾病進展的過程中，不同個體對壓力、緊張、焦慮的反應和應對方式，具有很大的影響，所以所有的心身問題都可以透過放鬆來緩解和改善。

前文提到的打坐，還不同於平常大家所說的「禪修」，嚴格地講，就是放鬆與覺察。

第一，觀察自己的身體是放鬆的，還是緊張的。比如我站在這裡，還算比較放鬆，我只要察覺到自己的身體某個部位有點緊，就會鬆開，時時刻刻都留意去做這件事：身體緊了，就要鬆開。

第二，觀察自己的情緒狀態或心情是鬆還是緊，覺得緊了，就鬆開。覺得自己有某種對抗的心了，也鬆開。不要把自己的某種無意識狀態當作理所當然，去認同或固化，這一點很重要。

第三，觀察自己的意識狀態。當有一個很強的念頭或認知出現的時候，要留意到它，並且觀察其變化，以及它對自己內在情緒和外在言行舉止的影響。

比如有時候我對不喜歡的事件會升起很強烈的反感，那其實就是接近「當機」的狀態，但是如果我們能觀察到，就會小心一些，不被這股力量帶著走。當意識的「光」照到它的時候，會自然緩解這股強烈的驅動力，看著它慢慢緩和，也許它又會再度強硬起來，那就繼續觀察。

這是一種長期的練習，可以在任何時候、任何環境進行。一邊做事聊天，一邊觀察自己身心的鬆與緊。你也可以在高興、舒服、將要忘我的時候，在生氣、悲傷、大吼大叫的時候，來提醒自己，觀察自己的鬆緊，觀察自己的情緒狀態和思維方式……等你練習一段時間後，將會發現：可以觀察的內容很多，還挺有趣的。

很多人處在或輕微或嚴重的緊張中，但是自己一點也不知道，還會辯解：我很好啊，一點也不緊張。

如果缺乏自我觀察，我們的一生，可能會在「自我認同＋合理化＋無意識反射＋習慣性反應」的狀態裡打轉。如果我生氣時，總是認為：「我這個反應是對的，因為他太過分，所以我這樣，我生氣是有道理的。」這樣的思維模式是一種習慣性「當機」狀態。

當一個人長期處在習慣性「當機」狀態而不自知的時候，就會漸漸出現各種心智活動的紊亂，他慢慢地會從對某個特定的人或特定情形才會產生的這種情況，發展到對更多的人、事、物都產生「有理由」的不高興。

這時候，痛苦就很大了，心身健康也會以更快的速度瓦解。

世上最簡單和最困難的事就是覺察。如果你沒有覺察到這裡有杯水的時候，它對你來說是不存在的。如果玻璃上有灰，而我看不到，它永遠都會在那裡，我可能會辛辛苦苦擦遍了其他的地方，最後玻璃還是髒的。如果有一天我發現了，哦，灰就在這裡，太簡單了，所以覺察很重要。

我大概在二〇〇〇年開始做專業的心理諮詢，以談話的方式，不做量表、不開精神類藥物，必要的時候也會做夢境分析，或者做童年經歷分析。後來我發現，西方的這種經典的心理分析，是透過心理醫師來引導我們意識到自己的「灰」，再引導我們找到這塊灰在哪裡，然後自己去擦掉。

那時候，我看關於榮格（Carl Gustav Jung）和佛洛伊德（Sigmund Freud）的書，非常感歎，他們治療一個病人的心理諮詢週期有時候會持續三年、六年，甚至十年，所以他們的客人大部分都是貴族，因為只有貴族才能夠治療這麼多年而不破產。

後來我發現，這樣的諮詢很浪費我和病人的時間，還有他們的錢，因為他們會陷在那些問題中反覆循環，被無意識的情緒反應和思維習慣驅動，而提出很多無意義的、重複的、表面的問題。必要的時候，我會中斷談話，嘗試帶他們打坐，那是以覺察和放鬆為主的打坐。

於是，有趣的事情出現了。靜坐十五分鐘到半小時以後，病人會發現，他進門時很關注的問題和事情，顯得不那麼重要了。於是，我們能在更清晰、更有覺知的狀態下，去討論更深入和重要的問題了。

要點 3 初級放鬆與覺察練習

1. 準備 15 至 30 分鐘不受打擾的時間，手機改為靜音。
2. 找一個溫暖、避風、相對安靜的空間或房間。
3. 以舒服的姿勢坐在椅子或床上、地板上，可以盤坐，或兩腿自然下垂。注意保暖，尤其是膝蓋、頸項、後腰。
4. 頭部和肩背、腰部保持相對正直，可以先挺直，再稍作放鬆，既不鬆懈，也不硬直。臀部適度墊高，脊柱更容易放鬆。
5. 初學者宜閉目打坐，留意身體各部位的感受。起初，可以如同掃描，從頭頂、臉部、頸部、肩膀、手臂、手掌、手指、前胸、後背、腹部、後腰、臀部、會陰、大腿、膝關節、小腿、腳踝、腳面腳底、腳趾，依次進行。
6. 感受到哪裡緊張，就在有覺察的狀態下，慢慢微調身體各處。

注意　動作放慢，幅度減小，呼吸調勻。

站樁亦可以，尤其適合平日久坐、體弱、陽氣不足者。

初學者推薦自然樁：
全身放鬆，兩腳與肩同寬，雙手下垂，雙目微闔，自然呼吸。

心定好看病

經絡系統是人體能量的交通路線，氣血在裡面運行，滋養並推動全身內外的氣機運轉。精神緊張的時候，經絡會收緊而不通暢；生氣的時候，能量會衝向胸腔和頭部；思慮過度時氣血會淤滯不通，然後產生各種心身不適。所以《黃帝內經》說：「怒則氣上，恐則氣下，思則氣結，喜則氣緩，驚則氣亂。」

在我們心身放鬆的時候，經絡系統會進入一個自動調適的狀態，它自己會把不均勻的能量平衡掉，把衝突的程式慢慢地化解掉。

所以，人不能太緊張或長期處於緊張的狀態，需要足夠的放鬆和睡眠時間。而且，人並不是在旅遊、休閒的時候就會處於放鬆狀態，如果旅遊、休閒的行程排得太滿太緊，其實沒有達到放鬆的目的。**生命中要有適當部分的無所事事的閒置時間和心理狀態。這一點非常重要。**

因為這個過程是人的身心在自動消化平時累積的東西，就跟一頭牛吃完東西，牠得停在那裡反芻，或者一條蛇吞了一隻很大的動物，得靜靜地盤在那裡慢慢消化。這個過程太重要了，只有這樣，我們才能把緊張、壓力、疲勞、傷害等東西慢慢消化掉。不然的話，這些堆積起來的不均衡的精神資訊和能量，會在心身內部出現一種不均勻的狀態。

首先是能量層次的不均勻。就像一顆氣球，正常的氣球是圓的，我們小時候常看到有靈巧的手藝人會把它扭成各種形狀，而我們能量、氣血的「球」如果被扭成各種形狀，就是一種不均勻的狀態。如果處在這種狀態下的時間長了會怎麼樣呢？壓力過大的部分就容易發熱、發炎、長東西，壓力過小的部分就容易淤住。

在中醫來看，不管是心理還是生理上的異常反應，比如生氣、發怒、悲傷、感冒、發燒、嘔吐、心慌、出冷汗……其實都是身體在自動調整，目的是為了保持機體內部的穩定和內外交換的平衡，稱之為「內穩態」。

所以，**如果我們生命活動的基本指徵是穩定的，就是吃得下、睡得著、拉得順，精神穩定清晰，身體有力量**。即使有那麼一點不舒服，先不用驚慌，因為我們的機體是有能力自我恢復的。

在生命各項指徵穩定的前提下，發燒意味著人體有力量把垃圾燃燒掉，拉肚子是人體在排除不好消化或有害物質的正常反應過程。

就跟我們煮飯一樣，煮到一定時候，以前那種老式的鍋，火要是大了，米湯會咕嘟咕嘟溢出來，這時候把火調小一些就好了，不需要加「冰水」之類的來降溫。

現在我們進入了一個奇怪的階段，只要人有一點不舒服，就去找醫師。不管是中醫還是西醫，首先就認為這是一個病，然後檢查一通，再下一個或幾個診斷。很多時候，這個看病的過程，可能在消耗人體，並且干擾、打斷人體的自我調節過程。

也有的醫師會說，從你目前的情況看，身體層面的問題還不算嚴重，只是暫時的功能失調，為了安全起見，我們做一些簡單的化驗。如果化驗出來問題不大，那你只需要休息和簡單調理一下，不一定需要吃藥，也不要擔心害怕。

不管是中醫還是西醫，一個正常的、合格的醫師應該是這樣的。

現在很多病還沒到嚴重的階段，甚至還沒有成形，或者已經成形但有很大的轉圜餘地，但是近代的醫學觀念和社會習慣，會自上而下很統一地做全面檢查、積極治療，這個一不小心就滑向「過度醫療」的過程，有可能把只是在精神心理層面或能量層面的心身失調，貼上一個「病」的標籤，從認知上、思想上給固化了，這會嚴重影響病人的康復。

如果自己不去清晰把握這一點，不一定會有醫師願意站出來幫你把握。你的病情究竟是嚴重到必須進一步檢查、嚴格治療的階段，還是處於疾病的初期、心身失調階段，只需要注意休息、運動、飲食，自己就會康復。

尤其現在醫病關係不太好，為了安全起見，即使你還在心身失調的初起第一站，我身為醫師，「有責任」告訴你更壞或最壞的結果，為了對你負責，還得把該做的檢查和該吃的藥都準備好，最後萬一有事就不會來找我拚命了。

現在很多醫療關係，多了一些多餘的自我保護，少了一些信任和攜手共進，所以這個部分就要靠自己來理清。

靠自己最重要的一點，前提就是自己的心得定，我經常跟一些病人朋友講這些。很多家長帶孩子去看病，家長一知半解，很緊張、很焦慮，其實就是個小病，但是他會抓著醫師說：「醫師，這個怎麼辦啊……」

對於比較熟悉的人，我會告訴他們：老實告訴你，如果你這麼焦慮、這麼驚慌地去找一個醫師，那個醫師的寒毛都會豎起來。為了安全起見，他就會給你的孩子做很多不必要的檢查，而且會把可能性說得嚴重一些，因為他知道你很焦慮，沒有判斷力，可能會把問題看得很嚴重或複雜化，萬一稍有差錯，會找他麻煩。

還有一部分人，可能在過去的生活過程中受過傷害，形成了一種不太理性的價值觀和世界觀，以及偏差的應對方式。他們習慣以一種很凶的方式去對待別人，不管對待自己家裡人，還是對待醫師或其他人，都很凶，會說：「哎，醫師，你給我看好一點啊，我可是有背景的。」這種病人去找醫師，醫師也會非常緊張，但最後吃虧的其實是病人。

很多時候，雖然我在看診，其實是在幫助患者或家長先把心放平、放鬆。把心放平非常重要，千萬別把自己和別人嚇到。

神機被擾

我說幾個病例，有些以前講過了，像是小孩子發燒、消化不良，其實跟精神被干擾有很大的關係。

我認識一個小朋友，天生非常敏感。有一次出去旅行，突然出來一隻大狗對著他大叫。他被嚇到了，結果連續一個星期胃口不好，晚上睡不著覺，會哭，還發低燒。

他父母打電話給我，我告訴他們，主要是受到驚嚇的原因，家人就放鬆了。父母一放鬆，孩子才可能放鬆，人和人之間其實是互相感應的，尤其是家人和孩子之間。然後，我請他們給孩子用了一些朱砂，抹在額頭上、肚子上，孩子很快就好了。

有一次，我的一個臺灣朋友，他帶長輩第一次回家鄉觀光。他們原來是東北旅順人，那裡有一個日本人留下的大監獄。他們進去參觀了，之後就頭暈、噁心，回來就全倒下了，拉肚子、發高燒，折騰了一個星期。

這是傳統文化裡說的精神受擾動了，屬於中醫的「神病」。這個神不是傳說中外在的神仙或天神，而是說，某些環境或某些人帶著某些特殊的資訊，但這個資訊場很強烈，像電腦病毒一樣，會把我們精神的穩定狀態給破壞掉。這個要小心，包括現在網路上的各種訊息，不要什麼都點開來看。

我這些年養成一個習慣，看到一些特別不好的訊息，包括新聞或者很奇怪的內容，不是必須看的，一般不點開閱讀。還有，現在的小孩子看恐怖片出問題的不少。

我記得二〇〇六年在上海坐診的時候，有個三十歲左右的女孩子，有比較嚴重的憂鬱症。臉黑黑的，眼眶也發黑，身體很差，陽氣很虛，屬於中醫說的厥陰狀態，吃藥很久了。

憂鬱症在中醫來看，大部分屬於三陰症，身心的陽氣都不足。但這個人有個比較特殊的原因，跟神有關係，除了白天的憂鬱、無力，她到了晚上就有很深的恐懼，不敢睡覺，而且會陷入控制不住的、很深很深的悲傷。

接下來發生的，就是榮格說的共時性。共時性是指各種事件以意味深長的方式聯繫起來，即內心世界與外部世界的活動之間、無形與有形之間、精神世界與物質世界之間的聯繫，而非只是巧合。

那天我印象很深，她坐在診間跟我述說晚上恐懼的情形，我聽得有點毛骨悚然。當時她背的包上有個掛飾，是一個玩偶，我腦子都沒想，突然蹦出一句話：「你家裡是不是有很多玩偶？」她說是的，家裡有一百多個玩偶……她說的時候，我全身就麻掉了，就像在看驚悚的鬼片。她說她喜歡收集玩偶，而且她在得憂鬱症之前，剛做過一次人工流產。

這個部分，除了古代的中醫比較重視之外，古代的神學，中國的佛家、道家，包括現在西方的基督教、天主教都會關注這方面的影響。

我曾經在二〇一四年花了一個月走法國的一條傳統天主教的朝聖之路。有一次正巧住在一個修道院裡，裡面的宗教人士告訴我，教堂是面對公眾的，屬於社會活動，修道院相當於閉關中心。他們有專門佈道的牧師和專門修練的修士，就像中國的佛教、道教裡，有講經說法的，有專心修練的，還有降妖伏魔的。

這個病人的問題，是流產之後，小孩的資訊場沒有離開，跟媽媽一直待在一起。我碰到不少這樣的病例，我的中醫朋友們也遇過類似的案例。

這種「神機被擾」的情況，如果只是按照憂鬱症給她吃藥，怎麼能有效果呢？她已經不光是心身的問題了，這個領域已經超越醫師的範疇了。

這個部分已經不是我們醫師能處理的了，我小心地問她：「你有沒有宗教信仰？」她說她是信佛的，後來找了一所寺廟，為孩子做佛事，不久後就好了。

現在很多被西方醫學診斷為心理問題，尤其是精神的問題，很大一部分跟這個有關係。在中醫來說，就是神機被擾。

神機被擾裡面，除了剛才說的這些聽起來很玄的情況以外，日常生活中比較容易出現的是某些人有過強的意念。他對某些問題有一些非常偏執的認識，有很強的情感或很強的恨，或者對某些東西有很強的執迷。

這些都是某種過強過偏的精神力量，對於身、心、意比較薄弱的人，或者處在病中或恢復階段的人，在跟這一類比較偏執的人接觸的時候，弱者的資訊場就會被強的一方干擾，也會進入相應的狀態，受很大的影響。這些在歷史上時有耳聞，比如群體性的癔病發作，或者群體性的恐慌。

我有一個焦慮症病人是來自紐西蘭的女孩子，長得很漂亮，練瑜伽，吃素，非常乾淨的身心，到了上海這樣比較擁擠、嘈雜、神氣浮動的環境，就受到很大的影響，失眠、焦慮、莫名緊張。她去上海各大醫院看了好多醫師，做了很多檢查也找不到原因，吃了很多藥也沒用，她很慌。

第一次來診療的時候，我告訴她，這種情況很常見，一個乾淨但敏感而柔弱的身心體，到了一個混雜的、衝突性的環境，被干擾了。這一類人往往需要做肉體訓練來強健身心，一旦保護層厚了，外界對內在的干擾就會減少。

她原本就經常練習瑜伽，有運動習慣，也有自己的信仰，於是我建議她祈禱。西方人有個習慣，社會活動多了一些，有太多派對，我建議她減少社會活動，另外要留意生活當中哪些人、事、物會特別干擾自己，然後稍微遠離一些，自己還沒有穩定之前，不要迎著困難而上。後來她恢復得很快，不到一個月就好了。

這類病人是我最喜歡接的，看到他們就暗自竊喜，因為看起來很難，其實特別簡單。

要點 4 保持精神穩定的建議和方法

1. 放鬆與覺察的練習（打坐或站樁）。
2. 盡量避免看恐怖片或恐怖小說。
3. 如果身形比較單薄，肌肉不足，需要適度的體能練習，強壯的身體會幫助我們的保護層厚一些。
   每天深蹲 30 至 60 下，伏地挺身 10 至 30 下，或平板支撐（棒式）一分鐘。
4. 減少不必要的社會交往和閒聊、熬夜。
5. 增加獨處、休息和睡眠的時間，接觸大自然。

單一刻板化的生活模式

有一個是近期的案例，夫妻倆都有憂鬱症，先生是資訊科技行業高級主管，妻子是金融業高級主管，他們的好轉跟學太極拳有關。

先生大約在五年前進入憂鬱狀態，他很明智，停下來休息，給自己空間，然後鍛鍊身體。先生得憂鬱症的原因，是進入了一種單一刻板化的生活模式。他從小一直是第一名，三好學生，習慣只考慮自己的想法，做自己想要做的事。

比如我這個心理醫師跟他對話的時候，常常有點挫敗感，我說的很多東西都不起作用。這有點像我遞給他一杯茶，他不接，沒看見，因為他一直在看這支筆。

這一類群體，容易只看、只聽、只接受自己願意接受的東西，非常單一的視角。這一類群體因為目標堅定、聚焦、不容易受外界干擾，比較容易達到自己設定的目標，容易嶄露頭角。但當他們發展到一定階段時，這一路上就有太多的東西被忽略掉了，而這些被忽略掉的東西，把他們又拉了下來。

這是老天的合理安排，讓我們的生命能夠更均勻調和，更腳踏實地一些。

他的妻子是另一種情況，性格很好，臉圓圓的，很柔和，非常順從，也很清晰。但是，她有大量的情感力量藏在內部，我在跟她對話的時候，她不太敢表達自己的意見。

我當時覺得有些奇怪，她是一個高級主管，為什麼會那麼畏縮，而且在對話的過程中，她大部分時間有一種微微的恐懼狀態。

我跟她說：「我問一個問題，你可以不回答。你小時候跟父親的關係怎麼樣？他對你嚴厲嗎？」

她開始流眼淚，說：「我的爸爸永遠都是很強悍的，我無法進入他的內心。」

她父親很少把自己的內心世界顯現出來，從她小時候就對她有很多要求，常帶著負面的情緒要求女兒，所以她一直是很小心地待在家裡，跟父親相處時的心理狀態是：哪句話惹到他，他就會跳起來。這個模式深深地植入了她的潛意識。

我就帶點玩笑說，所以你找了個差不多的丈夫，只是脾氣好一點，但相同的部分是，只聽、只說、只想、只接受、只交流他願意的部分。所以，她的內心、思想和情感中，堆積了大量的東西無法流通。

有些人學過《傷寒論》，還記得這是什麼狀態嗎？太陰，壅滯，所以她的體型也是這樣胖胖、水水的，臉也是這樣的。

於是，我讓她當下練習和先生的真實交流，教她如何把心裡的真實想法表達出來。

把心裡話說出來很重要，哪怕對方一開始會不習慣，會有點不高興，我們自己要先適應「允許別人不高興」的心態，尤其對於始終不敢表達自己的人來說，敢於讓別人不高興是必要的。因為真實比虛假更能讓彼此趨向健康。

她平時定期寫信給我，過了大概一個多月，我又收到了她的信，她內在的程式已經轉化了。如果這個程式不轉化，我只是給她吃中藥、扎針灸，不會有太大的效果。

運動與陽氣

這裡面有一個很重要的部分，她聽了我的建議，去練拳。為什麼練拳很重要？練了之後，就有陽氣了。她原來的那個低能量的狀態，即使我激發她，指出了問題所在，她還是畏縮，沒有勇氣去改變。勇氣是依靠陽氣支持的。心身是一體的，有了身體運動帶來的陽氣，才有可能突破她精神世界的舊有模式。

我過去治療憂鬱症的經驗，是要求他們必須要有定量的體育運動、跑步，最好是練武術、拳擊。

在做心理諮詢時，病人第一診，我跟她說要運動，第二診她來了，我很清楚她有沒有運動。我會跟她說：「如果你還是不去運動，就不要掛我的號了。」我對病人在這方面滿嚴厲的，因為這樣可以讓她好得非常快，不然就是在浪費雙方的時間。

這個經驗是怎麼來的呢？我讀研究生專業的導師——李慧吉教授和武成教授，他們夫妻是國內心身醫學學科的創始人之一，本來的專業是中醫，也屬於跨界。當時師母所在的天津中醫研究院的附屬醫院有中國唯一的心身內科，有大量的心理生理失調的案例。一九九九年，我在實習的時候，那裡有大量的憂鬱症患者。當時診所的模式是先做量表，電腦上填完量表就會有一個初步診斷。診斷之後，會有心理諮詢交流，然後主要以湯藥治療。

後來我跟老師關係熟了，他也信任我。我說：「老師，那邊有一個空房間，能不能讓我來做一些輔助治療？」這樣還能夠增加科室的收入。因為那一年醫院突然制定新政策，要求每個科室每月要上交一定金額的費用，我的老師是科主任，所以有些著急。

要怎麼運用這個小房間呢？裡面有兩張床，我買了一些做艾灸的盒子，再要了一口電炒鍋和十斤鹽，還有五個棉布袋子。病人來了之後，我「吭吭吭」地給他炒鹽，然後給他熱敷。這個理療費比開湯藥收入還要高一點，其實也就二、三十塊，但在當時算滿高的了。這麼一個實習的機會，讓我發現這些輔助治療的效果真是非常好。

後來老師又給我機會開方子，我就開一些《傷寒論》裡面助陽氣的藥。憂鬱症當中，陽虛和痰濕的很多，是陽氣不得抒發，需要流通，但還不是耗竭型的。而焦慮症有不少是陰虛陽亢的狀態，耗得很嚴重，這是兩者的明顯區別。

在中醫來看，焦慮症和躁鬱症屬於同一類，那個油燈的火苗其實已經在晃動了，油已經快沒有了。到了相對穩定的階段，其實是重新在聚能的階段。聚到一定的時候，氣脈卻不通，內在壓力一高，就開始狂躁了。然後狂躁完了，消耗完了，又從暫時的少陽階段，「哐噹」掉到厥陰階段，躁鬱就是這樣在陰陽兩極之間搖擺的狀態。

這些跟性格和認知的差異也有關係，而這部分也是心理學所關注的。同樣處於低能量的狀態，追求完美的族群更容易得焦慮症和躁鬱症。要努力，要表現得很好，不想讓人看到自己在低點。

我的病人裡，有一批生活基礎很好的，但是因為性格和意志力偏強，也容易得躁鬱症，因為他覺得自己必須堅持撐著，達到某種自己認為不可或缺的社會既定標準，最後就耗光了。像我這種意志力不是那麼強的，常常會退而求其次，或者抱著再次也可以的心態，最多有點小憂鬱或小焦慮，這部分很有意思。

舉這些例子，意思是說，一個醫師面對所謂的憂鬱症、焦慮症，入手的方法有各種可能性，千萬不要只從一個方向去考慮。

具有完整意義的心理治療案例

我再講一個印象深刻的案例，二〇一三年我去瑞士參加一個關於自然醫學和民族醫學的國際年會，為那裡的醫師做主題演講。地點在納沙泰爾（Neuenburg）的哥倫比亞預防醫學中心，那是瑞士著名的自然醫學中心，整合了現代醫學、中藥與針灸、印度阿育吠陀醫學、整骨、營養、靜坐、瑜伽等各種醫學體系，還有各種特殊的檢測設備，比如測脈輪能量和人體輝光的儀器，我的好朋友克勞汀娜在那裡做中醫和西醫全科醫師。

當時有位憂鬱症病人找克勞汀娜看了大概有六個月，主要是針灸和吃中藥，但是改善不明顯，她就事先徵詢病人的意願，問他願不願跟一個中國來的醫師聊一聊。他同意了，我們當時大概聊了一個小時。

那位先生四十歲左右，形體壯實，身體非常好。他還是攝影師，以前練過日本的合氣道，人非常敏感，意志力很強。他坐在那裡，能感覺他的肉體和內心力量很強，他可能還沒有學中國的太極功夫，學太極拳的會鬆柔一點。

他的主要問題是睡不著覺，每天半夜會大量出汗。我們在《傷寒論》中學過，夜半為闔，對於三陽體質，出汗是身體能量過高的排泄反應。他還有頭痛、人際交流障礙和廣場焦慮症，以及輕微的幽閉恐懼。到了太空曠或者人太多的地方，還有單獨在狹小空間裡，都會很緊張，喘不過氣來。

他的感情生活很不穩定，跟女朋友的交流總是不能深入。他說每次到了大概六個月的時候，關係好像就會斷掉，雙方無法再深入下去了。

這些外像在揭示什麼問題呢？他的身體很強壯，但他說自己已經很久沒有練武術，很久沒有運動了，身體裡大量的能量無法正常流通，情感層面也有大量的能量無法正常流通。他跟女朋友的交流，只是屬於表層交流。表層交流是必要的，但只有表層交流，就會有大量的問題堆在身心的內部處理不了。

這個大家都有體會吧？我們自己的家庭當中總是會有一些問題出現一、二十年或更久了，但永遠都解決不了。大家只是停在討論層面或者連討論都停止了，這些東西厚厚地累積著，這往往是家族相關人員生病的很大原因。

所以，為了全家的健康，不是做好人就行了，還要做一個明智的、勇敢表達的、勇於澄清的人。

他和女朋友不能深入交流的原因有很多，比如，他從小跟家庭成員也沒有很好的交流，所以一直沒有形成與外界和社會正常交流的能力。一個身體很結實的人，情感很強，練過武術，現在又不練了，能量都悶在裡面，然後，又是生活在西方一個崇尚獨立的社會文化。

我跟他開玩笑說：「你要是生活在過去的印第安部落或是西藏，或者是現在的墨西哥，你現在的這些問題就不會是什麼難題了。」什麼意思呢？因為他生活在瑞士，一個太好的環境，每個人都彬彬有禮，有自己的邊界，他內在的很多東西都不能表達出來。

如果他在我小時候生活過的貴州那一類的地方，心有不滿就和人打得鼻青臉腫，或者罵罵粗口，喝完啤酒把瓶子給砸了，可能這麼來一個月也就好了。這些看似粗魯的言行，在某種意義上，有利於某一類過於文明的人在某一階段的心身健康。

現代的文明有時候會產生大量的這類問題，有一類城市文明人從小被馴化得很小心，說話聲音要輕柔；那邊有位女士要走過來，得等一等，讓她先過去；喝湯的時候別出聲，要是燙了嘴也得優雅地微笑，不能嚇到旁人……所以，很多部分都被壓抑了。

有壓抑就會有爆發。我跟他談話的時候，感覺得到他內在的進攻性很強，無形中就把他在生活中的很多壓抑和不滿向我投射了過來。

做心理醫師會碰到各種投射，有時候一些病人，會把他（她）在情感上，或對父親、母親的一種沒有完成的愛戀轉移到醫師身上。我的一些同事因此墜入愛河，這是不幸的事件。

其實家庭成員也是這樣，人往往會把他在生活中沒有處理完的東西，轉移到近距離的家人身上，而且，往往是轉移到最親近、善良和最弱的那個人。

所以，診療將近一個小時以後，我發現用語言交流無法幫他理解這些。我稍微有些不耐煩，他也準備要走了。但是我對自己說，再嘗試最後一次。

我不再說服他，我說：「我跟你講的所有這些，其實都是廢話，沒有什麼意義，因為這些只是語言。如果你有興趣，我們一起來打坐，也許你能體會到一些東西，這有點像你過去學的合氣道。」

我敢這麼邀請，是因為他練過合氣道，接觸過這些無形能量的訓練與感知。他猶豫了好一會兒，最後坐了下來。我和克勞汀娜很高興，會心地對了眼。然後，大家一起坐下來。

打坐的頭十來分鐘，感覺到空間的衝突力量很大，他的內心很不平靜。我跟他說，內心不平靜沒有關係，不要去控制它，試著退後一點，看看自己有多不平靜，不要去試圖控制這個不平靜，而只是看著，看著自己的壓力有多大，像旁觀一樣。

他突然就靜下來了，然後我建議，我們在這個狀態裡再坐十分鐘，也不用去維持它，就體會一下現在的感覺。

又坐了十分鐘，再出來的時候，他的眼神、表情已經不一樣了，他其實已經跳了出來。整個診療中，這二十分鐘才是真正的心理治療，而不是去說服他。

打坐結束後，我告訴他，現在是更內在的你，非常敏感，但很平靜。

你需要跟外界交流，但你一直沒有這麼做，這麼多年累積了太多的東西。這些東西壓在裡面，晚上就變成了你的汗，白天變成了你的焦慮和恐懼。然後，在比如和女友交往到一定時間，需要深入的時候，你的這個力量就打到她身上，人家就受不了了。

他好像明白了。

第一次診療是二〇一三年一月份，等到八月份我再去的時候，我們又見了一面。他的狀態非常好，新交往的女朋友是個中醫，他還找到了喜歡的工作，在一家全球性的慈善組織做攝影師。

他之前說過，想做一些公益性的事業，覺得自己在商業中不太適合，所以在此之前一直沒有固定的工作，也找不到攝影師的工作。

當他的內心回到原點的時候，生活好像就開始以他真正的願望為中心，開始重新建立並展開了。如此一來，他的身、心、意跟外界是一種自然有序的交流狀態，這就是良性循環。所以，原來的那些問題自然解決了。

這是具有完整意義的心理治療，很有意思。

活在角色中的現代人

現代人，用腦、用意識太多了。如果一個成人能有像小孩子那種不過度隱藏和遮掩的狀態，就會離自己的內心更近一些，也容易知道、容易接納自己的痛苦和軟弱。

一旦開始接納自己有軟弱、無知、恐懼，或者傻不拉幾、被人誤解、輕視的種種「不良狀態」後，我們離自己內心的原點就近一點了，活得真實一些了。這樣就不會一直在某種「優良狀態」中沉溺錯位，成為某個固定象限的社會人，或者「人生典範」，也不會因為拚命掙扎著想逃離自己的「不良狀態」而越陷越深。

從社會心理學來說，在一九七八年之前的中國，因為歷史的原因，工作、住房戶口、職稱、檔案、糧票等生活必需，都由一個力量強大名叫「單位」的機構控制，很多人都「不敢亂說亂動」，要「老實聽話」、「低頭認罪」，這個過程把個體的精神空間束縛了。整個社會生態，包括文化、藝術、教育、媒體，都很狹窄、呆板、臉譜化、模式化。

比如那個時候，無論你是知識分子、政府官員，還是工人、農民，思想、行為、語言都有某種刻板化的顯現。人們會因為長期的刻板化，把自己陷入某種固定的象限中無法流動。

這個無形的社會規範也會影響並限制人的發展和認知，而且會影響下一代。

比如那時候的上海人會刻意強調自己是「城裡人」，於是把所有上海之外的都叫作「鄉下人」；我所居住的常熟也類似，會把所有外地來的叫作「野人」。

剛到北京生活的時候，我覺得有點奇怪，發現有不少人，比如在咖啡廳或餐廳，在進行兩人或兩人以上的談話時，讓人感覺他們的表達方式像是在上演舞臺劇。後來發現在別的城市，也有不少人是這樣的。他們的言語、手勢、表情和使用的聲調，不像是私人談話，更像是在做給旁人看，說給旁人聽，就像進入某個新聞發言人或者某個影視作品的角色。

這是為什麼呢？因為很多人在無意識當中習得了社會化的、媒體的、後天的某種表達方式，這是識神的作用。當這個部分太強的時候，他離自己的內心就比較遠了，心身就容易出問題。

所以，從某種角度講，做個安心的、樸素的自然人其實比較健康，離自己的真實狀態比較近。比如像我們做老師、醫師或主管等角色的，用上海話講就是「習慣朝南坐」的人。一旦退休了無事可做，又沒培養起新的興趣愛好的話，心身狀態就容易往下掉，因為我們已經習慣於某種固定的生活、交流、被對待的方式了。

一個心身正常的人，他的神與氣沒有固化僵硬，而像一顆圓球，內和外，上和下，都是均勻的。如果遇到了某些困境，有了輕微的心理問題或生理問題，自己能夠退回來，不硬撐著，就可以慢慢化掉。

神氣的封閉與偏力的顯現

所有心身疾病的第一階段，是內在開始有某種程度的封閉。

比如說，我們學了中醫，會害怕風、寒、濕等邪氣，擔心這些身體無法消化的能量太強烈，會傷害到我們。但其實，當我們眉頭一皺，心裡一緊，風寒還沒影響到我們，神氣就已經受了束縛，內在已經有些封閉了。

所以，在中醫來看，不管我們得的是憂鬱症或焦慮症，是心臟病或感冒，哪怕是癌症，只要最內在的這一層封閉能打開，它就會給我們更大的空間和機會，往好的方向發展，最終痊癒。

這一層的打開，一定要配合身體的動。

心身一體，不同的運動給我們帶來的內在影響是不同的。有時候，對有些封閉久了的，或者這層封閉太堅固的時候，需要有一個外在的力量，把它破出來。這個時候練一些武術，比如詠春拳，對著木人樁或拳靶「溝通」一下，就很合適。

壓抑的現代人太需要把內在積壓的東西表達出來了。比如你是一個一直不敢表達自己的人，可以先練習打沙袋，練拳擊，打到一定時候，你就擁有某種突破的力量了。

一開始也許只是一點點的進步，但可能會讓你下一次去餐廳時，就敢把話說出來了：「請給我一杯咖啡好嗎？不要加牛奶。」有些人在餐廳都不敢說自己想要什麼，那他在更重要的問題上，就更不知道應該怎麼表達自己了，所以要練習。

當你送別人「一朵花」，別人沒收，而你心裡有了某種程度的在意，那一刻，內心已經開始封閉。而這種狀態會不斷累積，到了某個高點，就會產生外在可見的疾病。

從「神機」的原因來說，一些有自殺傾向或行為的憂鬱症，有的是出於內在的原因，意志薄弱，覺得很痛苦，不想活了；有的是因為其他的力量，古代叫邪祟，西方叫邪靈，當人生命力不夠的時候，保護自己的能量層就薄弱了，其他的力量就乘虛而入，他可能會聽到某種「建議」：向前走吧，前面是廣闊的藍天，進入就可以解脫。我碰過這樣的病人，那真是很可怕。

所以，別讓自己的能量太低，太低的時候會失去自控。不只是憂鬱症的自殺行為，到了這個時候，各種負面程式會啟動，什麼問題都有可能發生。

聽眾：老師，我也碰到過被環境遺留的負面能量影響的事。我還想問一下，是不是有一部分所謂的精英分子，心裡其實是沒有根的？

李辛：你的思維跳得很遠啊。

前兩年有文化學家在探討一個議題，討論關於某類人的悲情性格。這種悲情其實是一個民族或是整個時代的記憶。

這個道理非常簡單，比如我們現在用的所有程式、輸入法的詞彙等等，都是從整個資料庫裡下載的。我們每個人的情緒、念頭、記憶也是如此，很多東西不一定是自己的，也不一定是某個人或某個團體的，而是所有人共同參與和共用的。

當一個人屬於自己的根扎得不夠深，他就容易被環繞在周圍的「群體意識」所驅動、植入、暗示。

人類的很多風俗有它的作用，古代叫作聖人設教，聖人制定了某些風俗，比如中華風俗的過年、祭祖、清明節等，可能大家沒有去想背後的道理，其實是讓我們內心有一個根，一個錨點。

對於絕大部分的人來說，要保持精神健康，心理上需要一個身分認同，國家、地域、民族、信仰、家族，都是幫助我們獲得最初身分的共有屬性。雖然從佛法來說這只是一個虛幻的相，但是，對於凡人來說需要這麼一個相。

如果我們學習了傳統文化中的一些比較精微深入的東西，會體會到「天下一家」、「赤子之心」，生活的關注點不再僅僅是「我的痛苦」、「我的需要」、「我的孩子」……而嘗試去跟世界更大的那部分交流，我們就可能不只是從認定的某個局限的根上去吸取養分，而會發現這個世界到處都有養分。

這兩面需要平衡，作為個人、作為團體、作為民族、作為國家的強盛和發展，需要有某種強大的內聚力。但當這個力量過強的時候，會形成孤立、封閉、對抗的形態：這是我的、我們的，這是你的、你們的。

但凡有這樣想法的人，他生命的根其實是相對單薄的，生命力養分的來源途徑太過單一。中東的問題就是這類情況，本來是生活在同一片土地上的人們，歷史、文化、信仰、生活交融了很多世紀，卻常常只能互相用暴力來溝通，這是長期的恐懼和匱乏，加上痛苦和仇恨形成的惡性循環。

因為關注大眾心理，我會不定期瀏覽網路上大小事件下方的評論，透過評論，我能瞭解到這個時代、這個階段一部分人的想法。我常常看到莫名其妙的攻擊性評論，這類留言者正在把平時累積的憤怒和不平的力量，投射在別人的問題上。長期在這種情況下的人，非常容易得心理問題。

在生理上，長期的心身不平衡，就容易處在過虛或過實或虛實夾雜的狀態，比情緒相對平穩的人更容易出現軀體方面的問題。

不同的人出現不同的病症，可以理解為一個偏執的力量在不同容器中的變化與呈現，個人的心身狀態就是不同的容器。

從厥陰到少陽、陽明

聽眾：您剛才講的企業高級主管的例子，她能做到高級主管，在公司裡肯定不能用那種唯唯諾諾的方式，必須是幹練、俐落的狀態，讓她在事業上取得了成功。我的問題是，在精神能量這方面，比如夫妻之間，是什麼使得某一方一直處於弱勢的狀態，從一個企業高級主管變成一個唯唯諾諾的家庭主婦？

李辛：我相信她在公司裡會有一個正常的職場表現，她屬於在特定模式下出現的唯唯諾諾。

比方，我在她面前是老師和醫師，這在社會角色中是一種權威代表。而父親，通常意義上是家庭角色中的權威代表，他是孩子心目中第一個權威的原始意象、原型。結婚後，丈夫也屬於同一類原型。她父親在她從小的原型塑造中被定義成某種類型，所以，只要面對她心中的權威代表，就會出現這種情況。

在親密關係或家庭關係中，這種一方壓倒性的優勢是常見的。在心理學或社會問題中有一些非常耐人尋味的觀點，比如，為什麼有的人願意做被虐的一方？施虐這一方還容易理解一些，他能找到一種快感和權威感。為什麼有些人願意進入一種被虐的角色呢？而且這個

「角色機會」會一直重複出現。

我原來有個心理病人就是這樣，她換了三、四個男朋友，都是同一類的，都會虐待她。

我眼前出現了一個圖像，一棵正常的樹，如果從幼小開始是在正常的環境和土地上生長，它的根和枝葉會往各個方向自由生長。但是如果它長在一堵牆的邊上，或者石頭縫裡的話，它的一部分生長能力會被擋住，長勢會扭曲。人也是這樣，在某些極端環境下，會形成某一種特定的模式。這個模式固化後，即使換了一個環境，也很難改變。

她原本應該有的那部分生命表達與發展被剝奪了，外在的剝奪、恐懼和嚴酷的環境，都會導致內在的封閉，而內在的封閉也會吸引「外在的相應」。內在的封閉模式固化之後，會使一個人在生命能量很低的時候，沒有多餘的力量去尋找出路了，只能解決基本存活的問題。最終會進入一種固定的外在應對模式，而且不需要、不接受別的東西了，別的東西對她來說反而可能是一種恐懼。

有的人即使很有錢了之後，到高檔場所還是會很緊張，某種意義上這是過去遺留的東西在起作用。而在親密關係當中，有的女孩子或男孩子，當她／他遇上真正美好的、能夠給予她／他幸福的機會的時候，反而會躲開，會放棄那些能給她／他帶來幸福的人，而在冥冥之中選擇一次次的磨難……

為什麼耶穌基督會被釘死？為什麼聖女貞德被燒死？這其實也是兩個對待。某些聖人已經完全超越了當時那個時代的群體意識，他們帶來的光明會被解讀為灼熱和震撼，會鬆動眾人賴以生存的無意識地基和社會習俗城堡。有太多人習慣在自己的狹窄世界中去判定道德和好壞，寧願不思考、不改變，選擇舊有模式下帶來的「安全感」。

當一個民族在某一階段太苦難之後，有些真正美好的東西會在某個階段被拒絕，那是整個民族的厥陰階段。

我認識的一位大學哲學系的教授，他也研讀《傷寒論》，在他的《古典文教的現代新命》裡，談到了這個觀點。大意是：經過近百年的起起伏伏，現在是中華民族的少陽階段，如果這個階段能夠慢慢穩定發展下去，中國真的會復興，進入陽明階段。

這可能會是個很長的過程，以中國這個民族這麼深厚的文化和土地，如果我們能夠重新消化過去百年的苦難，它將會成為我們未來的養分。

失去行動能力

聽眾：我從醫後，接觸的憂鬱症案例不是很多，但其中有一位令我留下深刻的印象，他的表象是一味拖延。比如，今天的事拖到明天，這個月的事拖到下個月，不管大小事一概往後拖。女朋友抱怨了三年，三年之後他徹底垮掉了。我有一些病人甚至已經到了嚴重的精神病狀態，這是不是整體能力出了問題？

李辛：這個我們常稱之為「失去行動的能力」。

關於生命，關於人，因為有這麼多的學科，會有各種解釋。從中醫的角度來說，他用來流通生命力的陽氣不足了。從經典的心理分析角度來看也很有意思，人的潛意識和人的本能會趨使他去做出對他最有幫助的選擇。這位老兄一直在拖延和放棄，其實是一種自我保護。

他的生命本能可能想告訴他：不要再做這些無謂的慣常之事了，你需要回來，回到自己。但如果他的意識沒有一個明晰的覺察，會形成一種內和外的衝突，他的生活中有比較多來自社會的要求和驅動：需要去做「那些事」。但可能更真實的內在的他，並不想去做，這是拖延的一個可能原因。

聽眾：他的外表非常體面，五官端正，相貌堂堂，剃了一個光頭，戴著七圈佛珠，以這種形象出現在大家面前。可能他的內心想朝另一個方向走，但還是迫不得已天天出入五星級飯店。

李辛：這些外像是我們在心理分析中的重要材料，他以普通人認為的修行人的樣貌，出入五星級酒店，這是一種表象上的衝突，也相應內和外的衝突。

戴七圈佛珠，從意象上來說，雖然他在拖延世俗的事情，但還沒有找到他真實的、內心的生命原點，還沒有長出自己的根。暫時去找一些外像來加固，建立暫時的身分認同，維持一個學佛的、修行的外像標誌。

大家有興趣，可以學一點心理分析，它跟中醫的思維是很像的，非常有意思，可以先用在自己身上，觀察自己。

如果他有緣分碰到一位他信任的禪宗師父，在合適的時候，把他的「漂亮衣服」剝掉，頭上「澆一瓢冷水」，然後安排他去「掃廁所」。可能他有機會醒過來，不用那麼掙扎地既要給自己的表面增加這些證明符號，又在出入五星級飯店時心生苦惱。如果內心沒有那麼多衝突，學佛與五星級酒店是兩不相礙的。

從精神分析的角度來看，他不喜歡的可能不是五星級飯店，而是象徵著他內心無法接受與調和的那些過於社會化的活動及交往。

要維持在一定的階層，卻又要增加自己的精神支出成本，這是他更深的內在想要放棄而表層意識（來自社會認同）又無法捨棄的衝突部分。

這兩個掙扎都是向外的，把這些外像都打掉，他可能會回來。比如停下不喜歡的社會活動，休息一段時間，自己去買菜、洗菜、做飯、睡午覺、散步，去小麵館吃碗麵，過一段平常人的生活會有幫助。

如果過於嚴重的，可以嘗試用森田正馬的方法，讓他在床上躺幾天，穿普通的衣服，搬磚頭，挖泥坑……這些是讓遠離自己的人校正座標原點的方法。

身為一個現代人、社會人，又到了社會意義上的某種高度，很難願意讓自己去做這些看起來沒有意義、沒有收益的事情，但這對於精神快要垮掉的人來說非常重要。當我們在做一些看似沒有意義和沒有目的的事情的時候，是我們有機會在內心消化某些東西的時候。

觀察、面對和接受自己內心的軟弱、痛苦

聽眾：您剛剛分析的很多症狀，有一些我有，比如我有時候會焦躁，有時候會失眠。昨天晚上我睡得特別好，可能是受了太平湖的場和環境的影響，這裡很安靜。

我有個問題，是否大多數人都需要動和靜的練習。動，比如練武術；靜，比如打坐靜心，透過這兩種方式來達到內在的平衡。我並沒有憂鬱症，但當我想要緩解精神壓力的時候，是不是以此來平衡自己就夠了？

李辛：對，這些部分會有很大的幫助，但還是屬於起步的練習。如果一個人已經到了憂鬱症邊緣，或者已經是憂鬱症的時候，他需要考慮一些更深入的東西。

今天，我們一直反覆提到的是：要留出更多的時間，更深入地觀察自己。很重要的一點是：**要去觀察、面對和接受自己內心的軟弱、痛苦，還有不安。**

很多人，包括心理醫師自己也常碰到的情況是，舉個例子：你們有沒有注意到，當一群人不是能夠深層交流的關係，是普通業務上、社會上的關係，在一個比較氣派的地方吃飯的時候，大多數人會害怕冷場。有些人主動承擔暖場的任務，或者有主管交給他這項任務：逐

一敬酒，說些笑話，哪怕是黃色笑話，目的是要把氣氛給掀起來。

一九九〇年代，我在北京的時候看到很多這類情況，還有聯歡會、歌舞會的主持人更是怕冷場，所有人都覺得，在這種場合裡必須要把自己的情緒撐起來才是正常的。

我看到很多主持人和演講者，一上來就把自己提到強行蹦出來的歡樂狀態……這成為一種交際和某些場合必備的能力，卻是一種不太正常的社會心理模式。糟糕的是，有些人平時也把這個當成必須要做到的模式。

什麼意思呢？他們害怕面對真實。

強行把情緒掀起來有什麼壞處呢？人的情緒是跟著他的能量狀態轉換的，能量低，情緒就低，那麼，我們在能量低的時候，硬要把能量給撐在外面，支持門面上的高漲情緒，會有什麼後果？裡面的能量被強行調動出來，裡面就少了，時間長了，裡面沒有了，只剩下表面的光采，而這個表面的光采也維持不了太久。

網上盛傳一個笑話：一個人得了嚴重的憂鬱症，醫師說：「你去找城裡最有名的小丑，他陽光、樂觀、積極，沒有事情會難倒他，他會治癒你的。」那個人哭著說：「我就是那個小丑啊。」

這其實不是一個笑話。

據說世界最著名的幾位喜劇演員都有嚴重的憂鬱症，比如卓別林（Charles Chaplin），因憂鬱症而自殺的羅賓・威廉斯（Robin Williams），還有英國的「豆豆」先生，好萊塢的金凱瑞（Jim Carrey）……

我們現在流行的社會價值觀會驅使我們不那麼自然地呈現自己。當我們稍微有一點點軟弱和不高興的時候，會覺得：我不應該是這樣的！

金凱瑞演的《摩登大聖》（*The Mask*）還記得吧？其實他已經有點軟弱、疲勞，或者有點不開心了，就「換個面具，成為超人」，這也是一種分裂的狀態。

要非常小心這個習慣。這種習慣會讓我們的心身在需要把氣闔回去「滋養、修補內在缺損」的時候，強行拔出來「榮耀外在」。

聽眾：現在的成功學是這樣的嗎？

李辛：每一門學問就跟藥一樣，都有適合的對象。成功學對某些處在需要打開階段的人會有一些理論上的幫助，但對那些已經耗乾的、需要往回闔，但還撐在那裡的人，是非常危險的指導。

另一種情況是，現在有很多虛擬的體驗，比如，各種角色扮演遊戲，對於一個有完整生活的成年人是不錯的調劑；但對於三點一線（編注：指生活範圍只有家、學校或公司、餐廳），學習或加班很晚，沒有足夠運動、真實交流的年輕人，這種長期單調的生活加上沉溺在虛擬角色中，也有可能偏離一個人的正常精神狀態。

因為某些原因，有的人與家人沒有溝通交流，或者還沒有條件交女友，可能會選擇別的替代方式，比如有女孩子或者冒牌貨在網路上和他甜蜜聊天，或者養個電子寵物……這些都是在轉移他們的注意力，讓他們從相對真實的狀態轉移到虛幻的連接中繼續耗散。

當一個人習慣用這種「轉移大法」，而且習慣處在虛幻情境中的時候，他會離自己的真實面越來越遠。當一個人離他的內心越來越遠的時候，早晚會崩潰的，不管他在外面建造了多麼「雄偉宏大」的東西。

聽眾：其實很多時候，心理問題並不只能用一個窗口來解決。

李辛：是的，覺知是一切的開始。所以，當我的很多朋友，包括一些心理病人，覺得心理學很好，想去學習的時候，我往往會說，他們不一定需要學這些東西。近代心理學家也製造了過多的新理論、假說和關於心理疾病的各種分類系統。

一位西方的歷史學家曾經指出，某種意義上來說，心理學在一百多年前開始出現的時候，曾被視為玄學。即使到近代，還有不少「科學主義者」和「物質主義者」在懷疑精神分析和心理諮詢的有效性。有不少人嘗試用物理、化學、數學等科學的角度來研究及闡釋人類的心理，試圖把個體差異豐富的情感、欲望、思想及社會交往等定性定量化，用資料來描述。

精神心理學研究的對象是無形的內心世界，所以像中醫一樣，它的科學性一直受到爭議，不同的心理學派在創造不同的分類系統和不同的標籤。

如果你對心理學和精神科學有興趣，有兩個方向可以選擇：

(1) 可以進入大學和研究機構，有系統地學習醫學、各種心理學流派、腦科學、精神病學。你能夠成為專業的精神心理醫師，理論型或研究型的學者。

(2) 如果你只是對自己和「人」有興趣，希望更瞭解自己和他人，可以看一些心理學的經典做為入門。在生活中更多地去觀察和感受，去學習傳統文化中與「覺知」相關的部分。慢慢地，你自己會看到、聽到、體會到更深入細微的內容，一切都在其中。

要點5 延伸閱讀

《榮格自傳》（*Memories, Dreams, Reflections*），卡爾・榮格（C. G. Jung）著

《逃避自由》（*Escape From Freedom*），埃里希・佛洛姆（Erich Fromm）著

《寬容》（*Toleration*），亨德里克・威廉・房龍（Hendrik Willem van Loon）著

《約翰・克里斯朵夫》（*Jean-Christophe*），羅曼・羅蘭（Romain Rolland）著

《西藏生死書》（*The Tibetan Book of Living and Dying*），索甲仁波切（Sogyal Rinpoche）著

《克里希那穆提傳》（*Krishnamurti: A Biography*），普普爾・賈亞卡（PuPul Jayakar）著

《湖濱散記》（*Walden, or life in the woods*），亨利・大衛・梭羅（Henry David Thorea）著

《文學回憶錄》，木心著

《唐望三部曲》，卡洛斯・卡斯塔尼達（Carlos Castaneda）著

第2章

對自己的日常生活有所意識

成為自己心智發展的程式設計師

每個人在不同階段會面臨類似的問題，具有一些共性。讀小學、中學，考大學、找工作、談戀愛、結婚、買房子、生孩子，好像都得走一遍。

每個階段都會出現相應的問題，會讓我們產生各種想法、疑惑，另一方面，無論是人生中的大抉擇，或是日常小事，外界會有很多「標準」、「規則」影響我們，應該這樣、應該那樣，讓我們無法做出合乎自己意願的決定，絕大部分人的一輩子就是在這樣的情形下度過。

我常打「喝茶」的比方，點茶的時候，其實我想喝綠茶，但看到大家都點紅茶，算了，一起喝紅茶吧。這是件小事，你可以和大家一樣選擇喝「紅茶」，但有的人會在隨後的兩個小時裡老在想那杯「綠茶」，以至於都不能專注地上課或者和人交流。

這類事很常見，我們會一直在那裡糾結，為什麼那時沒有「做那個選擇」？然後每次回想起這件事情，還會聯想起一連串不愉快，心中懊惱，反覆顛倒。各種糾結，對過去的、未來的，都是基於此刻這種糾結的思想和情感，想到臉發燙、心抽緊，我們都有過這個情況吧？

我在高中和大學階段被這種情況困擾得很厲害，覺得自己有點神經質，所以當時才開始學心理學。

二〇〇〇年，我開始為病人做心理諮詢，頭幾年我非常熱情地投入這個領域中。面對面的交流，不用量表，不開藥，只透過交流，這屬於典型的心理分析。同時，我也做精神分析、夢的分析，或者生活事件、情感事件等分析。

後來我把心理諮詢、精神分析跟中醫、靜坐結合在一起，發現這樣更能幫助患者。

每個人都有一套適應生存的程式，從我們生下來，在內外交互的過程中，開始慢慢形成。最初是模仿父母和照顧我們的人，接著是依據「快樂原則」自我選擇與強化。同時發揮作用的還有痛苦的「懲罰原則」，以及周圍環境的影響和心智成長的動力，最後每個人都形成了自己獨有的「感受—認知—情感—思維—行為」模式。

請注意它們的順序，這是我們的內外交互反應程式，從肉體感受、情緒反應、形象與邏輯的思維，到對外應對方式，言行舉止。

只要我們活在這個世界上，這套程式就有機會不斷地發揮作用，有自我升級和優化的可能。

我們都知道，一部很好的電腦，如果有嚴重的程式衝突，可能用不了三個月就完了，連帶硬體快速老化。程式不衝突的話，就能用得久一點，平時的記憶體也節約一點，電也耗得慢一點。如果你自己就是程式設計師，還能定期自己來升級、殺毒、補個漏洞，這樣能運行得更順暢一點。

要怎麼成為你自己心智發展的程式設計師呢？

最重要的一條，就是覺察。你先得知道自己有什麼問題，不同程式之間有什麼衝突，才能開始去調整。那麼，怎麼去觀察、發現、瞭解自己呢？這個問題困擾了我很久。

我從大學開始看佛經，得到的第一本佛學書是朋友送的，印得金光閃閃的《大佛頂首楞嚴經》，我硬著頭皮把它讀了下來，後來還看了很多其他的佛學書，其中有個「覺」字，花了我很長的時間去琢磨。

那個時候總覺得，真正透澈的覺性多難，肯定得閉關、修練、辟穀，練、練、練。等所有的脈輪通了，小周天、大周天也通了，人放光了，跟天地萬物接通了，然後才能獲得覺性，然後就可以自己修整自己了。怎麼才能接通呢？一定得做很多事情，還得放棄很多事情……

於是我一邊賺錢養家、讀書拿學位，一邊慢慢向前摸索。

在心理諮詢中，我發現每個人的視野或者說關注面非常不同，都有平時沒有注意到的現象與情境。或者即使是注意到了，但常常會有意識或無意識地迴避它，這些都屬於「意識盲點」。

健康的心靈，需要比較高程度的、清醒的意識臨在，能夠不斷把原來注意不到的、有意無意排除在外的東西「意識到」，從專業術語來說，就是「讓這些事情進入你的意識當中」。

十五歲的時候，我和好友都是不敢正眼看別人，一說話就緊張的中學生，終於在某個時刻，我們「意識到」這個原本處於「無意識」的煩惱，決定改變現狀。我們約好，一到週末的早上，就到老街的店裡去訓練自己。兩個小孩到每一家店跟營業員說「請把那樣東西給我們看一下」，然後就裝模作樣看一下，再還給他，兩個小朋友就這樣訓練。

後來我學了心理學，知道這屬於常用的心理訓練方法，叫做行為療法和脫敏療法，但這些訓練只是改變了很小的一方面。

其實用什麼方法來訓練是其次，有一點很重要，我們意識到自己容易緊張、不敢說話的狀態了。

這個覺察——觀察自己，對自己的狀態有所意識的能力——跟你學不學佛、修不修道、學不學心理學，都沒有直接的關係。雖然這些深入的訓練和學習，能幫助我們提升這個能力，但這個覺察力是我們本來就有的。

當時我跟同學一家一家地去訓練的同時，還意識到了自己很高興，但高興得有點過了，太興奮了，發現內心有些晃動，會持續一段時間並影響到後面的事件。

這種內心輕微的晃動也是每個人隨時在發生的。我們和家人、朋友之間交往時，常常會出現這種晃動，但常常會被忽略。

看到或只是想到某個人或某件事，心裡就開始緊張、害怕，或是過度的興奮。這是我們都有過的經驗。那麼，我們既然意識到了，有沒有進一步去觀察？

比如可以觀察自己什麼時候會更厲害，什麼時候好轉，觀察是什麼原因會使情況加重。是因為豆腐湯裡沒有放我愛吃的香蔥？還是我不愛吃蔥，你卻放了？還是跟豆腐湯根本沒關係，其實是上一個星期我們因為某件事情，心裡的疙瘩沒有化掉，越來越大了；或者背後還有三年前那件你辜負我的事……

千絲萬縷，層層疊疊。

世間萬物都不是孤立的。就像太平湖的湖水，是從四面八方匯聚過來的，除了我們看得到的水源，還有地下河，還有降雨……所有這些都會匯進這座湖。

我們心身上發生的任何一件事情，都是過去發生過的一切事件的延續。對此，我們有沒有觀察和瞭解？如果意識到了，也觀察和思考了，有沒有在心裡生出一個願望，希望能把這些梳理清楚，然後有一個對自己、對別人最合適的結果。

發現問題，觀察問題，然後有一個意願，再小心地行動，至於結果怎麼樣，不要太在意。所有的心理學派別，不管是佛洛伊德的、榮格的，或是其他派別，都是從觀察而來。早期佛教經典也都是在講觀察、覺察，而不僅僅是磕頭燒香，祈求保佑。

當我們失去了面對問題、觀察問題、處理問題的能力之後，才會想到外求，找某個專家、老師或者佛菩薩給我們現成的答案和結果。

身為意識過於強化的現代人，觀察可以先從我們自己的身體開始。除了上一章裡介紹的「初級放鬆與覺察練習」（四十八頁），還可以練八段錦、八部金剛、太極拳、瑜伽，或者只是簡單的深蹲、伏地挺身，做的時候要慢慢地感受整個過程中身體的變化、思想的流動，情感、情緒的起伏，把心念、注意力放在自己身上。

這些訓練都能培養我們的「覺察」，可以選擇一、兩種你覺得喜歡、有感覺的練習，長期保持。

比如我們在做彎腰拉筋的動作，腰彎不下去，筋拉得很痛。這個時候，我升起一個念頭，想看看周圍的人是不是做得比我好，心裡還覺得不好意思。這樣一來，我們的注意力都放到外面去了，這就是某種程度的「耗散」。

而此刻，如果我能專心地體會自己的狀態，體會自己的每個細微的動作和呼吸怎麼配合，才能讓自己更放鬆一些，讓身體更舒展一些。這個過程就是一個讓我們的注意力、觀察力慢慢集中的方法，覺知力會因此提高。

當我們把注意力放在身體上的時候，能量就會往身體集中，這種方法能自然化解身體上的很多問題。這是就身體健康而言，但其他領域也是一樣的道理。比如情感、生活、事業上的很多問題，有時並不是我們的經驗或技巧不夠，其實還是注意力或心力不夠，以至於沒有辦法專注在有效率的目標上，產生我們希望的結果。

要點 6 中級放鬆與覺察練習

1. 在「初級放鬆與覺察練習」（48 頁）的基礎上，取得一定的穩定度和觀察力後，開始練習。
2. 感受身體各部位，由上而下，熟悉自己的身體內外感受，逐漸放鬆。
3. 如何處理呼吸，要不要控制節奏，或者做腹式呼吸等特定的呼吸法？
   順其自然，不要刻意憋氣或控制節奏，無須刻意把氣送到某處，只需觀察當下的呼吸狀態。如果氣急、氣粗、不均勻，也順其自然，保持覺察。
4. 打坐時發現思緒紛飛，念頭很亂，無法靜定，怎麼辦？
   順其自然，不控制，不評判，只是放鬆地觀察此刻的混亂。
5. 被思緒帶跑了，胡思亂想，忘了還在靜坐，過了很久才發現，怎麼辦？
   當你發現了，就是覺察回來了，繼續放鬆身體，保持覺察，若又被思緒帶跑了，再回來，重複即可。
6. 覺知到自己心情不好，坐不住，很煩躁，怎麼辦？
   當你能覺知到，就是在覺察的練習中，繼續把自己的情緒、心情、思想、念頭當作觀察對象，不評判、不控制，只是觀察，目的是熟悉自己的身體—情緒—思想。

總結原則　順其自然，不用力、不控制、不評判，只是觀察。

意志和情感力量的出口

聽眾A：剛才老師提到，有人會在很長時間內怕某個東西，我就有這個問題。從很小的時候起，我就特別怕老師、長輩。雖然害怕，但我反而會和老師打架，越怕就越去打架。

大學畢業後，我媽說，你從小就和老師打架，工作後別跟主管打架。但我工作後還是跟主管打架，實際上也是心裡害怕主管。

李辛：北方說打架有「吵架」的意思，不是真打，那你會和家人吵架嗎？

聽眾A：因為怕爸爸媽媽，所以也吵架。

李辛：你給我的感覺，是個生命力很強的人，但是又有一層約束。從精神分析的角度來說，「老師、主管、父母」這些角色代表了約束你的那個東西，只是外在的投射。

這個衝突頂撞的狀態，代表了你的內心不知道如何合理應對。

有生命力的人，往往是膽子很大、有突破力的人，所以，會用抗爭的模式來解決問題。這是積極的心理狀態，這類吵架有某種程度的好處。

如果換一個生命力不夠強，膽子非常小的、懦弱的人，可能就一直被壓在那裡了。表面上會非常順應，呈現出的是乖乖女的形象。我們這裡就有好幾個乖乖女，通常我會建議她們去練武術。練到一定時候，心身的能量強盛了，生命力強了，就有能力突破原來封閉住自己的那層壁壘。

為什麼這麼講呢？因為在中醫臨床上，常常碰到很多乖乖女，她們採取的這種應對模式，會使得很多因為「被動接納」卻「消化不良」而產生的心理垃圾，最後都積壓在身體裡。能量本來不足，再加上心身的堵塞，就會出現很多問題，比如甲狀腺問題、乳腺問題、膽囊問題、子宮卵巢問題等等。

所以，如果在有壓力卻沒辦法化解的情況下，要適度表達出來，實在不行，吵個架，有垃圾就倒點出來，比全都壓在裡面要好一些。

聽眾A：這種情況一直持續到我辭了工作，因為沒吵架的對象了。

李辛：最近跟人吵過架嗎？

聽眾A：沒有。

李辛：你能不能回憶某個印象比較深的事件，當時的具體原因是什麼？比如你是覺得受到不公平的對待了，或者覺得某件事情沒有道理？

聽眾A：我記不清了，但有個規律，凡是吵架的，實際上都是對我非常好的老師和主管。我跟主管吵完架，他還給我漲薪水。

李辛：你當時吵架的時候是哪種情況？是完全陷在吵架當中，還是一邊吵，一邊很清楚自己在吵架，而且知道自己是在透過這個吵架達到某個目的，比如表達不滿，或者想讓主管明白某些事情？

聽眾A：我很清楚在吵架，也想表達一些東西，只是用了吵架的方式表達，結果也滿好的，連薪水都漲了，但是我在想，也許有另外一種更好的解決方式，不用吵架。

李辛：第一次聊天的時候，你說有過很長時間的偏頭痛，是吧？

聽眾A：是的，是從上高中的時候開始，這麼多年我自己也在找原因，比如，可能和曾經煤氣中毒，還有被籃球、足球打到頭部有關係。

李辛：除了偏頭痛，還有什麼症狀？

聽眾A：還有手痛。高中做化學實驗的時候，實驗用的濃氨水灑在我的手上，然後痛了很多年，劇痛的那種，我覺得這是外在的原因。

李辛：一般來說，長期的偏頭痛和精神心理因素有很大的關係。從你的神氣來看，是屬於意志和情感力量都很強烈的一類。

我們整理一下思路。人，其實像一部機器，有肉體的部分，還有認知、情感、思維、行為的部分。每個人都不一樣，但這些模式就像電腦的程式，每次運行都要耗能，都要調用我們的氣血，氣血和能量就是生命力的基礎。

所以，吵架也好、頭痛也好，它首先代表你有生命能量，還不小。但是它沒有合理、均勻的出口，或者被堵住了。

這些不光是肉體部分的有形堵塞，也是經絡氣血層面上的堵塞，還代表你的意識、情感、思維、人際交往部分的堵塞。吵架和發燒其實是同一回事，就像壓力鍋到了一定壓力的時候，必須要透過一個出口來釋放蒸汽，不然會炸掉。

吵架成為你精神壓力的一個習慣性出口。

有的小孩子會定期發燒，發高燒成為他排出病邪的一個方式。有些中老年婦女的關節痛或婦科問題，是因為她們的排邪出口被堵塞了。

不瞭解人體運行模式的人就會牢牢地抓住這些問題，把這些本來屬於「全心身」的問題歸納在肉體部分，而且還是肉體的一小部分，比如風濕科、婦科。

但實際上，我們心身上的每個問題都在指出，整個生命體的運行和交流狀態出現了問題，它們分別在肉體、情感或人際關係等層面上顯現出來，或者按不同比例夾雜。

有幾個方面建議你嘗試去做，花更多的時間跟自己相處，透過持續練瑜伽、跑步，甚至打拳擊、網球等，能幫助你對自己的肉體部分有更深的感受，也能建立一些合理的意志和情感力量的出口。練習「對身體的感受」是我們回到中心的基石，在此基礎上，再慢慢練習對情緒、想法的覺察。

我在大學的時候學針灸，給自己扎針，開始感受自己的身體，因此漸漸對身體的每個細微的變化越來越熟悉。現在，雖然我在上課，和大家交流，同時，我對身上的每一個部分都有感覺，包括腳趾頭。

對身體單純的感受，是一項隨時可行的覺察練習：現在頭這裡有點癢，我知道，可以撓，也可以不撓。風池穴那裡有點緊，我知道。

這個方法需要長期訓練，這部分能幫助你把外放的觀察力、外散的能量往回收。不然你始終處於長期耗散中，是一種浪費，你的能量就沒有機會儲存下來，去幫助你發現和處理自己更深層次的問題，不管是肉體層面的，還是精神心理層面的。

這個回收的能力做到之後，你再試著觀察和留意在不同的情緒和想法時，自己與外界的交流模式和當下的心身感受。

回溯：把過去的記憶與感受納入現在的意識中

李辛：一般來說，我們和周圍人的關係，比如和主管、老師、同事，屬於周邊關係，和比較熟悉的朋友就近了一層，和家人最近。我們處理這些關係的反應模式，是從我們和自己的內部關係開始的。

如果我們和自己沒有良好的關係，比如不喜歡自己，總是認為或擔心自己做不好，這也會向外影響到自己跟家人以及親近朋友的關係，所以我建議你要開始留意自己平時的內心狀態。

我還需要瞭解一些問題：你平時跟父母能夠很好地溝通嗎？你和他們的對話，能收到正常的回應嗎？回應充分嗎？

聽眾A：我和父母沒什麼溝通。

李辛：你的行為模式可能和這種情況有很大的關係。父母是我們小時候的外在世界，我們和父母的互動過程，也是在編寫我們未來與外界世界互動的原始程式。如果小時候就和外在的溝通不暢，每次發出的資訊都沒有得到合理的回應，那麼，日後反映在我們的情緒和肉體上，就會有很多的積壓和堵塞。這個程式的回路一直是單向且不通暢的，如果內在又是有能量的，那這個情況會顯得更嚴重。

長大了以後，過去以父母為代表的外在世界，漸漸擴展為同學、主管、朋友、陌生的人事物等等。同時，自我意識漸漸擴展且變得有力，就會尋找出路。由於在早期家庭的交流中，沒有形成合適的交流方式，可能一開始，在無意識的嘗試中，以「強烈情感和語言攻擊」為特點的表達模式，成為你的預設模式。

好的部分是，這種看似激烈的交流模式，能幫助你意志的表達與實現，獲得真實的交流，減少內部的壓力和壓抑。缺點是，你會被看成不夠成熟，而且這部分的力量也會打到自己身上。

聽眾B：我的父母已經過世了，但我還有很多話想和他們說，這種情況怎麼解決？

李辛：你們兩個都需要和父母完成未完成的溝通。

古人認為，夢境或死亡，是精神或靈魂層面的另一種延續。

在大航海時代、地理大發現那個時代，達爾文，還有很多植物學家、人類學家，他們坐船到非洲，以及現在的新幾內亞半島、大溪地這些還沒有跟「現代文明」接通的世界，跟當地的土著交流。於是出現了很多關於「原始人的意識，原始人的宗教、文化」的研究作品。有興趣可以翻翻榮格、克勞德・李維史陀（Claude Lévi-Strauss）的書，很有意思。

身為現代人，圍繞我們的社會文化和認知，是偏於「物質化」及「現實化」的，而關於精神、家族記憶、夢境、潛意識、祖先資訊等偏於內心的無形世界，由於歷史等原因斷層了，我們既不關心，也無從瞭解，這也是我向各位推薦精神分析學家榮格的作品的原因。

簡單來講，無論你此刻是否和親友、同事、主管在一起，無論你們的父母是否在世，你們都可以把需要展開的部分帶入自己的意識中，在內心完成你想完成的。

比如可以透過回憶、想念，與他們形成一個連接，嘗試一下，敏感一些的人很快就會有感受，這個不玄，就像我們想到酸葡萄，嘴裡很快會有反應。

要留意通過「憶念」這一特定操作出現的身體和內心的反應，包括情感、思想上的變化。這個時候，過去的感覺會回來，我們只管放鬆安靜地坐著，體會這些過去的力量和資訊在心身上的映射，抱著接納和觀察的態度，告訴自己：「我在這裡，現在的我在這裡，我來感受過去的我和他們。」就是這樣。

這個方法，在心理學上叫回溯。就像拿一杯清水，跟一杯濁水反覆兌換，再靜置。這個過程需要一個星期或一個月，甚至更久。

剛開始你可能會很難面對，想要逃避這些感受。事實上，我們從小到大都在有意無意地逃避。這時候不用強迫自己，剛開始可以只嘗試一分鐘或者更短，慢慢熟悉後再增加。

熟練之後，你就可以在任何時候來玩這個遊戲。比如今天突然做了一個夢，或者看到某一個形象，使得你想到了過去。你可以當下回溯，用當下的自己進入過去，讓當時的心身感受在此刻重現。

然後還可以更進一步，以現在相對成熟的你，與過去同頻共感，告訴過去那個幼小恐懼的你：「現在我是成年人，已經明白了。」這就是把過去的記憶與感受納入現在的意識當中。

或者你過去有什麼經歷與不快，一直耿耿於懷，或者你覺得某人沒有正面回應你，他做得不對，或者哪些方面，現在的你想讓他們明白，或者只是一個單純的道歉和祝福，都可以嘗試在這個「回溯」的狀態下告訴他們，不必擔心他們是否能聽見，只是表達你想要表達的就可以，這是在自己內心完成的練習。

然後留意在你這樣做之後，你的日常生活中，以及你跟外界交流中身心意的細微變化，留意夢境的變化，這些都會在你的轉變過程中相應發生變化。

我太太的父母在多年前先後去世了。剛開始，她的夢境是父母去世之前身體不好的狀態，夢的顏色很灰暗，心情也是難過的。漸漸地，她的夢境開始明亮了，夢境裡父母越來越健康，互動也越來越快樂。從心理學上來說，代表她在內心漸漸完成了這個「告別」的部分，這意味著內心的「母子／父子」這部分關係趨於完整和穩定。

很多宗教場所，都有為去世的人進行祈福的活動，幫助我們完成過去未完成的部分。在心理學意義上，這些看似「迷信」的過程，是可以幫助我們完成內心需要去完成的彌補、表達、祝福、追思的那一部分，這部分有其重要意義。

換個角度，當我們內心升起一個念頭，為遠方的朋友和親人送上生日祝福的時候，這與「迷信」或「不迷信」有關係嗎？

要點 7 回溯練習

注意　此練習必須在熟悉「初級放鬆與覺察練習」（48 頁）與「中級放鬆與覺察練習」（92 頁）的基礎上，才可以嘗試。

準備環節，如「初級放鬆與覺察練習」所述，準備安靜不受打擾的空間與時間。

1. 找一張舒適的椅子或沙發坐著，也可以躺下。
2. 閉目，放鬆呼吸，放鬆身體各個部位。
3. 覺得自己相對放鬆、安靜的時候，可以回憶過去生活中感覺對自己影響最大，或者最不想回憶、面對的場景。
4. 回憶那個場景，回憶當時的人事物和環境，同時留意自己的呼吸、身體、情緒和思想的細微變化。
5. 如果覺得身體有緊張、心慌、情緒變化等回溯反應，可以提醒自己，這是過去未完成、壓抑在內的力量正在外顯，是正常的心身反應。接受它們，這是自己的一部分，繼續保持放鬆、觀察，不評判、不對抗。
6. 如果覺得過於不適，可以睜開眼睛稍作休息，感受一下，是否需要結束，或者繼續。
7. 以上練習可以不定期嘗試。
8. 以相對客觀的心態，觀察自己的各種「回溯反應」和感受，放鬆，保持覺察，就像旁觀另一個自己，熟悉這個人。

生活中最重要的部分，是真實而深入的溝通

聽眾C：我的個性和她（聽眾A）相反，我常常想表達，但總是把它壓下去，不敢表達……我現在很難過，對不起。

李辛：哭也是一種表達。

聽眾C：我的心理不夠強大，總在想我的命怎麼那麼苦。

父母在我很小的時候就把我送到外婆家養，很大了才回家。回父母家之後，我對家很陌生，始終融不進去。父母總覺得我這也不對，那也不對，總說我長得不好，個子矮。

我就拚命想做個乖孩子，做這個做那個，但還是一樣不受好評，一直到上學。在學校裡，我也是拚命做個好孩子，非常努力地學習，當個好學生。

進入社會後，我努力工作，從來沒有想過自己真正想要的是什麼。別人說，做財務薪水很高，我就拚命學，也擁有了那份工作，但還是很不開心。

我特別害怕和主管相處，不敢看對方的眼睛，在主管面前表達一些想法的時候很畏縮。心裡本來想好了要這麼表達，可是到了主管那裡，心裡就發抖，特別沒底。

其實同事、主管特別關心我，可能是我內心受過傷害，就是害怕，特別怕，老是感覺他們不喜歡我。但是我靜下心來回想很多事情，他們真的都很關心我。

因為心裡有陰影在，遇到不開心的事，又不敢表達，所以有時候我就找一個僻靜的地方，痛哭一場，哭完以後，特別舒服。

李辛：你的痛哭跟她的吵架，背後其實是同一種力量。

聽眾C：發洩？

李辛：不是發洩，是內在壓力的出口。是自己在童年階段無意識選擇了這個方法來解決問題，慢慢地成為固定管道，但是我們可以學習更多解決問題的方法。你現在多大了？

聽眾C：三十一歲。

李辛：第一天，你在介紹自己之前，看著大家的眼神很足、很亮，沒有什麼畏縮和害怕，但輪到你講話的時候，就開始緊張了。你剛才提到你的父母，他們比較挑剔嗎？

聽眾C：媽媽很挑剔。

李辛：你們現在住在一起嗎？

聽眾C：今年我辭職回到家，準備緩解一下自己，媽媽變得很關心我，說我這幾年在外面很苦，整天給我補這個湯那個湯。但是我感覺特別不舒服，很不自在，有時候她摸我頭什麼的，讓人心裡發毛。

李辛：小時候，媽媽打過你嗎？

聽眾C：經常打，我不聽話，她就拿這個那個打我。從小到大我只跟她睡過一次，是從外婆家回來的第一天。那天半夜她起來打我，說我睡覺不老實，睡得橫七豎八的。後來，我再也沒跟她在一起睡過。

李辛：她常常挑剔你，但也沒有不理你，是吧？

聽眾C：對，她也做了母親的本分。

李辛：你爸爸理你嗎？

聽眾C：理的，我和爸爸的關係其實還不錯，只是沒有溝通。因為怕，不敢溝通，我爸很威嚴。其實我爸媽都特別好，但我就是怕。

李辛：可能他們也不知道怎麼跟你溝通。

聽眾C：應該是。

李辛：以前，我跟我爸爸也是這樣，兩個人不知道說什麼。我意識到了之後，就主動跟他溝通。二十幾歲的時候，我跟他溝通的方式是下象棋、散步，我也找不到其他更好的溝通辦法，所以我每次回到家，就跟他下象棋。最近十年我們沒有下象棋，因為有了其他更多的溝通方式。

溝通很重要，哪怕有些女孩子喜歡花幾萬塊錢買個包包，其實也是為了某種溝通。生活中最重要的部分，是真實而深入的溝通。

如果我們在生活的其他部分，有更多真實的溝通和交流，就比較不會過於衝動地去買昂貴的包包，會發現快樂和真實的生活隨時隨處都有。

聽眾C：溝通不光是說話。

李辛：對。所有的部分都可以溝通，說話只是一種語言上的溝通。溝通，是我的心裡處於接受狀態，門敞開著，哪怕我們不認識，也可以嘗試交流。即使觀點不一樣，你可以保留你的觀點，我也保留我的觀點，這樣就可以了。

我們的上一代大都過得非常辛苦，他們出生和成長年代的外部環境壓力，對精神心理的影響是很大的。

回到你和父母的關係裡，你自己要先從過去的模式裡出來。你跟第一位同學的相同之處是生命力都很強，但你屬於不會轉彎的類型。

聽眾C：對。

李辛：比如你媽媽因為你睡覺不老實打你，你就再也不跟她睡了。

聽眾C：對，如果他們說一些不好聽的話，我就馬上走。有一次，我走了很遠很遠，走了一整天，後來因為害怕，回家了，我從小就很倔強。

李辛：這個倔強的模式是你和父母之間問題的關鍵。如果人很倔強，一不對扭頭就走，漸漸地就會發現哪裡都不對，最後只能縮在角落裡。

如果你以縮在角落裡的狀態，去跟周圍的人、事、物交流，首先，心理上會產生壓力和弱勢感，但你的生命力引擎又很強，受壓後，會突然從這個角落「轟」地衝到那個角落。

生命力強的人能堅韌不拔地去完成那些難做的事，所以比較容易成功，但是，身體、內心會承受痛苦。

聽眾C：太痛苦了。我現在都已經生完孩子了，這種狀態好像也沒有轉變過來，還在持續。

生孩子後，我的母乳很少，沒有給孩子吃。一直到現在，孩子都四歲了，我的乳房還是很脹很痛，這個和情緒可能也有很大的關係。

李辛：生完孩子後，你休息了多久？

聽眾C：今年剛休息。

李辛：為什麼今年想要休息呢？

聽眾C：我想換一個環境。當時主管問我是不是覺得薪水低，給我加薪水，但我還是決定回家，想換一個環境，休整一下。前一段時間，我總是想哭。

李辛：你對自己的情況很瞭解，前因後果也很清楚，也明白自己困在什麼地方，只是現在還出不來。那麼，你在不舒服的心理狀態的時候，如果想起你媽媽或者某些過去的事情，還會有怨的感覺嗎？

聽眾C：之前會有。後來我聽了一位臺灣老師講《莊子》，開始慢慢練習。以前很氣我的父母從小把我放在外婆家不管我什麼的，現在沒那麼氣了。現在我最關心的是自己還出不來，好像還是被鎖在那裡的感覺，我也在反省。

李辛：愛和恨其實是同一個東西。大家有沒有想過，什麼樣的人容易因愛生恨？愛的時候，整個生命全情投入，愛得要命，恨的時候也是恨之入骨。

從愛之入骨到恨之入骨，是什麼東西那麼強大？是我們的生命力，一種偏執或者扭曲、不舒展的生命力。

這是一種被壓縮的高壓型生命力，因為內在高壓，才會有這麼強的對外投射。投射的方向會有所不同：愛情、金錢、權力、正義、學問……投射的方向往往是強烈的二元對立，對與錯、愛與恨、捍衛與摧毀……

比如感情，有些人的生命力被壓縮，從小就沒有合適的去處，加上過去曾經受過的創傷，導致他的其他通道封閉了，以及某一部分極度易感。這段被壓抑的生命力就會在某個階段強烈地投入某處，然後在某一天、某個地點遇到某個人、某件事，突然會升起強烈的感覺，可能會自我強化、自我暗示：「這是生生世世的愛！」這種強烈的力量透過「愛與情與性」第一次獲得了出口。

我們會被這股「無明力量」推動、帶走，來自心身上與他人的交融感，會進一步使我們迷戀其中。

這時候，內外所展現的生命力，比平常要高很多倍。它會產生身體上的感受、情感的激昂、大腦的興奮、幸福、欣快感，是一個人可以達到的某種意義上的「高峰體驗」，但不會持續太久。

這些也不同於心理學家和修行人所說的「狂喜」、「高峰體驗」與「覺醒的大樂」或「一體的快樂」，那種情況的背後有一顆相對寧靜明晰的心。

但是，沒有經過訓練的心智和精神，是很難辨別與自察的，就像我們在年輕時代所經歷的一樣。

我們只希望牢牢地把隨波逐流和被推動的快感持續下去，而流行文化會鼓勵這種情感的激昂和頭腦的迷失，會過度張揚心身的強烈反應，會強調那就是愛，或者是某種值得贊許的情感。

其實我們被誤導了，那是現階段人類發展的某種不可避免的迷失。

如果你的生命力是很強、很彆扭的一種狀態，如果你繼續把自己鎖在那裡，這個力量會使得你愛一個人的時候牢牢地鎖住，恨一個人的時候也牢牢地鎖住，痛苦會因為這個而產生和加強。

這個力量，也會投射在你自己或者先生和孩子的身上，會給家人和孩子帶來很大的壓力。即使你覺得自己付出的是愛，但在孩子的本能中閱讀出來的結果可能是「情報局式的束縛」。

聽眾C：我孩子是說過「媽媽，你為什麼要監視我」。

李辛：高壓下的孩子不太容易強壯，他的肉體、心靈容易軟弱，也有可能會反彈到另一邊，加倍的叛逆。

回到「鎖住」的原因，其實不是因為過去你被父母送到外婆家，或者媽媽曾經打過你，而是所有的因緣加上你的解讀合在一起的結果。

這裡面最關鍵的，是你本身這種很彆扭、很倔強，容易一刀兩斷的力量，你的情感—認知—行為模式不夠平緩柔和，你的認知—思想—行為模式的軟體設計需要升級。

你是那種能給好朋友賣命，願意兩肋插刀型的。但是，如果不小心惹到你，你也會一腳把人踢出去。如果在戰爭期間，你覺得誰站錯隊了，有可能會把他槍斃，而且會很堅定地認為，自己是「正義」的一邊：我代表人民槍斃你！

個體心理和民族心理內在的結構與動力常常是類似的。人的認知很多是後天灌輸的，如

果我們不夠清晰的話，其實很容易為了某些「認知」、某些「理想」而犯下大錯。

你可以嘗試先從心底原諒，原諒父母，也原諒自己。普世性的恨，會使得你既恨別人，也恨自己。

可以試試這個辦法：早上起來，睜開眼睛的第一件事，提醒自己，先接受我自己現在的狀態，然後原諒父母，原諒所有讓我不開心的人、事、物，這是目前最重要的一件事情。

從現在開始，再有任何不高興的時候，哪怕確實有某些人和事不對勁，你都要馬上知道自己的狀態。明白你現在不高興了，觀察自己，提醒這是自己的一個習慣模式。不要順著這條路走下去，更不要自我強化。

接受自己

聽眾C：我容易投射在外面，去想是某一個人怎樣怎樣不對了。我現在也在反省，一定是我裡面發生了什麼，外面才會這樣。

李辛：反省很好。其實你對自己非常瞭解，用詞也都非常準確，是投射。對你現在來說，重點不是反省，力量過大的反省，裡面有很強的批判成分，會有副作用。現在的重點是不再跟隨過去習慣性的思維認知模式，和它保持一個距離。

比如我小時候覺得自己挺矮、挺瘦小的，有段時間不接受自己。現在我猜姚明會不會有段時間覺得自己太高，也不接受自己呢？每個人都會有這個部分，覺得自己太胖、太瘦，不夠漂亮，連最漂亮的電影明星都可能會有這個階段，覺得自己不夠完美。

心智的發展要經歷的過程是一樣的。第一步要學習接受自己，當對人對己的負面心念起來的時候，要馬上意識到，這就是覺察。

然後，哪怕你的念頭收不住，已經開始在心裡甚至言行上發動攻擊了，這個時候還是可以保持覺察。

即使這個投射的過程還是會重複，但是，有覺察就能減輕，哪怕每次只能減輕百分之一，就是很好的進步了，我們就能夠把這個習慣性運作的程式慢慢卸載下來。

理論很簡單，但要保持做到，就必須非常清楚地知道，這裡面最重要的是接受自己。

聽眾C：我一直不接受自己，看到漂亮的、比我好的，比如工作上或其他方面比我好的，心裡就特別嫉妒。因為不接受自己，嫉妒別人之後，我就回過來討厭自己，怎麼這麼矮、這麼難看。我站在人群中就會把自己縮成一小團，心裡想著，人家肯定不喜歡我這樣那樣的，腦袋裡總會盤旋這種想法。

李辛：這些都是「病毒」程式。我們用電腦的時候，常常會跳出一個個廣告，告訴我們股票漲了該投資了或者推薦各種東西，這時候我們知道這都是插入的小程式，對不對？所以當我們腦袋裡再出現這種念頭的時候，要很清楚地知道這是「病毒」程式，做到這一點就行了。

聽眾C：我正在練習。

李辛：很好。

前面說過，這裡面最重要的是接受自己，這對每個人來說都是至關重要的。因為即使再身強力壯、年輕漂亮、思路敏捷、行動迅速，即使沒有突發事件來破壞這些美好的狀態，它們仍然會隨著年歲的增長而慢慢消失的。

如果我們不能接受自己的虛弱、軟弱，不能接受心裡升起的種種負面心態，不能接受曾經優秀的能力漸漸消失，或者從來沒有優秀過，那今後的日子，真的會比較難過。

日後，我們衰老的過程大概也是這樣，這是誰也避免不了的。所以，我們要學會接受自己，在自己還比較不錯的時候，就開始練習。

你看起來個子很小，但我猜你小時候跑步應該是非常快的。

聽眾C：是很快，我小時候很好強，總想跑到最快。

李辛：跑得快倒不是因為好強，比如像她（聽眾D），再好強也跑不快。

聽眾D：我耐力還好，長跑還行。

李辛：這是天生的能力，你（聽眾E）也跑不快吧？

聽眾E：我體育很少及格。

李辛：你是我們在座的這些人裡爆發力最強的，除了爆發力，你的速度、生命力其實都很強，是快速、猛烈型的，挺適合練武。要是打人一棍，勁兒是很大的，即使只是在思想上打人一棍，人家也會很痛的。

你那種一刀兩斷、斬釘截鐵、永不見面的斷絕的力量，會傷到別人，也會傷到自己。而且，這個力量會阻斷你跟外界的正常交流，這個部分要去留意。

我在初中、高中的時候也有過這個心態，老想跟不喜歡的人、事、物一刀兩斷。不過，老是一刀兩斷的心態，會讓身心上所有的通道都斷掉了，氣脈也堵住了，就會很不開心，也是生病的開始。

我先講這些，其實你都明白，你現在還跑步嗎？

聽眾C：不跑了。以前剛生完孩子還跑，一早上班前在公司裡面跑，跑得滿頭大汗，很累，後來接觸中醫以後，覺得好像沒有必要。

李辛：你得跑一跑，好多人學了中醫都以為養生就是什麼都要小心，不要受寒，不要受風，不要吃寒涼和辛辣……

聽眾C：當時是聽說不要出太多的汗，會虛，我那時候出汗出得太多了，然後就覺得虛了。

李辛：虛弱者確實要注意不要過於消耗，但你不是，而且大部分人都是誤以為自己虛。你剛才說有乳腺痛的問題，是吧？

聽眾C：對。

李辛：你臉上還有很多瘀的區域，而且你並不虛，先從運動開始。不需要做強度太大的或者持續時間很長的運動，但是你要去跑、要去動。這樣，你心身內部停滯的部分會運轉起來，會為你和周圍人、事、物的正常溝通，建立一個好的開始。

聽眾C：我動起來就會覺得很開心。

李辛：是的，氣脈通了，人自然會開心。按你的個性，到梁山泊去做孫二娘就比較解氣。

聽眾C：今年回家後，我老公什麼事都不讓我做。他說，你身體不好，要多休息啊什麼的，但是我很想工作，工作會讓我很舒服。

李辛：你身體很好，只是因為心身被自己的慣性壓抑久了。要去做你想做的事，想工作就去工作，想鍛鍊就去鍛鍊，想說什麼就說出來。

聽眾C：我不敢說。

李辛：要如實地說出心裡的感受和想法，這樣你臉上的黑氣就能褪掉，褪掉以後會很好看。你剛到的那天，看著我說話的時候，非常好看生動，讓我印象很深，但這兩天你的臉就開始黑起來了。

人的面相氣色和精氣神，隨時都和心身在同步變化。你那天可能很開心、放鬆，到了一個新的地方，原來的模式還沒有覆蓋上來。

聽眾C：對。

李辛：那時候，真實的你就出來了，精氣神充盈和自然舒展的狀態，是更容易讓別人記住的。

你是有生命力的人，現在只是被壓在那裡了。等你調整好的時候，是屬於比較有力量的、堅定的、敢作敢為的人，周圍需要這些力量的人就會靠近你，你也能幫到他們。其實每個人發揮的作用就是這樣，互相幫助，做自己能做的部分。但你這個力量如果壓在裡面，就會變成負面的情緒，還容易在身體層面長一些東西。

聽眾C：我每次生理期的前一週會乳房脹痛，生理期過後很舒暢。我知道心身相關，正在慢慢反省生活中的點點滴滴，還喝過一些山楂紅糖煮的水。上個月的生理期，出來很多瘀血，大塊的，這是不是好轉了？

李辛：如果出瘀血的時候，心身是愉悅舒暢的，那一定是好轉了。如果這些瘀血留在裡面，就容易瘀滯，長東西了。你不要吃任何補藥。告訴你自己和身邊的所有人，你一點都不虛。

聽眾C：我父母說我身體不好，總是隔一段時間把我叫回去，讓我住在家裡，給我弄點羊肉湯什麼的，但我每次一補就有點堵住，消化不了。是不是濕氣重？我舌邊有齒痕。

李辛：我看看，還好，不厲害。你就像是農村土灶裡的火給壓住了，沒燒起來。你得讓它燒起來，但別燒得太猛。你原來一直被壓著，壓力積蓄到一定時候，就「轟」地炸一次。

還有一點，你父母過去挑剔你什麼的，那是一種慣性，未必針對你。他們不光挑剔你，也會挑剔別人和自己。這些挑剔的背後，有他們過去的不順，各種不如意的累積。

你還有機會跑出來，吃得好，住得好，還能跟大家很好地交流。但他們都沒有機會嘗試這些，沒有人跟他們講這些道理。我們要試著去理解上一代人，試著接納他們，如果我們經歷了他們的年代，不一定會比他們的狀態更好。

最後再說一點，你現在三十一歲，如果你回到過去不高興或委屈的模式，就可能是在用十三歲的模式在完成現在的生活。

要提醒自己，你現在是三十一歲，該往前走了。父母年紀大了，要開始有照顧他們的心，要嘗試換位思考。這是我們心身成長的好方法。

聽眾C：我現在還沒能換位思考，因為過去他們不疼我，總感覺他們虧欠我。我還沒有想過自己都已經什麼年紀了，應該到了要去關心周圍的人才對。

李辛：先別想那麼多。先關心自己、孩子、老公，還有父母和公婆，其他的人先劃到外面一圈。我們沒有那麼多精神，先把自己和家人照顧好，已經很不容易了，一步一步來。

我看到不少人，沒辦法跟自己待在一起，看見家人也想逃，然後跑到外面去獻愛心，這是迴避。

和父母的相處，需要換位思考，雖然他們永遠是我們的長輩，但現在年紀大了，需要我們的支援和保護，看看他們缺什麼，不要老覺得你們過去三十一年都沒給我，現在還是不知道自己想要什麼。

如果不懂得換位思考，等你做了媽媽，你的孩子也會覺得你不懂他。再過很多年他會覺得，你怎麼只能給我這部分，不能給我要的那部分？

擴大與世界的連接

剛才談到的心智發展和生命力的表達，舉個例子，比如昨天的新聞，長江裡有一艘船翻了，我看了網上的一些評論，很多人都在祈禱。這個祈禱，對個人來說，是祈禱者在自己內心完成了一件重要的事。

雖然是遠在千里之外的「別人」的事，為之祈禱並送出祝福，在意識層面做了這件事，其實是擴大了我們與世界的連接，一個正向的連接，一個主動的擴充。

在生活細節中，所有能夠完成的事情，首先是在我們的意識或內心已經完成的。換句話說，只有你內心已經開始的事情，你的現實生活中才會開始。

我們很容易被外在的環境、條件、時間、空間這些東西限制住，會認為我們只能是現在這樣，很難開始很多改變。

大家都認為，如果親人已經去世，就沒辦法再與他交流和互動了；或某個人再也聯繫不到，沒有辦法交流了，有些事情因此沒辦法彌補。

但如果我們心裡有想跟他交流的願望，並且對於我們想表達的重點是什麼也很清晰，那麼，這個「交流」已經在心裡開始了。然後，會有一個機會，讓我們在現實中完成這件事，無論對象是不是同一個人，背後的意義是相同的。

有時候，現實中沒有合適的機緣，我們只是在心裡完成了。從心理學或精神層面來說，它已經增加了我們的世界和內心的完整性。這兩種情況都可以嘗試，至少心裡的那部分是可以自主選擇和獨立完成的，就看自己願不願意。

前面有人提到因為自己個子比較矮而產生的痛苦，我也有同樣的痛苦很多年，我說說我的體會。

高中階段，自我意識開始慢慢建立，我看了很多勵志書，裡面提到：鄧小平很矮，拿破崙也很矮，希特勒也不高。但是，我很快就發現自己做不了這麼厲害的人物，心理學把這個過程叫合理化。我們很容易在任何方面尋找合理化，目的是自我認同。

我曾經看到一種古代的觀點，挺有趣的，它說這輩子長得特別矮小的人，有可能過去世脾氣很壞很凶，甚至可能武功高強、好打抱不平，習慣用猛烈的方式來解決問題。

還有一種觀點也有意思，它說這輩子境遇淒慘、不招人待見的人，上輩子可能是特別蠻不講理的權貴，對人頤指氣使，不顧及下人的感受，不體察他人的痛苦……這樣長久下去，這部分意識和精神的盲點，對我們人性的發展會形成一種畸形的錯誤方向。

作為個體和整體以及精神領域都在不斷進化的人類，我們會在不同的人生中體會不同的角色，比如有機會得到一個矮小一點、虛弱一點的外殼，有機會在不同階層的情境下生活，因此不得不去體驗以前沒有體驗到的感受，學習另一種與世界交流的方式。

小時候的我很有正義感，性子也急，每次想拔刀相助的時候，一看對手，太壯了，肯定打不過，算了，我還是念阿彌陀佛或者看看有沒有別的路可以走吧。這是被動地在學習另外一個面向，否則我們永遠會以最稱手的那把「刀」去完成任務。

不少人處理問題成功過一次或多次，然後就有一個成功模式，之後所有的問題都想以這個模式來處理。這樣，我們的心智模式會很單一，單一的時候太久了，身心都會出問題，有時候會是很嚴重的問題。

所以，長得矮一點、醜一點，身體差一些或某些方面有缺陷，從這個角度來說不一定是件壞事，它讓我們有可能更接地氣、更扎實，有機會瞭解過去曾經嚴重忽略的問題，有機會體驗和學習另一種生活，有機會把自己發展得更完整一些。

熬藥的爸爸和父女倆的病

聽眾：老師，這次我父母也來了，主要擔心我聽課沒時間熬藥，過來幫我的。我跟他們提過老師好幾次，想借這個機會跟您聊一聊我和父母的一些事情。

先簡單說說我爸爸，剛才您說到觀察，我想到了我爸，心裡就有點難過。我小學的時候寫作文，題目就是《我的父親》，寫著寫著，眼淚就止不住地流。我那篇作文充滿了真情實感，分數還挺高的。

過去我爸爸的事業發展還挺順利的，在仕途上位居高位。所有跟他接觸的人，無論是下屬、同事還是朋友，對他的評價都是「人好」。他的那種好，在我看來就是一心一意只想別人，從來不想自己的那種。

我爸爸在七、八年前得了肺癌，做了手術，幸好發現得比較早，肺葉切除了四分之一，目前來說算康復得不錯。

從親人的角度來看我爸爸，他有一個特質是小心謹慎。雖然位居高位，但非常小心謹慎，一生做事從來不越雷池一步。最近我還發現，他不太相信別人，只相信自己，所以什麼事情都親力親為，能自己做就不讓別人做，甚至越俎代庖。他人非常好，但是一個很操心的爸爸。我挺心疼他的，因為他從來不照顧自己的感受，總是照顧別人的感受。

今天早上我突然意識到，我爸爸七、八年前得的肺癌，跟我今天得的這個病，是有一定關係的，我知道我有些部分跟爸爸還挺像的。我周圍的同事、朋友給我貼的標籤就是「好人」，我的老師說我對別人的關注是無時無刻，不是關注一下子就收回來，而是一直在關注。一直關注別人，無法關注自己，是我一直的困惑。

我在公司裡，有一次換部門，原來的主管給我的評價是：忍辱負重。我當時嚇了一跳，這是一個很重的形容詞，這兩個部分我跟爸爸都挺像的。

我和父母的親子關係，在今天早上就很具體地展現了。吃早餐的時候，我看見一位同學拿了玉米，我就問：「哪裡有玉米？」我爸爸立刻站起來，「我去拿給你。」就去幫我找玉米了。昨天我拿了一碗米粉，我爸爸說：「米粉裡面有醬，你不要多吃，不好的。」今天我又拿了一碗米粉。我爸爸又跟我說：「裡面有醬，你不要多吃，吃餛飩。」我心裡想的是：醫師要我少吃肉，餛飩裡有肉。

您今天問我，你孤單嗎？我甚至沒有機會去感受這種孤單，他們在我身上灌注的愛，一圈一圈地把我束縛得很緊。第一天您說發現我有抗爭性，我想了想其實這個抗爭性一直都有。

我一直被包裹在這種愛裡面，他們覺得自己比我更瞭解我的需求，所以一直以他們的認知來對待我。在他們眼裡，我永遠是一個不會照顧自己的小孩子，我的聲音經常被打壓下去。記得小時候，我每次提出意見，他們就說：「你哪裡知道！你哪裡知道！」

李辛：他們可能有過令他們非常恐懼的生活經驗，他們的愛有很大的成分是想保護你，保護所愛的人不要遭受滅頂之災。在一個安全的環境，安全到喜歡的花草不會被人故意拔走，蝸牛不會被人故意踩死。他們過去的生活環境，可能連基本的生命保障都很難得到，所以，他們這個愛的背後是過去的恐懼，覺得一切都不可靠。

聽眾：我媽媽在讀大學的時候，因為屬於「黑五類」的後代，出身不好，所以不能加入紅衛兵，然後她就跟組織提出要跟父母劃清界限，還改了名字，這件事是我阿姨跟我說的。

李辛：那是在巨大恐懼之下不得已的行為，她這麼做，其實跟自己的根就斷掉了，我們上一代很多人都是這樣。

聽眾：那天晚上我痛哭了一場。我的生活中經歷了什麼痛苦，他們並不知道，因為我什麼事情都不跟他們講。他們經歷過怎樣的痛苦，我也不知道。

李辛：其實你的痛苦很大部分不是你一個人的痛苦，是他們的痛苦感受灌到了你那裡。比如，我們現在的痛苦有一部分是大家的共業，除了我們自己的，還有所有中國人的痛苦、所有人類的痛苦。

聽眾：中國人經歷過那樣的時代。

李辛：那個時代有共性，西班牙內戰、亞美尼亞大屠殺、美國的種族衝突和麥卡錫主義、印度的宗教矛盾和分裂、德國的國家主義與猶太人政策、越南和柬埔寨的革命、蘇聯的肅反與勞動營……

我們是幸運而幸福的一代人，要感謝前面的開路者、革命者、奉獻者……要懷念他們的付出和努力，每一代人都以不同的方式推動著國家的進步。

跳出國界和時代，其實所有的痛苦是連在一起的。很多無形的東西是超越國界和時空的，所以為什麼每年都會有不同宗派的人集合起來，為地球或戰爭中死去的靈魂祈禱。它不只是一個悼念的儀式，它是靈魂領域的工作。他們相信，那個工作非常重要，可以避免那些靈魂帶著巨大的痛苦和仇恨，在暗處影響世間。

所以，不要把我們的痛苦簡單說成焦慮症、憂鬱症或其他病名，所有的病症就像太平湖的水一樣，是由很多不同的水源匯在一起的。

這個部分你要慢慢去擴大對它的感受，他們愛你，但是他們愛的方式和裡面的能量資訊有他們的背景原因。你覺得不對，想去抗爭，去掙脫，但你先要知道這些是什麼。

昨天你爸爸幫我們照相的時候，我有些感受，像你說的，他是非常好的人，為別人的需求著想，但是你有沒有感覺，他不知道怎麼對人好，不知道怎麼和人溝通，他在照相的時候，精神和意識是比較封閉的。昨天散步的時候，你父母兩人一前一後地走在我們前面，他總是一個人一直往前走，跟周圍眼光的接觸和交流都是跳動閃爍的，好像在迴避著什麼。

這些其實都是過去時代的影響，我們上一代很多老人都是這樣。一棵在無礙空間成長的樹，它的枝條可以向任何一個方向伸展，但如果好多地方都被牆擋住了，它只能往剩下的一些空間發展。愛也是這樣，他們現在只會透過某一種方式來愛你。

你爸爸的精神非常壓抑，肺癌跟壓抑有很大的關係。

照顧好自己和家人

聽眾：我要怎麼幫助我爸爸呢？

李辛：我學心理學的時候讀過一篇文章，印象很深。文章裡談到：所有心理諮詢和治療的基礎是，心理醫師做為一個相對正常的人，跟諮詢者透過每週或每個月一次的溝通，能夠讓他建立一種相對正常的溝通和人際關係。

而心理治療發生作用的基礎，是共情。一潭死水、一個僵局，在正常的溝通和關係中被活化，就有了流通、轉化的可能。

所以我們不一定要成為心理醫師，不一定需要去學那些專業的心理學概念和知識，你只要讓自己相對穩定清晰一點，體會、同理他們的難處和隱痛，和他們進行正常的、帶有關心的交流，不過度也不疏離，他們就會相對正常一點。

不僅親人之間是這樣，陌生人之間也是這樣，我們這個世界每個人都息息相關，你稍微正常一點，大家就能再稍微正常一點。

所以剛才我說，我們能夠照顧好自己和家人，就是對這個世界了不起的貢獻了。

聽眾：我只要把自己照顧好，就能照顧好他們。

李辛：比如這件事情，你現在的認識就比他們深入一點。

聽眾：但是我沒辦法跟他們說。

李辛：這裡有兩種情況，第一種，我們想要說出來，而且想讓他們聽懂，還能夠照我們的想法去想、去做。其實不需要這樣，而且，這樣的效果不僅不會好，還會起反作用。

另一種情況是無為一些，但會有效。只要你明白了，不需要去談這些事，就只是正常地過日子，正常地交流，正常地跟他們相處，每過一天，他們的世界就會被清理一分。

這部分明白容易，做起來會有難度，我們需要一次次地在生活中、在摩擦中練習。

所以，最終是要慢慢清理我們的內心，讓自己稍微正常一點點，哪怕進度很慢，每次只能比上一次正常萬分之一，我們的世界和相關的人就能因此再正常一點點。

這個基石沒有建好，看中醫、看西醫、扎針、艾灸、練氣功、學心理學、學周易，乃至學佛學道，都像是沒有地基的高樓，越高越危險。

聽眾：那麼，就算我現在看到了爸爸的恐懼，想做點什麼來幫助他，其實也是無能為力的嗎？

李辛：不一定。裡面的重點是，如果你還沒有看到他的恐懼，那麼你們在交流、生活中，對於他們這部分的狀態是無意識的，那麼說任何話、做任何事情，是觸及不到那裡的。

如果從今天開始，你對他們心裡的恐懼有意識了，現在還不知道怎麼做的時候，可以不做。你可以先在心裡有一個願望，然後慢慢地，自然會知道該怎麼做。

當你已經看到他們的恐懼的時候，不管你做或不做，不管你有沒有這個目的，你們的日常交流會因為你當下的有意識，已經和過去不同了。你做的任何事情，都在讓這個恐懼的結慢慢鬆開。

這些不是等我們頓悟了、解脫了之後才能解決的問題，而是可以在生活中時時刻刻都在漸漸消解的問題，各種面向纏繞的問題都會由此「看到」和「覺察」開始慢慢轉化，所以每個人都可以去做。

聽眾：我爸爸有一句名言：我只要多活一年，就能多賺好多退休薪水，這樣就可以照顧你。然後我想，他這樣想其實也滿好的，是活下去的一個動力。

李辛：這部分很重要！這也是我的體會，對於上了年紀的父母長輩，他可能病得很重，可能身體很虛弱，常常會覺得對這個世界沒有太多留戀，活著沒有太大意思。這個時候，作為子女，你要很清楚地告訴他：請留下來陪陪我們，你對我們非常重要；否則，即使有這麼多好玩的事情，但沒有你，我們的生活會缺一大塊。

這些要清晰地向他們表達出來。他們會對生活有更深的意識，會跟這個世界的連接有更深的意識，他們也會因此更健康，光是這些話就能讓他們更健康、更長壽。如果他們還沒有聽懂，要經常換個角度提醒。

聽眾：他深入我的生活很多方面，我有時候會有點煩，就跟他抗爭，在這之前比較多，現在也有點。

李辛：這是正常的反應，每個人都是這樣。心理諮詢中基本都是家庭關係、情感關係，還有性。我們的父母，到了現在的年齡，又有過去受到的種種限制，靠他們自己走出來是很不容易的。

聽眾：我常常覺得沒有出路。

李辛：不一定。要注意我們說的每一句話，包括心裡的各種念頭，代表你對這件事情未來的一些「設定、願景」……不要輕易說這些屬於「死胡同」的話，這一點真的很重要，一切都有可能。

我們身為子女的一個很重要的意義，不僅僅是給父母錢，買吃的、穿的，帶他們出來玩，更重要的是我們能夠擴大他們的生活和認知的範圍。因而他們有機會擴展意識和精神的世界，這樣就有可能把他們從過去受限的部分，以合適的方式帶出來。

如果能夠想到這一點，就是很大的孝心；如果能去做，就是很好的行孝。而且，這一點不光是對父母有益處，對於我們自身內心和外在生活的完整性是至關重要的。

儒家講，修身，齊家，治國，平天下。古人的生活非常實在，他講的是自己內心的完整，以及與這個世界關聯的完整，內在與外在是相應的。

能夠造福社會，平天下，這都是賢人、聖人的等級，我們不一定能做到。但是沒有關係，我們的目標不一定要放得這麼大，把自己和家管理好，就是對世界很大的貢獻了。這個是普通人能做到的，只要我們能意識到這件事的重要性。

所以像你媽媽這個部分，也可以慢慢幫助她鬆開過去讓她難過的事情。比如前幾天我帶我父母到一位朋友家裡去，朋友的父母也在，然後很巧，我爸爸和他爸爸都是在西安讀同一所大學，是「反動學術權威」，他們就很有共同語言。

交流很重要，深度的交流能夠回到意識上的卡點，哪怕他們交流的時候還會帶著過去的不高興、恐懼、憤怒。但是，「潛意識倉庫」裡積壓的東西起碼又浮上來一點點，這樣就不會在很深的噩夢裡出現，也不會過於頻繁地在日常生活裡以「難以辨別的面目」出現。

沒有消化的深層恐懼會成為我們晚上的噩夢。很多時候，我們白天也在這樣的夢中，也是很深的噩夢。很多人做了幾十年，沒醒過。

你媽媽願不願意和你提起她跟母親一刀兩斷的事情？

聽眾：她從來沒跟我提過。

李辛：比如有時候我看到一個朋友，我有話要跟他講，但是我還不知道怎麼跟他講，也感覺暫時沒有機會。我會在心裡跟老天許個願：如果這件事情合適的話，請給我們一個機會，讓我們交流。很快，就會有機會出現。

比如你可以這麼想，有沒有可能在這件事情上，我能幫媽媽跟她過去有一個交流的機會。與過去完全切斷，代表生命的根是斷掉的，容易在心身上得一些嚴重的、奇怪的病，而且這個力量也會在家庭、家族內部延續下去，甚至彌漫到周圍的朋友和不認識的人。

許願之後，不能太激動、太興奮，靜靜體會、觀察那個「機」的出現。當你覺得可以說一些話的時候就說出來，但不要操之過急，要跟著自然的節奏走。這樣慢慢地，一個問題鬆開後，其他很多無解的問題也可能有機會鬆開。

你爸爸雖然有些封閉，但還能夠跟外界交流，你媽媽封閉得更緊一些。老夫妻這樣過了大半輩子，對你爸爸來說，他和外界比較難進行正常的循環，然後他和你媽媽之間，循環也不一定很多，而你這裡是相對開放的，所以，他那股壓縮的生命力，轉化成對你的愛，又濃又厚。

所以，如果每個人和外界、和自己都有足夠的循環，各自有自己喜歡的事情去做，「喜歡的」恰到好處，「不喜歡的」也恰到好處，就不會那麼痛苦、那麼濃烈，也不會那麼震盪。

前面介紹的回溯練習，你可以試試，先在比較好的環境靜坐放鬆，坐到覺得心情比較穩定、清晰的時候，可以去想一想生活中比較大的問題，身體、家庭關係，或者始終還沒有消化的事情。

把它帶到現在的意識當中，把過去帶到現在，把無意識帶到當下的有意識，把原來很緊很緊的一個「小小我」跟「某件事情」很強烈的連接，放到這個更大、更舒展的空間裡來。因為精神的空間是可以擴大、可以延伸的，這樣才有可能出現一些化解問題的線索。

這個跟畫畫一樣，有時候你要表達一些東西，但只有一張很小的畫紙，就沒辦法表現，精神也是，它需要空間，這樣就可以從容地留白，還有機會可以改。

這個話題挺沉重的。

聽眾：我突然意識到，我媽媽是很自以為是的，認為她永遠是對的。我的摘子宮割卵巢的手術也是她決定的。您剛才說她比我爸爸封閉，原來我們一直以為她是開放的，而我爸爸是封閉的，您剛才說她其實更封閉一些。

李辛：而且更尖銳。你爸爸是小心翼翼地在給你們的生存空間裡再挪出一些空間，小心翼翼地接通一些東西，小心翼翼地維持這個結構，他在維穩，一片苦心。

舉個我自己的例子。這次我帶父母出來，也很不容易，平時很難把他們帶出來，我只是想讓他們接觸一下新鮮的環境和人。我原來一直想，如果有機會讓這些老人互相在一起交流，也跟我們在一起做這樣的交流就好了。

我跟父母還好，平時有這種比較深入的交流。如果沒有足夠的交流，有些事情會讓我睡不著覺，會去找一個接通點。我不願意把事情放在心裡，也不喜歡不清不楚地過日子。

上次和另一個群體交流，我們聊到一個話題：你是等待別人來澄清，還是靠自己來澄清。其實只有你能澄清自己的世界。

你對自己的生活和內心的認知，已經澄清了很多。然後，你還需要引導你父母澄清一部分，幫他們去掉一些垃圾，接通情感的交流。等內心有了空間，他們就會有條件正視自己的過去和現在，然後就有可能澄清自己的內在與外在。

最終，每個人只能靠自己來完成這件事。但是，如果你先動起來，就能夠帶動這個家庭。如果你主動一點，你周圍相對清晰、自察的人，也會隨之而動，這樣你的日子也會好過一點。

這件事很重要。不要被動地悶在那裡，與其抱怨、有情緒，乃至於去寫詩、練毛筆、學中醫，用這些看起來「更好」的事情來轉移注意力。很多時候，我們是習慣性地轉移、逃避，但是，都不如去面對它。然後老老實實地去觀察，找到線頭，許下願望，去行動，這是利人利己的事情。

再補充一點，昨天說到你有抗爭模式，也有維穩模式。因為你非常敏感，心也非常好，受不了他們有一點點不安，其實你是你們家最大的維穩力量，但這個習慣也把你困在那裡。

比如你習慣性的這種看似開朗的笑、模式型的快速回應，可以這麼來看，你的出現，給父母的生活帶來了活力和樂趣，把這個家庭淤積的生命力帶出了一條路，所以家裡人會非常愛你。慢慢你發現，不管發生了什麼事情，只要你好，大家就會開心，哪怕有矛盾，也就過去了。

你已經發揮了非常重要的作用。但是，因為你現在身體的情況，代表這個模式需要轉化，現在你已經無法再以維穩的方式，以這種美好的方式再延續這個大家庭的健康發展，你在這個過程中背了太多無法消化的東西。

這是你得腫瘤的精神原因。

要點 8 推薦書籍與電影之一

更加瞭解我們的父輩和過去的歷史，過去需要被看到，需要懷念、感謝、反思、原諒、和解……

書籍

《黃河青山》黃仁宇著

《從大歷史的角度讀蔣介石日記》黃仁宇著

《綠化樹》張賢亮著

《一百個人的十年》馮驥才著

《第二次世界大戰回憶錄》溫斯頓・邱吉爾（Winston Churchill）著

《白鹿原》陳忠實著

電影

《辛德勒的名單》（*Schindler's List*）

《登陸之日》（*MY Way*）

冷漠與過度控制

李辛：這兩年我常常建議家長，如果有條件，帶孩子們去學武術。

孔子講「智、仁、勇」。如果我們內心軟弱的話，根本不可能去做個真正的好人，也不能直接面對問題，把它梳理清楚。智、仁、勇是非常高的做人要求，不是一般人能做到的。

這幾天，我們每天早上都有老師帶領體能訓練，鐘老師以前拿過歐洲空手道比賽的亞軍。那可不是表演賽，是實打實的對抗比賽，連續打好幾天，把對手一個個打下去。所以鐘老師有些東西是我們不具備的，這個跟我們的學歷、知識是完全不一樣的東西。

我們面對人生的很多問題，也需要這種實戰的心態。

上個月，我和太太在日本四國的山區徒步健行，回到大城市後，和在東京的中國朋友們見面，碰到了好多因為家庭原因而導致的孩子問題。有兩個家庭的問題比較典型，其中一個孩子有嚴重的異位性皮膚炎。這個病在日本比較常見，孩子的脖子、四肢和前胸後背都有嚴重的皮膚損傷，既影響美觀，也很痛苦，而且身體非常瘦弱，臉色很暗沉。

我們臨走前一天，見到了孩子的父母，兩位都有非常高的學歷，但是夫妻之間很長時間沒有交流，維持著日本式的禮貌，不吵架。他們以為這樣就可以了，但是孩子越來越瘦，皮膚的問題越來越嚴重。

不少此類問題的家庭共同特點，就是交流不暢。再往前推，孩子的父母雙方或至少有一方屬於封閉狀態，忙著奮鬥，忙著提高，沒有時間來面對這些問題。

人的語言、思維和行為模式是容易進入慣性模式的，習慣了就會無意識，時間長了之後，會覺得這樣的生活還挺正常的。

現在不少家庭或多或少都處在這種缺乏真實交流和接納的狀態。大城市的小孩生下來就在這樣的環境裡長大，這就是他們習以為常的世界，所以現在出現健康問題和精神心理問題的小朋友越來越多。

我會建議他們在平時練習真實地表達自己的想法。先真實地表達「我想吃這個」、「我不愛吃這個，但是你可以點了自己吃」，難過的時候要表達「你剛才這樣說，我挺難過的，我心裡的想法是這樣的……」就是練習如實的表達，而且不要期待對方接下來怎麼回應。

聽眾：我之前還不覺得，後來發現自己養成了一個習慣。每天一睜開眼睛就是滿腦袋在安排這一整天要做什麼，通常安排得滿滿的，把事情填滿我的時間。在我看來，這些安排必須是有意義的，通常是超負荷的。因為我都是計畫好了，但經常會有些變化把這些計畫打亂，打亂之後就不能按我的計畫一件件完成。那段時間，我就經常焦慮。

李辛：這是一種強迫型控制。

聽眾：後來我意識到了，覺得不能再這樣了。那段時間，因為有些事沒能按自己的計畫來，情緒就會突然湧上來。

李辛：你的世界崩潰了。

聽眾：對，就是那種感覺。

李辛：我在二十多歲第一次意識到這個，當時我在一家醫療機構裡做管理，有自己的辦公室和祕書，管著部門裡十來個人。那時，我開始意識到自己有一點自鳴得意，穿著西裝、打著領帶，拿著很正式的筆記本。每天到辦公室，就把電腦一開，開始寫每天要處理的「重要事務」，一、二、三、四、五……好像世界掌握在我手中。

聽眾們：我們也有過這種感覺。

李辛：然後過了兩個小時，一件事情完成，筆記本上劃掉一件事，再打幾個電話，又劃掉幾行，好像我們的世界因此井然有序。

其實好多喜歡做管理、做行政的，是喜歡這種感覺，感覺這個世界一切都是有序的、可控的。家庭主婦就收拾屋子，這個東西應該要放在這裡，不能放在那裡。

那天，我們全家在薛老師家裡做客，坐下來喝茶的時候，我順手把手機斜著放在桌角，我媽馬上調整了一下，「你看，這麼放才安全。」但這還屬於正常範圍。

什麼是不太正常的呢？比如我有個焦慮型的朋友，他會把自己的辦公桌收拾得特別乾淨，抽屜也很乾淨，還有很多小盒子，放別針的、放圖釘的，放橡皮筋、小紙片的，任何時候亂了都要立刻把它恢復整潔，不然心裡就會很難受。

我當時沒有體會到這個，後來學心理學的時候，有一句話印象很深：「當人對整個世界都恐懼的時候，或者當人跟整個世界沒有真實接觸的時候，他會把所有的力量放在眼前的世界裡，強迫地把它有序化。」

要留意，我們跟自己的孩子，或者跟父母立時有沒有這類問題？

尤其是家裡的小孩身體一直都不太好的，家長們要考慮是不是控制過度了。往往是因為我們自己的焦慮，是我們沒有跟這個世界有正常的交流，沒有真正活在這個世界上。恐懼擔憂，因為外界不可控，然後劃地為牢，把寶貴的生命力用來控制小範圍內可以控制的人、事、物。

很多男人也是這樣，在外面又辛苦勞累又受壓迫，但還得撐著裝大老爺。回到家之後，還是不能鬆下來，要控制太太、孩子。

聽眾：如果碰到一個問題容忍不了，我一定要馬上把它解決，在工作上、生活上都是這樣。所以，表面上我是那種很能幹的，什麼事情都能在我那裡被解決的人，但後來我發現這也是一個問題：不能容忍問題的存在。

李辛：你的世界非常脆弱，隨時會崩潰。

聽眾：有一次，我的無名指突然長了一個疙瘩，我心裡就受不了，其實只是鼓了個小包而已。然後我就去醫院找外科醫師，花半小時把它切掉，還做了病理檢測，報告出來沒什麼問題。結果下個月它又長出來了，我又想著要把它解決掉。

李辛：有這種想法的人非常多。如果我們沒有意識到，心不穩定，那麼，環境中的普遍焦慮會干擾到我們，同化我們。

焦慮出現的時候，意識的慣性會向外找原因，頭腦就會發現很多外在的問題，然後按照「大眾指南」去一一解決。這是一個循環模式，像小老鼠的跑滾輪遊戲。

老師的內心暴力

今年年初，我朋友的孩子出了一些問題，焦慮、不合群、注意力不集中，常常感冒、發燒。他的老師是一個很有名、得到過很多榮譽的教育工作者，並且在蒙特梭利學校有很多年的教育經驗。

但這位老師非常焦慮和苛責，而且因為長期的焦慮，內心的愛封閉、枯竭了，所以她跟孩子們，還有他們父母的交流，不是人對人、心對心，而是就事論事的交流。

所以，我覺得她只有蒙特梭利的表面經驗，並沒有學到蒙特梭利的內涵，因為她對孩子的要求是：你幾歲了，身高、語言、行為舉止各方面有沒有達到教科書上的標準？你為什麼不像別的孩子老老實實、聽話、配合回答問題，該笑的時候笑，該舉手回答的時候表現得積極一些？

結果我朋友的孩子在她嚴厲苛責的對待之下，就漸漸出現了前面說的那些症狀。更糟的是，老師沒有自察自省，還給孩子貼標籤，認為他發育不良、交流障礙、智力有問題，還懷疑他有自閉症。

我沒有相信老師的判斷，我熟悉那個孩子，他是一個非常敏感、靈動的孩子，外表柔軟，但內心有很強的對於權威的蔑視。

正是這個蔑視，進一步激發了這位老師想要去除雜草的決心。這位老師要求其他孩子孤立他，不要跟他一起玩。她還建議孩子的父母帶孩子去看心理醫師，並且告訴孩子的父母，孩子已經被帶去學校的心理醫師那裡看了，校醫也認為他有問題。

父母捨不得放棄各方面條件都很好的學校，一直想跟老師協商，就拖了一年多。結果這個小孩在那個非常有名的好學校裡變得越來越瘦弱，而且真的開始出現了自閉症的一些典型症狀。

後來，孩子的父母聽了我的建議，放棄這所著名的好學校，換到另一所學校。雖然規模小小的，沒有大草坪和漂亮的教室，但是老師很有愛，給孩子足夠的關心和自由。一個月之內，小孩子就愉快起來，長肉了，也不再頻繁感冒和生病了，自閉症的一些典型行為也漸漸消失。

很多小孩子的問題跟他所處的環境、父母、老師有很大的關係。尤其對於剛加入團體的小孩子來說，如果帶教他的老師心裡不接受他，對他來說就是滅頂之災。況且，老師心裡還有那麼強烈的、負面的投射。

我們成人不一樣，主管、長輩不接受我們，我們還有別的世界、別的關係可以汲取能量。成人是可以憑藉自己的力量從困境裡跳出來的，但小孩完全依附在大人的世界裡。如果和他在一起的大人心裡不愛他，只是表面好，他很快就會虛弱下來。

家庭成員之間也是這樣，有時候不是不想愛，而是沒有愛，或者封閉了，然後會出現家庭之間的能量或者說情感的營養不良。

相依爲命的母女

聽眾：今天您講了這麼多關於孩子的分析，所以我特別想說一件事。

我的孩子在一歲半之前，身體挺好的，一歲半之後就開始頻繁生病。一個月大概會發燒三次，從那個時候起我就特別焦慮，到處看中醫、西醫都看不好。

我在反省，從孩子四個月大的時候，我和老公就有矛盾，之前我們感情很好，現在感情也不錯，但在孩子的問題上，還有老公跟我媽的關係上有問題。我媽今天也在場。

怎麼說呢？我其實有些顧慮。（回頭問母親：「我可以說嗎？」母親表示同意。）

我媽在我初二的時候就離婚了。小時候，我媽和我爸之間常有矛盾，我在這種環境下長大。當時覺得自己雖然很焦慮，但也能理性地看待。

我媽那時不離婚是為了我，她覺得我還小，要給我一個完整的家。初二的時候我覺得自己長大了，我看他們之間總是這樣爭吵，不幸福。我很愛媽媽，她也很愛我。有一天我就跟她說：「不行，你們就離婚吧。」

他們分開之後，媽媽當時仍然年輕漂亮，有很多機會，但她為了我，放棄了很多機會。

說實話，對這件事我心裡是有想法的，我覺得自己已經長大了，不想要她為我做出犧牲，不需要她以這種方式呵護我，我可以獨立生活。但她還是為了我放棄了很多機會。後來我媽終於又有了一次婚姻，但我媽還是不接受，然後又離婚了。

所以，我心裡一直有個想法，以後找老公，至少有一個要求：他要對我媽好。我老公人非常好，但不知道是不是因為跟我媽八字相沖還是怎麼回事，關係一直不太好。

我兒子四個月大的時候，有一天，老公和我媽因為一件很小的事情，矛盾升級了，那時還在哺乳期的我跟老公吵：「你為什麼要這樣對我媽？」兩人大爆炸地吵。吵過之後，過一陣子，慢慢也就好了。

孩子一天天長大，我媽有時候會過來帶他。我媽的心比較細，關注點全都在我和孩子的身上。

至於我老公，從小父親就沒有在他身邊，沒人管他。他覺得孩子成長最好什麼人都不要管，有什麼主意自己出，沒有任何人可以決定左右他才好。

所以，他看到我媽這樣對小孩就很煩，矛盾慢慢累積，然後一下子爆發出來，到最後我媽就不太願意到我家來，她也是為我們好，免得吵，我心裡就特別不接受。

我跟老公說，我的家就是她的家，為什麼她不能來？為什麼排斥她？為什麼來了以後就冷眼相待，沒有多點笑容？我老公對我外公、對我爸都很好，就是對我媽煩，為了這件事，我們兩個人老是起衝突。

我覺得孩子雖然小，但一定能感受得到這種矛盾。後來他常常生病，我很難過，就開始跟老公溝通，想要跟他排解、傾訴一下。他就說，是你們家人沒帶好，你們家人給他穿太多、吃太多、管太多。

我覺得自己不是一個緊緊抓住不放的人，比較懶散，容易滿足，但這件事情我就會緊緊抓住。每次只要一牽涉我媽跟我老公之間的問題，只要他一說「你們家人」這四個字，我立馬就炸了，孩子一生病我也立馬開始緊張。

大家也看到了，我家小朋友很瘦。他經常生病，讀二年級的時候，脖子上長了個血管瘤，很大，有半年的時間我沒敢帶他去檢查。血管瘤有時候鼓出來，有時候沒有，我很緊張。老公問我這是什麼東西，我說可能是淋巴結或是淋巴管瘤。我老公立馬就發火，哪有媽媽這樣詛咒自己孩子的！

我很難跟他溝通，我說這不是詛咒，我們需要發現問題，至少知道是什麼，需不需要去解決。我在想，他雖然很愛孩子，但是可能因為害怕，不敢面對孩子的問題，每次遇到問題他總是說：「你什麼都不要跟我講，直接解決就可以了。」

李辛：我需要問一些問題。第一個問題，你覺得他對孩子的問題不敢面對，那麼，你覺得他在生活、工作中敢面對嗎？

聽眾：敢。

李辛：第二個問題，你現在重新想一下：他是不敢面對孩子身體的問題，還是他對這件事情已經很煩了。

聽眾：他可能是煩了，小朋友一直反覆生病，那段時間我還沒有接觸中醫，老去西醫院。

李辛：你順著這個線索，自己去整理這些線頭，想一想他為什麼煩。不用回答我，這是你自己要去思考的部分。

另外，你寫信問過我，小孩子有爆發性的歇斯底里，其實你們整個家庭都有爆發性的歇斯底里。比如，今天你提到哺乳期間就和老公有過一次很大的爆發……

聽眾：不止一次。

李辛：他因為平時在累積壓力，不斷累積，最後來一個總爆發。這個狀態跟我們今天早上第二位有點像，但她還是一個單純的原因，你們的要複雜得多。

這些年，我碰到了大量關於要不要分手、要不要結婚、要不要離婚這類問題，當事人基本上都會說，為了孩子我不能離婚，或者為了孩子我一定要離婚……

我有個朋友，也是一個很典型的諮詢案例，上個星期我們又見了面。她們的故事很長，前後有二十多年，孩子現在也快二十歲了，當時我給這個案例取了個「相依為命的母女」的名字。

這個家庭裡，媽媽在人生的最低谷懷上了這個孩子，爸爸因為某些原因不在身邊。媽媽遠離家鄉，跟過去的一切都斷掉了。她懷著孩子，經歷了很長一段的低谷狀態。孩子慢慢長大，兩個人相依為命。

最近幾年，這個孩子開始有陣發性的、突然間的強烈暴怒，砸東西、亂罵，甚至還打媽媽，主要在家裡發生，而且只針對媽媽，但兩個人同時又有很深的感情。每次衝突之後，孩子也很內疚，會跟媽媽道歉，但是到了某個點上又會爆發。

因為孩子從小到大，她媽媽的整個世界只有這個孩子，她所有的注意力都傾瀉在孩子身上。但是，她只是在滿足孩子的外在需求，沒有細膩地觀察到孩子內心的情感和情緒的需求，其實她自己也沒有發展出理智地處理情感、情緒的能力。

至於這個孩子，習慣了媽媽的這種方式，繼承並強化了媽媽對待情感、情緒的模式。但當她長到十六、七歲的時候，自我意識發展起來了，需要按照自己的方式去和外界接觸，按自己的喜好去生活、學習、交友，但又無法突破來自媽媽給她的那層厚厚的像罩子一樣的過度關注和鉅細靡遺的指導。而且，由於生活環境和人際交往過於單一，她還沒有機會發展出自我調適內心情感和情緒的經驗，不知道怎麼妥善處理情緒這個問題，也沒有其他出口。累積到一定程度後，就會以暴怒的形式發洩一下積壓的負面能量。

我跟父母在十年前有過類似話題的認真交流。我的個性中有一部分是非常獨立的，十五歲離開家去另一個城市讀書，高中也在外面讀。雖然父母對我大部分是放養式教育，但他們對我的愛很豐足，生活上無微不至地關心。一颳風下雨他們就想：我家孩子會不會生病？聽到我流鼻涕或打噴嚏就會擔心：是不是感冒了？

太多的關注，是一層綿密的、讓人喘不過氣來的壓力之網。

有一次我跟他們說：「我有我的生活，你們有你們的生活，你們要找到自己的樂趣。如果你們沒有自己的生活和樂趣，這些注意力就都會放在我的身上，會讓我有壓力，這樣我的生活也不會太好。」

我們得分清楚，我們常說的「愛」，它的濃度、強度、裡面的成分，它的著力點在哪裡，有沒有扭曲？

看起來的「愛」，裡面的成分有哪些，要想一想。不光是母子之間，夫妻之間也是，戀愛的時候很興奮，剛結婚也覺得很好，慢慢地，你會發現，「愛」裡面的成分有很多種，有些成分是很複雜的。

這個答案只有你們自己來找，只有開始考慮這些問題，才不會簡單地就事論事。什麼叫就事論事？就是孩子生病了就馬上當病處理，或者想到媽媽為我付出了這麼多，你怎麼可以說這樣的話。

你有沒有考慮，這些突然爆發的力量是過去一系列的延續？

過去常說，你跟一個人結婚，其實是在跟他的整個家族或者他的整個歷史結婚，我們要慢慢看到這個部分並理解清楚。

我曾建議過你，不要太關注你的孩子。所以，當你一天內連寫三封郵件給我，問我要不要換藥的時候，我就決定暫時不回應你。因為你那個時候是個瘋狂迷糊的狀態，也是崩潰的狀態，這個狀態跟你的孩子因為很小的事情就跳起來大叫，沒有區別。

能量場和信息場是可以打破時間、空間和個體的限制而互相影響的。我只是透過郵件，就感覺快要捲入你們家庭的能量場了。我一旦再進入一點，那一刻又不夠穩定的話，就可能會在我和家人的生活中複製與你們類似的場。

要好好體諒你的老公和孩子，這個場是以你們母女倆為中心形成的。

你（指聽眾母親）有很深的恐懼。我們先要為自己活著，自己活好了，跟你在一起的人才能活得更好，你就不用總是去想女兒，她也不用想你。但大家想念或見面的時候心裡是愉快甜蜜的，這是最好的狀態。

最怕的是，家人不得不天天在一起，或不在一起，但時時刻刻地惦記著，又不是愉悅和平靜的想念，而是強烈的緊張和焦慮，這就是彼此的干擾了，需要調整。

比較平常的關係是，平時沒見面也不過度想念，沒有強烈的渴望，但見到了挺愉快的。

洶湧而複雜的情感

聽眾：我跟老公溝通之後，覺得我們家庭關係的扭曲，對孩子是一種很深的傷害。（哭泣。）

李辛：討論的時候，我們可以帶著情感和情緒，但要避免帶入過多情感和情緒，陷在裡面。

我們小時候常看的文藝晚會裡，主持人和演員都帶了大量「過於飽滿」的，甚至是造作出來的情感，然後我們從小到大浸染在這份過度渲染的、厚重而成分不明的社會心理場中，不知不覺就以為表達需要帶這麼大的情感。

比如我們小時候看的電影裡，地下工作者們終於見面的時候，會緊緊地握住對方的手，熱淚盈眶地說：「同志！終於找到你了！」這是過去影視常用的表現手法，但從實際情況來推理，情感這麼強烈無制的人是不適合做特務的，特別容易暴露出來。

家庭當中也是這樣，當家人因為孩子生病要不要看醫師這件事情，或者因為更小的事情吵架的時候，其實根本不是因為這些事情吵架，而是你們已經積蓄到要吵架的狀態了，任何微小的由頭都會就此爆炸。那個時候，如果我不巧到你們家，可能就會變成那個讓你們吵架的導火線。

聽眾：我理解，也跟他很深地溝通過，也許像您說的，我可能每次溝通都帶著情緒。

李辛：不光是情緒，還有強大的情感力量。

聽眾：可能因為這個讓他害怕退縮，把自己封閉起來。

李辛：就我而言，我覺得自己只能面對你一個小時，或者單獨面對你半個小時。如果讓我一直跟你在一起，我可能會受不了，想離開。但你的孩子跑不掉，你的老公也跑不掉。

當然，老公要是走投無路了，也會跑掉的，可能歷史一直是這樣在重演著。

我跟太太總結出了一個定律，每次吵架後，雖然我主動「伸出橄欖枝」、「拿上玫瑰花」去和好，但只要我心裡面有很多雜質，仍然對她存有不滿，或有想要說服她的念頭，雖然表面上做出平復求和，她會完全不理我。反過來，我在心裡已經鬆開了，真的平靜了，就能看到對方也是一張鬆開的臉，和鏡子一樣。

有「鏡子」的好處是，逼得自己要清晰再清晰一點，不然日子不好過。

你要去體會，比如這幾天我們在討論問題的時候，我跟你眼神相對的時候，你裡面有很大的憂怨，很大的情感波動的力量。

跟你開個玩笑，別介意，如果我現在十幾歲，很可能就會被你打動，愛上你，很多年輕人會誤以為這就是愛。這個問題，每個人都要去考慮，我們都以為讓自己動心的、心潮澎湃的那個東西是愛。

但是，比較健康的愛，是簡單的、平靜的，你看到她以後心生歡喜，互相吸引，但是沒那麼多纏繞衝突的力量。

聽眾：謝謝李老師，我意識到了，需要做自我改變。之前老是想去說服他，因為我不理解，就這麼點要求，只要對我媽好一點，怎麼他都做不到。

李辛：這個要求是正當的，但是可以換一下方式，不必要求他做形式上的好，而是先從心裡開始轉變。第一，先做到雙方接受現實。現在就是這個狀態，你不喜歡我媽，我媽也不一定喜歡你，先承認這一點。

第二，討論一下是不是還想在一起生活？如果想一起生活，就做最有效率、最有意義的事，說最有效率、最有意義的話，這個原則可以用在所有的事情上。

請他嘗試從心裡面接受你的母親，接受因為過去的歷史，累積到現在的困境與煩惱，然後，大家在這個基礎上一起來改變。同樣的，你心裡面也要接受他，互相接受，是一個非常重要的原則。

還有，大家要說好，要反覆提醒自己和對方：不要把過去的、不好的事情和狀態再帶回現在。

假設又吵架了，一個新的吵架，不得已但必要的真實表達，那很好，是澄清的進展。如果又吵架了，或者沒吵架，是很高興地在互相餵養。但是，如果你當時很清晰地感覺到，這種表面開心的互相餵養和取悅，是過去模式的延續的時候，你要明白，不要故意強化這個看起來很美的畫面，不要互相餵養過去的習慣。

我們可能做不到一下子就改掉，但是你至少要有這個意識，讓它越來越少。

有一個很大的問題，每個人都一樣，就是容易強化過去的印記。因為這件事情你讓我又不高興了，我會聯想起上次、前年，甚至跟對方完全沒關係的另一個人，跟你一樣差！

這就是我們在自己捆綁自己，然後加速纏繞，這可能是你比較明顯的一個模式，加速和強化。

聽眾：我是很會發生聯想，之前的歷史會一下子全湧過來。

李辛：這是我們非常大的愚癡，是痛苦的根源。每次當我掉進去，我會對自己說，李辛你這個笨蛋。

我會問自己，現在想怎樣？人是自由的，對不對？既然我們還想在一起，那就做我該做的事情。這一點在跟家人、朋友、同事的關係上，都是一樣的。

這是命運

聽眾母親：李老師，我想說兩句。

李辛：好的。

聽眾母親：女兒今天講出了這些話，我從來不願意說這方面的事，既然今天說到這兒了，就敞開心扉吧。我在婚姻上是很不幸的人，我覺得自己哪一點也不比別人差，但卻過得這麼不好，嗯……但求下輩子吧，我一直是這樣想的。

我父親是知識分子，我們家一共三個姊妹。我小的時候，父親對我們的教育是非常嚴厲的，吃飯時不許講話，睡覺必須面朝牆壁。我看到爸爸就像老鼠見到貓一樣，但我一點都不記恨他，還非常愛他，甚至超過愛我媽，不知道為什麼。

我爸工作比較忙，經常出差，我們姊妹三個都跟著媽媽。我爸那時在大學裡面就跟我媽談戀愛了，我媽還沒畢業就生下了我。大學畢業後，我爸去北京工作，我媽生我以後去上海工作了，緊接著懷上我的大妹妹。

我媽說我生下來是一層皮包骨，可能是她懷我的時候，生活比較艱苦，因為我爸當時還是學生，我媽比我爸大幾歲，她要養他。

我媽說，我吃了她兩個月的奶，就漸漸胖起來，但剛剛胖起來，她就把我送給別人帶了，因為她還得出去工作，也許這是我跟我爸的感情好像更緊密的原因。其實我爸對我們反而更嚴厲，尤其對我，我一直住在保姆家，後來又換了另一個保姆家。

我爸在北京做翻譯，後來跟著蘇聯專家到了東北，我媽就從上海把我帶到東北，兩個妹妹都是在東北出生的。在東北，我還是住在保姆家，沒有在父母身邊。一直到我四歲的時候全家搬到南京，才開始和父母生活在一起。

後來，「文化大革命」開始了，由於家庭成分不好，所以我十幾歲就離開家，被分到一個很艱苦的地方勞動。知識青年上山下鄉，我們那屆分配工作，我是最後一批，吃了很多的苦。

剛工作的時候，我知道自己沒有依靠，只能靠自己，非常要進步。我們五十幾個學員分到單位以後，在勞動鍛鍊上我表現最好，很能吃苦。後來，主管就把我分到辦公室，很少有沒背景的人被分配到辦公室。

後來我又做了會計，經常跑銀行，銀行裡的一位大姐把我介紹給孩子她爸。我當時不想談戀愛，覺得自己還小，才二十一歲，她爸當時在研究所工作。介紹人滿積極的，在我不知道的情況下把他帶到我們單位，就這麼見了一面。後來，介紹人天天到單位來，說：「你不談沒關係，把照片拿回去，給你父母看看。」

我那時候有點傻，不像現在的年輕人，真的把照片帶回去了。正好我爸那時候生病在家，我把照片給他看。孩子她爸長得滿好的，上海人，但是我不知為什麼沒感覺。我爸一看照片就說，哎，挺好。三天以後，他就到我們家來了，父母都覺得可以，當時我從頭到尾都是稀里糊塗的。

我爸後來講，因為我家庭出身不好，分的單位也不好，而他爸是在研究所，屬於軍工單位，這在當時是很體面的，所以他們就同意了。也不管我同意不同意，反正我沒什麼主見，他們同意，我也就同意了。

然後我們談了兩年的戀愛，一個星期見一次面。每次見面兩個小時，他就到我們家裡來。他坐那兒、我坐這兒，都不講話，所以彼此也都沒有什麼瞭解，兩年後就這樣結婚了。

結婚那晚，他就嚴重地傷害了我。我一個大姑娘也不懂，媽媽平時也沒教育過什麼。新婚之夜，在上海，我們睡在閣樓上，當時他就喊起來了，說我不是處女。我當時什麼都不懂，他說你去問你媽。新婚第一天就受到傷害，我覺得我在這方面很苦。

蜜月裡，我怕回家，尤其怕到晚上，就這樣挨過來了。後來有了女兒，就這麼過吧。我不愛吵架，每次吵架，我都趕緊把門窗關起來，說別吵，我要面子。

她爸摔盆摜碗，我先把女兒保護好。受過傷害後，我當然不願意跟他「在一起」，所以我們的夫妻生活形同虛設。我對他一點感情都沒有，我怕他碰我。我跟女兒一起睡了二十多年，女兒就是我的一切。

我們家裡是沒有聲音的，她爸後來也不怎麼跟我吵了，因為我不跟他吵。他吃過飯後往他的床上一躺，看看書或者聽聽廣播什麼的。有時候我說：「我們出去玩吧。」他說他要睡覺。我就帶著女兒看電影、逛公園，就我們母女兩個。

後來到了女兒上初三的時候，我和她爸就分手了。對我女兒，儘管我對她有很多的愛，但那個時候我沒有察覺。我不知道她會因此受到我這方面的影響，她爸淨拿她出氣，抓過來打一下什麼的。小時候，她可能心理就有陰影，我自己意識不到。聽你剛剛講了，我想可能她會有陰影，反正我對不起孩子。

李辛：不是你對不起她，這是命運，談不上誰對不起誰。

聽眾母親：我覺得自己很堅強。

李辛：是的，你很堅強，尤其到了這個年紀，其實就是心裡放不下他們。你對自己的生活其實沒有太多的想法和要求，你知道你能發揮的作用。

愛是交換不來的

聽眾母親：我和她爸分開後，有人介紹對象給我，也有自己認識的，條件都不錯。有一個是部隊的醫師，見面之後覺得他很開朗，臉上總是充滿著笑，我覺得女兒又可以有一個完整的家了。

我的性格能容忍，什麼委屈都能自己扛，那人對我很好，他也覺得我性格好。他有孩子，我對女兒怎麼好，就對他孩子怎麼好，我希望他對我女兒好。

可是好景不長，我們在一起一年多以後，他女兒和男朋友同居了，他的情緒開始不好。我就偷偷打電話給他女兒，我說你回家你爸就開心了。她也回來，但只是吃個晚飯就走。我說你別走，但她還是要走，我不知道她是不是對我有意見，過一陣子才知道，她果然是對我有意見。

後來有一段時間，她不開心，我也不知道為什麼。我以母親的身分去跟她交流。我問，是談戀愛不順利還是什麼原因？她有一次就哭。我跟她爸講：「你去跟她談談。」後來她爸回來就說：「她講，為什麼你對阿姨這麼好，比對我媽還好，我不住，你跟她們住去。」

後來他對我女兒總是冷著臉，原本他女兒在家的時候還好，他女兒搬出去以後，他臉色就不好看了，我就裝作沒看見，想維持這個家。我私下跟他講，我對你什麼要求都沒有，你給我女兒一個笑臉，不要總是對她皺著眉，但他做不到。

我女兒很善良，給他買這個買那個。他還有個兒子，兒子、媳婦回來，住家裡將近兩個月，他說他媳婦腰不好，睡不了鋼絲床，我們就把大床讓給兒子、媳婦睡。

我整整忙了兩個月，為他兒子、媳婦買菜做飯，他兒子常把同學帶回來，每天在家裡喝酒什麼的。他兒子人很好，我也挺喜歡，難得回來，累一點也沒什麼。但我雖然很累，還是沒有換來他對我女兒一絲笑容。

李辛：打斷一下，有個問題你有沒有想過，你們肯定是好人，很善良，為什麼會是這樣一個結果？

聽眾母親：我現在反省自己。那段時間，我在一個商場裡做總經理，整個商場由我來打理，很忙。所以有一段時間，可能忽視了他的感受，他曾經跟我說過。

聽眾：媽，其實我當時這麼想，我已經上班了，學校給我們這些老師提供宿舍，我可以搬出去。其實，我一點都不在乎他對我什麼臉，我可以不看。我覺得他們倆和好就行，但我媽就是不讓我走。

李辛：我再問一個問題，你媽媽對她老公的要求，跟你對你老公的要求有相似之處嗎？

聽眾：我剛才意識到兩個是一樣的。

李辛：這裡面的重點是什麼呢？你剛才的表述是，你覺得自己是非常善良的，是為別人好，而且確實做到了，但是有一個部分，你一直都是委曲求全的狀態，一直反覆在說，只要他對你女兒好，或者對他的女兒好，或者只要他好，你從來沒有說過只要對我好，這個部分延續下來了。

你一直希望透過對別人好，換來別人對自己女兒的好。比如有人送了個桃子，這個桃子可能是品種很好的高級桃子，也可能是普通桃子，但桃子只是形式，重要的是，送桃人的狀態。

你送了好桃子，內心也是善意的，但是，你自己的生命力可能是枯竭的。這個問題，你有沒有考慮過？如果你一直是為別人活著，最終你沒長出愛自己的根，你的內在乾掉了。

假如有人渴得要命，就快給他喝水啊。我給他找了很多杯子，還陪著他，但是我沒有水。

這就是一個問題，你沒辦法把你沒有的東西給出去。

我們討論的話題，無關乎道德、善惡、教養。

人和人之間是否能相處愉快的前提是：你自己是不是一個愛自己、有活力的人。

把自己遺忘的媽媽

聽眾母親：他對我女兒不好，他也知道我因為這個原因跟他分手。我和他分手的時候，我女兒已經在跟她現在的老公談戀愛了。

我覺得我對女兒的家庭沒有任何干涉，我只是每次聽到她問：「媽媽，你身體好嗎？」我知道一旦她問這個，肯定到了需要我的時候。即使我身體有時候不太好，我也會說：「你說，有什麼事兒？」她說：「如果你要是還好，能來一下嗎？」我就知道小外孫可能不舒服了。

我每次過去，都是在這樣的情況下，一般不會主動到她那裡，因為我知道會影響他們的生活。

李辛：我能感覺到，你是非常理性的人，你跟女兒正好是兩個方向。如果你的女兒能多一點理性，比如剛才她在稀哩嘩啦哭的時候，我一直想提醒她：你知道自己在哭嗎？你哭的時候，有沒有意識到又在把過去的東西帶回來？

不要悶頭在那裡哭，要留意自己有沒有習慣性地加強這個哭。你媽媽是非常理性的，這個部分你要向她學習。

媽媽非常理性，在情感部分卻是枯竭的。可能是因為小時候的遭遇，還有遇到的第一個男人對你的影響很大，導致這部分枯竭了。還有，你的模式一直是為別人活著，所以會非常理性地做所有你認為「對」的事情。

但是不能簡單地說，理性去做對的事會對小孩子不好。而是這種過去與丈夫內心的斷絕，與女兒的相依為命，放棄「自己的生活與感受」的理性選擇，雖然名為「理性」，實質上是局部的理性，而非整體的、全觀的理性。

我說的不是標準答案，只是分析一種可能性，供大家參考。

比如我們看待一件事，以這個房間為座標原點向外看，我們的視角和視野就局限於此。如果原點移到樓頂上空一百公尺的地方，我們的視角和視野就變了。

所以，我們認為理所當然的世界，是有個人角度偏差的，有偏差也很正常，但如果我們過於認同自己的角度，就屬於偏頗的執念。

如果我們能不斷地看到更廣闊的世界，不斷地調整自己的原點，把它調到相對適當的位置，這樣我們的世界才不是受限或扭曲的，別人對我們的認識也不會因此片面扭曲。然後，從外在流給我們的一切，會相對接近我們真正需要的。

第一天在大家自我介紹的時候，我說經常會有人收到自己不需要的禮物。不一定是送禮物的人不明白我們的需要，而可能是收禮物的人，座標不在自己的原點上，或者他的座標中增加了一些不相干的內容。呈現的並不是他的真實狀態和真實需求，讓別人弄不清他需要什麼、想要什麼。

回到你生活中所有這些不對的人、不對的事，很重要的一個原因是，你沒有把自己放在應該在的位置。如果我要把你剛才的描述，加一個標題，上回我見到的那對母女叫「相依為命的母女」，你像是一個「忘掉自己的奴僕」。

聽眾母親：我現在在改變，為了我女兒，我已經幾個月沒到她那裡去了。

李辛：重點不是你去不去，而是你要為自己活著。

聽眾母親：我現在已經在為自己活了，包括運動什麼的，我感覺現在很開心。

李辛：過去的這些經歷，把你的世界壓縮成一個小點點。你現在需要重新把你的思想和精神打開，再跟這個大千世界接上。當你為自己活著的時候，就能重新回到這個大千世界裡，把自己的根扎到水分充足的地下。

你像是在一個黑漆漆的山洞裡待了很久的人，只是悶頭做自己覺得對的事。即使都做對了，還是在山洞裡，沒有出路。現在，你除了要做對自己真正有意義的事，還要從山洞裡走出來。

要跟現實世界的人和事接觸，不用想下輩子再怎麼樣，其實現在就可以。不是一定要有婚姻，有證書，甚至不一定再去談戀愛，但是可以跟你喜歡的人交流、接觸。

你至少可以這麼想：即使到了這個年紀，這個世界上應該會有不只一個人可以好好交流。他會適合我，不光會關心我，也會關心我的孩子。

這類潛意識的指令很重要，是一個正常人應該擁有的指令。你之前的指令是：我可以放棄一切，只要他對我的孩子好。

聽眾母親：唉，我現在還是這樣想，只要他們好。

李辛：不要再這樣想了，如果還是這樣想，一切仍然會照舊延續。你不會好，你的孩子也不會好。

聽眾母親：對。

李辛：我碰到太多這樣的人：我只要你們好！

我媽也常這樣說，只要你好，我就好了。我告訴她，不要這麼想，只有你把自己活好了，我們才會好。所以，你們不要互相責怪。

聽眾母親：我從來沒責怪他們。

李辛：心裡面不責怪是很難的。

過去的人已經跟你沒關係了，就像現在我看著你們，當我看累的時候，我也可以看看外面。但如果你盯著不想看的東西不放，就只能一直跟它待在一起了。當我們對當下某件事情聚焦過度了，這時候想一想無邊無際的老天，想想古往今來、天地山河，能幫助我們執著的頭腦鬆開，這是很重要的一點。

不要再站在過去的基礎上，心裡不要再算老帳，你也不用再分析自己，我有沒有做多、做少，這些都是次要的。

先為自己活著，然後很多東西自然會清楚，否則你們是一團永遠都理不清的迷霧。當你們自己站對位置，自然就可以理順了。

聽眾：我媽媽從來沒有在別人，特別是這麼多人的面前傾吐過。

聽眾母親：我平時都放在心裡。

李辛：從心理學的原則來說，任何事情，如果開始說出來，開始討論，這就是解決的開始。

讓我們一起來祝福她，也感謝她的傾訴。

第3章

中醫眼中的心身失調與調理思路

神氣敏感型的診斷治療思路

傳統中醫的診斷與治療，是基於個體的「神氣」狀態，也就是精神與能量狀態。透過提高「神」的穩定、清晰，「氣」的充足、平衡，來達到心身和諧、調治疾病的目的。

看病的時候，我們會先把症狀、中醫的病名、西醫的診斷分類先放在一邊，如實地看這個人，看他的神色形態，或者說看他的神、氣、形三個部分，來決定治療方向。

不管是憂鬱症、焦慮症，還是神經衰弱，或者人際敏感，這類問題屬於現代醫學裡的心身障礙或心身失調。在傳統中醫裡面都屬於神病，或者是病在「神和氣」的層次。

中醫的長處，是從神和氣的層次來處理問題。即使已經到了現在西醫所說的軀體層次，我們仍然會首先考慮「神和氣」有什麼可以調整的部分。至於神志病則更需要重視神氣部分的調整。

我們需要先跳出在大學學過的中醫內科學的分科分類與臟腑辨證，僅僅從觀察「神色形態」來說，一般容易得這類疾病的患者，主要有三類。

第一類人是比較常見的，屬於神氣敏感型。這類人的長相和骨骼都比較清秀，肌肉不那麼厚實，看起來也比較乾淨，有的皮膚比較嫩、薄。在年輕女性或是小孩子身上，還會有透過皮膚看到血管的感覺。

這樣的形體是比較薄弱的，如果神也是敏感的，那麼就容易受到外界的干擾。這一類人，我們叫作高敏感度、低穩定性，容易接收到周圍各種各樣的資訊。

對大多數人沒有太大影響的地方，比如說大超市、電影院，或者擁擠混亂的火車站，對這類神氣敏感型人來說就會很難受，因為周圍的信息量很大，對他會有一種衝擊。

這類人在西方比較多見，在東方的華人區域，香港、臺灣、澳門，還有東南亞的華人，敏感的人要比大陸的華人多一點。南方比北方敏感的人相對多一些，這是因為南北地理和水土的問題，還有社會文化教育等因素。

第一章提到的那位敏感的紐西蘭瑜伽師，就屬於這一類。還有常年吃素、靜坐、用腦過度而運動不足，或者過於小心控制飲食的族群。如果同時在體質或體形上偏於薄弱，就容易出現「高敏感、低穩定」的神氣格局。

這類族群常常會因為身體上的各種不舒服，比如心慌、胸悶、氣短、失眠、易醒、消化道敏感與不適、頭痛、頭暈、咽乾、多汗而去看病，但常常是做了各種檢查，查不出任何原因，最後醫院給的診斷可能是心臟神經官能症、胃腸精神官能症、疑病症、更年期，或是焦慮症。

這是比較合理的診斷，但也常常會因為有的醫師可能沒有精神心理領域的訓練，做過多的理化檢查，或者被誤診為某種具體的疾病而「過度醫療」。

這類病人在中醫來看是比較好調的，因為這些情況都還不是器質性疾病，只是能量水準

（氣機）受到了干擾，主要的原因是神受了暫時的影響，而影響到氣的失衡。

本書第一章中的「疾病成因自我分析圖」（四十一頁）講的就是這個過程。治療上，一是醫師透過細緻的交流，讓病人瞭解自己的精、氣、形、神的格局，以及「高敏感、低穩定」格局與目前心身不適的關係，讓他們放心、放鬆，二是可以用一些中藥和針灸來調治。

這類敏感型的患者，多半氣機虛浮，整體偏虛，尤其是下焦容易偏虛，艾灸會是很好的調理方式，根據第一章的「三焦能量自評表」（十八頁），如果發現自己屬於中焦下焦虛，可以選擇相應的穴位來調理。艾灸是溫補的，屬於加法，對於氣機上浮或上熱下寒的人，穴位的選擇比較重要。一般選擇腹部和下肢的相應穴位，頭部和上半身的穴位要謹慎使用。

針刺效果也會比較明顯，比如在百會輕輕扎一針，有時這一針就可以了，有時看具體情況再配合其他的穴位。這裡要提醒大家，對於神氣敏感型的人，無論是針灸、按摩，都比較適合用輕柔的手法。

在用藥上，《神農本草經》有一些藥物可以參考，尤其是很多上品藥都有治神養神、安神定志，甚至還有祛「鬼魅邪氣」的作用。常用的比如朱茯苓九至十五克，再加生龍骨十五克，生甘草三克，如果虛的話可以加人參一克，不需要太多、太重的配伍。人參也有安神定志、安魂魄的作用。這一類比較輕柔的方子，適合神氣靈敏又比較通的人。

高敏感、低穩定的身心失調患者，無論用針用藥，都是屬於比較好治的，因為身體乾淨通暢，神氣又很靈敏，思路也比較清晰，只要方向對，調一調就回來了，他們也需要按照第

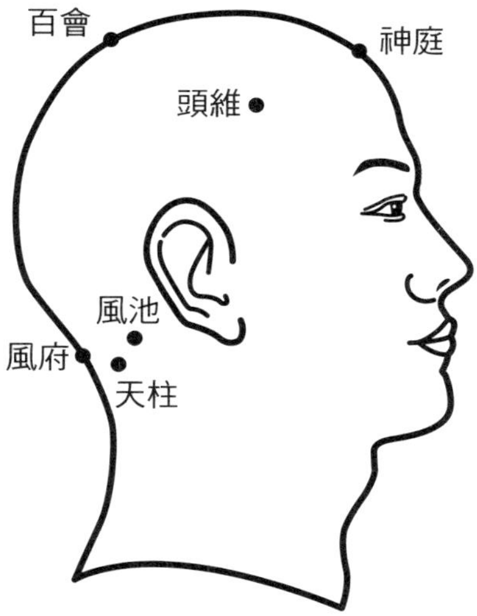

一章的「生活方式自調表」（二十四頁）來自我調整。

既是敏感型，又是思維過度或者自我意識、意志力過強的這類人，容易悶頭去做事，緊緊抓住既定目標，容易把自己封閉在某個意識格局中出不來，相應也容易在身體內部，尤其是頭部，形成一些淤堵點。

我發現這類長期緊張工作的「戰士」，一般會在腦後的風池、風府和天柱等地方，形成一些很緊滯的區域，在前面的頭維、神庭和百會有一些封閉點。用傳統的觀點來說，是屬於後天的志意過用了，擋住了人和外界天地之氣的接通，也會影響自身內部氣血的通暢度。

百會這個穴位，是一個和「外界」的接通點，有點像天線的功能。我們小時候的老式電視，如果天線壞掉了，就收不到清晰的圖像了。人也是這樣，在百會輕輕扎一針，有「重新接通」的作用。再把風池、頭維等淤堵點給它打開。這幾個穴位比我們學過的太沖穴、內關穴，在調神的效果上會更好一點。

形體厚重、志意過強的治療思路

人的形、氣、神往往有一定的相關性，比如志意比較強的人，通常他們的身形也會相對厚重緊致一點，甚至會顯得有一點「濁」，這是我要說的第二類人。

思維比較多，志意比較強，身體比較厚重，這類人就是《黃帝內經》說的形勝氣類型。意思是形體比較豐厚，但能量相對於形體有些不足，而第一類神氣敏感型其實是氣勝形類型。

所以，第一類人是陽過動，容易闔不住；第二類人是陰過盛，容易打不開。

對於第一類病人，我們常用像龍骨這一類用來闔的藥物，而第二類比較厚實型的、自我意識過強的人，除了用針打開頭部的鬱結點之外，藥物上可以用風藥來流通神氣。

對於北方的、體質比較強盛的人，可以用《傷寒論》張仲景的通陽藥，或者孫思邈的行風氣藥，比如羌活、獨活、防風、柴胡、麻黃、桂枝等會相對適合。

但是這一類行風氣藥，本身有一些辛溫的力量，所以對於體內有瘀滯、有鬱熱的人就不太合適。我會選擇使用宋祚民先生教我的溫病思路——輕靈疏透的方法。

這個思路是宋老師跟他的老師孔伯華先生學的，用微苦微辛、微甘，其實沒有太多的

「味」，屬於流通型的，比如說桑葉、桑枝、菊花、路路通、薄荷、防風、荊芥等，這一類藥物，也是屬於行風氣藥。

對於形勝氣的人，適合用行風氣藥，大致是這樣一個思路。

失志傷精的診斷治療思路

第三類人，我們叫作精血虧虛，失志或者傷志的。他也可能是第一類和第二類人的中晚期階段，就是發展到一定時候，他的神氣和陰陽氣血都耗得差不多了。

每個人的大腦思維活動和情感的運行過程，載入著不同版本的程式。當一個人的能量、氣血不足的時候，其實他的情感、思維，甚至行動力和社會交往，都會處在一個低版本的狀態，會比較被動、消極。

但是，現代心理學著重在心理活動表現部分，從行為、情感、思維、認知上去處理和調整，中醫則擅長在心身活動背後的動力層面——神和氣上來調整，這是傳統中醫非常有潛力的部分。

《黃帝內經》裡說，「陰陽氣血不足者，不合適針，應調以甘藥。」（見《黃帝內經・靈樞・邪氣臟腑病形》：「氣血陰陽俱不足，勿取以針，而調以甘藥者是也。」）

所以，對於能量水準很低的患者，我們需要先提升他的氣血水準。這個時候就不太適合服用偏瀉的藥物，而需要用「偏補」的。這類有補益滋養作用的中藥，大多帶有些甜味，所以古人歸之為「甘藥」。

比如人參、甘草、麥冬、天冬、生地、桑葚、生穀芽、生麥芽、麥芽糖等。可以找到有經驗的中醫，根據他的體質和氣血的狀態，來處方用藥，切忌隨意亂補。

關於失志的問題，有的比如因為神氣受傷過久，氣血循環長期受阻，導致肉體層面受到損傷，得了慢性病而出現的一個狀態。有的是先天稟賦的關係，素來氣血不足。

還有一個主要的原因是跟我們從小的生活、教育和文化環境有關。受到了太多「精神、意識、行為」上的阻礙，慢慢地，我們「神氣」的這種活潑流動的少陽狀態就給壓住了，生命的小芽芽發不出來，一直處於封閉狀態，這也是一種失志。

一九七〇後這一代相對幸運一些，有一部分還有機會「發芽」。一九四〇後到一九六〇後這幾代，失志的情況非常多見。他們從小過得太苦，然後在青年、中年受到了各種各樣的運動和精神上的壓抑，有時候連肚子都吃不飽。

這一類情況造成的被封閉的能量，不光會導致中老年的時候出現所謂的憂鬱症、焦慮症、人際障礙，其實也是產生腫瘤、高血壓和心腦血管病的原因。

在這一點上，中醫和西方經典心理分析有相似之處，它們都會去觀察問題背後的原因。**這些心理和生理的症狀，只是一個外在的表現，重點要看內部是哪些部分的能量被壓抑住了，壓抑在哪個層次。**所以在這部分，中醫和西方心理學其實是可以匯通的。

要點 9 中焦下焦能量不足的自我艾灸法

1. 根據要點 1（18 頁）的自評結果，評估自己是屬於中焦不足、下焦不足，還是兩種情況都有。
2. 熟悉經絡穴位，準備艾條（請勿選擇炭化艾條）。
3. 準備避風、溫暖的空間，以坐姿或半臥狀態。
4. 中焦不足參考穴位：中脘、神闕（肚臍）、足三里。
5. 下焦不足參考穴位：關元、三陰交、太溪。
6. 每次每個穴位 10 至 15 分鐘，總和不超過一小時。
7. 艾灸需在外在環境和內在心情相對穩定平和的狀態進行，如有狂風暴雨、雷電天氣，或者情緒震盪狀態下，不宜艾灸。孕婦需艾灸者，請在醫師指導下進行。
8. 結束後，注意徹底熄滅艾火。

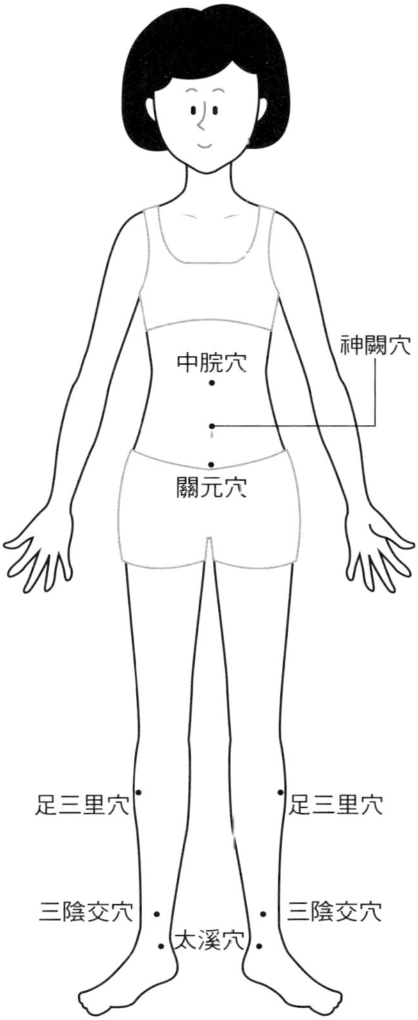

神氣受擾

再說一下近年越來越多見的情況：神氣受擾。對於比較敏感的人，容易因受到干擾而得病。最嚴重的，古人稱之為「邪鬼病」。這裡的「邪鬼」不是指《聊齋志異》裡的鬼怪，而是指人體在「神氣」、「氣血」較弱、偏頗的情況下，無法消化的陰邪信息場和能量，也可以理解為某種異常的頻率。

輕一些的，只是神氣暫時受到干擾。比如小孩和敏感型的人，參加葬禮或者去了醫院，或者是自己去野外玩，經過了墳地或不潔之地，還有接觸網路上大量的恐怖電影和嚇人的資訊，近幾年我見了很多這樣的患者。

這些干擾造成的問題，在現有的心理諮詢的門診中，還無法做出以上的鑑別，所以用一般的抗憂鬱、抗焦慮藥，或者經典心理分析方法，效果都不太好。

因為這部分已經超出了醫師可以處理的層面。

這部分的問題，如果還在比較輕的層次，可以用《神農本草經》上的生龍骨、代赭石、朱砂、雄黃，還有剛才說的菟絲子這一類藥來調治。在《傷寒論》裡也有相關介紹，比如男子夢遺、女子夢交，用的是桂枝加龍骨牡蠣湯。孫思邈先生的書裡也有大量的記載，大家可以去看一看。這些比較輕的神氣干擾，醫師還可以借用藥物或針灸做一些調整。

對於比較嚴重的神氣干擾，我一般會先問一下他們有沒有宗教信仰。如果有宗教信仰的，讓他們去找佛教或者道教的專業場所安排超渡。基督教也有受這方面專門訓練的修士，在西方，有的神父是對公眾佈道的，還有一部分是在修道院裡靜修的。這類修士中，有的擁有類似中醫所說的「祝由」的能力。

針對這個部分，一個普通的中醫是接不住的。但我也見過個別有傳承和訓練的傳統中醫或道醫，他們的水準很高，會用古代中醫的祝由方法直接來處理。這屬於特殊的一類領域，這部分國內因為歷史原因曾經斷層，真正會的醫師已經很稀少了，也有魚龍混雜的情況。

這裡要注意，關於憂鬱症患者自殺的問題，一般患者開始有自殺傾向或者有自殺行為的時候，要小心他不一定只是個人憂鬱症的伴生症狀，可能有其他的力量進入了。

這一點一定要小心。就像我們的電腦被外來的駭客程式給操縱了，自身會在某一時刻失去主控權，很危險，那個時候用一般的藥物是不一定能控制的。

最後講關於用藥的體會。在用藥上，我跟宋祚民先生學了用藥的剛和柔、動和靜。

比如像《備急千金要方》和《傷寒論》的方子，大多是偏剛和偏動的。而溫病學派的方子有一個重要的特點，就是偏柔和偏靜。比如像剛才提到的龍骨、牡蠣，還有茯苓、蓮子、砂仁、人參、甘草、磁石、白扁豆，包括行風氣藥的桑葉這一類，都是偏柔的。

病人進來的時候，我們透過望診，第一步就能看到他的形是有餘還是不足，是偏厚還是偏薄的；他的神和氣，是偏靜還是偏動，偏散還是偏聚。有了這些基礎判斷，在用藥的時候，我們就可以考慮整體藥物「動靜剛柔」的選擇了。

藥物這部分的使用方法，在《本草綱目》裡面有很詳細的記載。這些內容在我們目前的教材內被忽略了，但其實是挺重要的。

舉個例子，比如逍遙散，它是疏肝解鬱的，所以理論上對於憂鬱症應該有效果，但臨床用起來好像不是那麼好用，我和很多同事、同學都試過這個方子。

道理很簡單，因為現代的女人跟過去的女人是不太一樣的。過去的女人大部分時間都待在家裡，可能得等到元宵節、重陽節才可以出來走一走。在家整天繡花，做做小範圍的事情，如果是小姐的身分，那就被看得更緊了，所以基本上都是偏靜、偏滯，有可能形勝氣的狀態多。她們需要流通，所以那個時候用逍遙散的效果會比較好。

現在，整個世界的「闔」的力量都不足，氣都虛浮在外，大部分女性都在外邊做事，一個比一個忙碌，一個比一個有衝勁，體質和心質也大都偏躁偏動一些，當她們得了憂鬱症之後的氣機格局，和古代女性的氣機格局是不一樣的。

純粹的憂鬱或者焦慮並不多見，它們隨著身體的能量像鐘擺一樣從一頭擺到另一頭，所以有了個新名詞「躁鬱症」。

這種情況下，如果我們再用這些動藥，就要小心一點。除非是北方或西北的婦女，三、四十歲，從小就很結實，皮膚腠理都比較厚實，平時缺乏運動，生活比較單調，發展的空間也窄小，沒有太多的機會讓自己的志意可以抒發，治療上用行風氣藥流通一下，還是可以的。

前面提到，辛溫的行風氣藥，對某些體質的人會產生一些多餘的熱。形氣厚的人，本來就容易有濕熱，所以處理的方法，可以考慮用溫病的方法，比如用石膏、生牡蠣，還有生石決明、珍珠母。這類藥有潛鎮的作用，而且能夠直接把浮躁的神氣收回來，同時也能夠制約整個方劑中多餘的辛溫力量。這些是我跟老師學的，在臨床中很有效。

被壓制的神氣

如果一個病人的神不是很定，是散的，或者有點糊的、濁的，哪怕他只是得了一個感冒，也不太好治，而且要小心，有可能會快速惡化，或者轉變成其他的病。

當神氣不定的時候，容易受到外邪攻擊；也因為神不定，往往本身的氣機格局是亂的，神亂，生活起居、情志、意識也容易不循常道。所以，即使我們去治療，他的神機、氣機不一定能夠循著「常道」走。

對於憂鬱症的治療，除了前面說的藥物和針灸，以及深入交流以外，還有一點非常重要，也是我反覆說的，就是一定要運動。我會要求病人必須去跑步，如果不跑步的話，治療的週期會比較長。

運動可以從精神、能量、物質層面，去打破原有的不良且固化的格局。

這一類的情志病，都是因為他的精神情志，他的神機、氣機，都被困在一個小小的格局當中。要幫助他打破這個格局，除了用針藥等方法外，「主動運動」是一個很重要的啟動點。

尤其對於第二類，思維比較多，肉體比較厚實，氣血比較重濁的，更需要讓他去動，而且是量比較大的運動。

對於第一類神氣敏感型的，同時也是思維太多的人，我會推薦他去練太極拳、站樁或靜坐，能幫助他把神收回來，又不至於消耗過大。

聽眾：成功的人會孤獨，他們會不會比較容易得憂鬱症，比如某些媒體明星？

李辛：成功的人不一定會孤獨，也不一定會得憂鬱症。只是成功人士如果憂鬱了，容易被大家關注到。

不少明星屬於氣血很足，精神力、意志力、思維力都很強的人。南懷瑾先生說過，一分精神力就有一分事業。這樣的人需要有很大的神氣在背後支撐。

我們這代人在成長過程當中，神氣多少會被壓制，尤其是在體制裡面的。我有一些朋友也是媒體界的，有時候有很好的題材但是不能做，即使做了也不能公開，這是一種被限制的陰影。

對於太強的生命力，又有很強的意志力、思維力、判斷力，看問題很深刻的人，如果能被允許表達的管道不多，這股不流通的生命力就會對自己的身心產生壓力，出現問題。

對任何人來說，非常重要的一點，是生活要盡量豐富多彩一點，也就是「生命力」的出口要多一點，視角要寬廣一點。換句話說，一棵樹的根系要盡量分散均勻生長，才能廣泛吸收到來自周圍的養分。

人跟樹有類似之處，容易受到環境的限制，會被固定在某個部分，某些向度不一定能順利發展；或者因為受過某些「教育」，不敢往某些方向發展，比如因為身體不好，不能做這個那個；因為對今後有利，必須做這個那個；或者別人給我們植入了某些想法，這些都會導致我們的神和氣血不能均勻地周轉。圓運動不圓了，細小的脈絡不通了，就會形成各種問題。

凡是有憂鬱症的，不光有心的問題，肯定還有身的問題、氣機的問題。身、心、意是一個整體，在各個方面都會顯現。但是，通常病人會因為他最痛苦的症狀去找醫師，醫師也常常只是根據有限的瞭解來給這個症狀下一個定義。

所以，中醫思維裡很重要的一點，就是我們的氣血是由神意的格局和狀態來決定的。當意過於偏的時候，我們的氣血也會失偏；後天志意過強的時候，先天的元神、魂魄會受到影響。這是現代人得憂鬱症、焦慮症常見的最大原因。

現代人活得很不自然，而且太認同、太依賴自己頭腦當中的認知、思想，以及想要實現的意志。從根本上來說，不管是心理學的觀點還是《黃帝內經》的觀點，我們的志和意都是後天的一套程式，它不是本來的。

你生在中東，就會認為這個是對的，那個是錯的；你生在朝鮮，可能是另外一套觀點，生在美國又是一個觀點。

所以，我們本來均勻周流的神意和氣血，容易被後天所塑造，但如果自己渾然不覺的話，分離會越來越大，這是我們生病的根本原因。

關於中藥與西藥

聽眾：已經在吃西藥的憂鬱症患者，可以減藥嗎？如何減？

李辛：身為中醫，碰到大部分的這類病人都是已經吃了抗憂鬱藥一段時間，比如有的吃了三、五年，而且是五、六種藥一起吃。我們在用中醫調治的時候，不能立刻就盲目減藥，而需要在整體調治取得明顯效果後，才可以逐漸減藥。

減藥的節奏掌握，建議遵循以下幾個原則：

第一，睡眠基本恢復正常。睡眠對於神志病是非常重要的，因為睡眠的恢復，代表陽能夠回到陰。陰陽循環正常，開闔正常了，也代表了身體的本能開始恢復正常，神氣闔得回來。睡眠的穩定，是第一要點。

第二，心身紊亂症狀的改善，比如消化系統、排泄系統，還有出汗、頭痛等症狀基本得到控制。

第三，對自己開始有信心。

第四，精神逐漸穩定、清晰，開始主動重建自己對於生活的認識，並且開始行動。比如，主動開始運動，早一點睡覺，晚上九點以後不看電視、電腦，不再重複地待在既有的情緒思維反應模式當中，能夠重新決定自己的選擇，並且付諸行動。

滿足這四點，就可以逐漸減藥，最後是可以完全減掉的。

中醫認為，所有的神志病（精神心理和心身失調），必須從個體的生活狀態、認知、能量水準來綜合考慮。

對於西藥，一部分人極度依賴，一部分人又極度恐懼它的副作用，這兩種態度都比較偏激。比較合理的心態是，當你的中醫調理因為方法不對、時間不夠等原因還沒有明顯見效前，症狀又很嚴重的時候，西藥可以做為暫時的輔助手段，不必因為西藥潛在的副作用而過度恐懼，但長期吃藥不應該當作唯一的方案。

全方位地審視自己的生活狀態並合理調整，是一條通往出口的安全道路。

當我們的生活中有重重的困難和太多沒有處理的問題，太多沒有下完的棋，該說的沒有說，該做的沒做，該停的沒停，該了的沒了……這些問題導致了我們神機和氣血的逆亂，最後在心身上顯現各種症狀。

所以，真正能夠解決這些問題的只能是我們自己，重新認識自己，重新認識生活，開始調整。

醫師只是一個助緣，當自己願意重新開始的時候，這個病就好治了。

聽眾：憂鬱症與遺傳有關嗎？

李辛：憂鬱症和遺傳被認為有一定的關係，但家庭環境、生活型態、人際關係，自我心態、思想、情志和行為上的潛移默化的不良格局，占了更重要的關係。

說到遺傳，我們首先會想到基因，基因似乎是一切生命表達各種可能性的源頭。但實際上，「基因表達」會受到自然環境和社會環境的影響，它需要「內、外」環境的誘因。為什麼選擇這個表達，那個不表達，不全是遺傳的問題。

過於強調「遺傳」，會在認知上製造一些「沒有辦法」、「命裡注定」、「不是我的錯」等消極心態的干擾。

我讀書的時候，導師布置了一個心身醫學的研究課題，把小白鼠放在惡劣而不可逃避的環境中。兩個星期下來，小白鼠出現了一系列心身症狀，內分泌、免疫系統都有異常指標變化，最後還發現牠的下丘腦海馬迴中的某個基因片段有變化。然後，恢復小白鼠的正常生活環境，再用中藥灌胃一段時間，不僅異常指標恢復正常，連基因片段的改變也恢復了。

所以，中醫的「先天」的概念，比遺傳有更豐富的內涵。不僅僅包含了肉體的遺傳，還跟氣機和神機，也就是神氣的格局，有很大的關係。它不是一個不可撼動的單向設定，而是受著外在賦予的條件的巨大影響，有雙向調節的可能性。它與情感、情緒和思想這些內在條件，也有非常重要的關係，這個會在後面講。

這個部分比較有意思。我太太在研究五運六氣和個體先天的陰陽五行，發現不同的出生時間，除了形成了不同的體質，也與精神格局、性格特徵有很大的關係。

另外，按照中國傳統的觀點，個體的精神有先天的清和濁、定與不定、正與不正，而這個部分又跟他的父母乃至整個家族的「神」都有關係。

所以古人說「積善之家必有餘慶」。積善之家的小孩一般來說「神」會好一點，這不是簡單的迷信，也不是簡單的儒家倫理，而是對自然規律如實觀察的結果。舉個例子，我有些病人做的生意不正，他的神是有問題的，而且孩子和整個家庭也會受到影響。

聽眾：吃中藥和西藥，需要錯開時間嗎？

李辛：一般我會建議他們錯開一或兩個小時，一個是為了避免可能存在的相互影響，更重要的是讓病人安心。

不論中藥或西藥，只要方向開對了，就會有某些程度的幫助。但還要跟病人有真正深入的交流，這一點很重要。這個跟有沒有學過心理學沒有關係，心理學只是一個工具。

病人來找我們看病，其實需要的是一種真實的、深入的關係。正是因為他在自己的生活圈子中沒有這種真實的、深入的交流關係，才會有這樣那樣的問題。

所以，醫師可以成為患者正在建設的一個相對正常交流關係的銜接點。

所有這些心理類的問題，不應該只考慮長期服用西藥這一條路。在症狀嚴重到需要控制的時候，可以適度使用，但最終還是要回到他本來的生活中去調整。

關於需要「長期用藥」、「藥不能停」的習慣和認定，某種意義上是一種「宣判」和「打擊」，不利於患者發揮積極主動的康復力量。不僅不能從根本上改善問題，而且會形成一種恐懼和限制，對康復希望和個人努力形成打壓，也會把我們本來可以借由「生病」而反觀自己、調治生活的自主可能性降低了。

這些年，我參觀過好多家歐洲和美國著名的醫學中心和自然醫科大學、整合醫學院，在這些醫療機構和醫學教育機構裡，對於精神心理問題的治療，在思路上非常全面。

他們在面對具體的憂鬱症、焦慮症等問題時，會根據患者的精神狀態、自我認知水準、保持工作生活的能力情況，來評估他是否需要立刻服用精神類藥物。一般來說，如果沒有嚴重的焦慮和憂鬱症狀，會從心理諮詢訪談、針灸、草藥、運動、靜坐或瑜伽入手，在前面說的機構裡，有專門的場地和治療師提供支援。

內在焦慮與志意過用

聽眾：可以介紹一下躁鬱症嗎？

李辛：二〇〇五年我從北京搬到上海，發現躁鬱症在上海比較多見，對自己高標準、嚴要求的人容易得這個病，往往會選擇長期服藥。

關於躁鬱症，其實它更偏向於焦慮症，而不是憂鬱症。躁鬱症的憂鬱狀態和焦慮狀態，可以看作是同一個問題的不同階段，由於神機、氣機的開闔不利，導致能量在「鬱積和耗竭」的兩頭擺動。

躁鬱症會出現週期性的變化，常常是一個憂鬱狀態，然後轉變到焦躁的狀態。能量鬱積到高點，又沒有平衡均勻的「神氣」流轉通道，就會在習慣的、既定的「通路」上爆發、釋放，把自己的神氣都拋灑出去，有點像火山爆發。拋灑完之後，內部的壓力減輕，能量也衰竭了，然後就停留在一個相對的低能量運行狀態，這就是所謂的憂鬱狀態。

這個過程裡，沒有一個正常的過渡和緩衝。

我觀察到，這類族群的精神狀態都偏緊，偏完美主義，向好之心過於強烈。從他們的神態、體態、表情和表達可以觀察到，比如他們坐在那裡的時候，手、腳、肩膀和腰背都會比較緊，語速快、思維也快，都有一些「高敏感、低穩定」的特質。

通常這類族群的成長、生活和工作的環境，也會有某種程度的雷同。比如從家庭來說，他可能從小沒有得到太多的支援和認可，父母對他的要求比較多，讓他放鬆的機會少，安全感不足，有一種「需要證明自己夠好」的傾向。

這樣的人在成家立業之後，如果夫妻之間缺乏一種深入的、讓人放鬆的交流，也會使得他一直要「端」在那裡，會加重「內在的焦慮和不安」。

這類人的個性往往都比較好強，在內外焦慮和壓力的壓迫下，一般也會更遵循或跟隨「社會主流價值觀」，但生命力的出口和自我創造往往又過於單一，比較關注於「實現成功、社會認同、緊跟時代、不能落後」等外部標籤。

這類人因為生命力比較強，出口又比較少，若遇到合適的機會，可能會以特別積極、熱忱的態度去對待某個人或某件事，比如愛情、事業，或者是公益、慈善，把能量在某段時間裡以強烈的、高壓的狀態投射在某個目標上。這樣常常會把自己的能量快速消耗掉，消耗的過程是躁動不安的狀態，消耗完了，就進入低落憂鬱的狀態，不斷重複。

這裡的原因，除了前面說的內在焦慮、自我加壓、過度追求認同，還有就是社會支援比較少，真實深刻的關係建立不足；從生活的面向來說，真實感受、真實交流和真實表達可能不夠。生命的樹枝只朝著一個地方長過去了，不夠完整、均衡。

我遇到不少這類病人，在過去的幾十年中，一直是活在某個相對固定的角色中。這個角

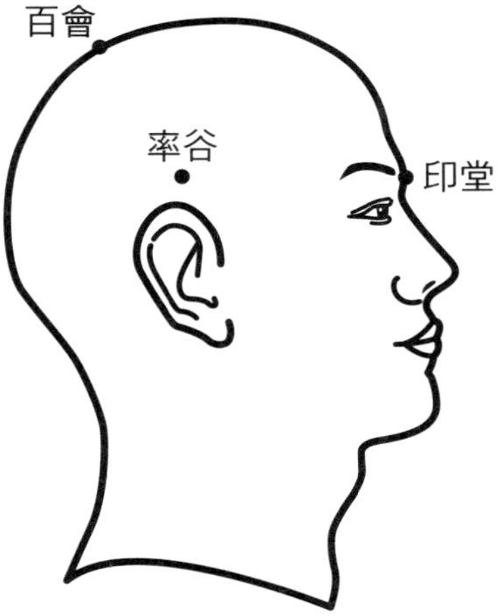

色多半不是他自己選擇的，可能來自周圍的暗示，使他覺得我只有變成這一類人才是對的。這就是活得不夠接地氣，都跟著外面的標準走了，不知道自己真正想要的是什麼。

這一類人在治療上，針刺是必須的。頭上可用印堂、百會、率谷等穴位，還可以扎太沖、太溪，還有關元、氣海。不要用強烈的手法，就是輕輕地扎進去，然後留針二十至三十分鐘，每次扎的穴位不要太多。

這樣做的目的，一是減輕頭部的能量淤積，也可以自己按揉以上頭部穴位，或者用牛角梳慢慢梳頭，會找到一些痛點，然後再重點按揉；二是《黃帝內經》裡說的「以移其神」，因為這類人很少把注意力放在自己身上，放在屬於自己的生活上，而過度地關注外界和外界對他的評價。

這段是《黃帝內經》關於如何針刺的：「深居靜處，占神往來，閉戶塞牖，魂魄不散，專意一神，精氣之分，毋聞人聲，以收其精，必一其神，令志在針。淺而留之，微而浮之，以移其神，氣至乃休。」

大意是，在一個安靜、不受打擾的環境裡，感受病人的神氣，與它相應，對外界不聞不問，醫師和病人都需要精神收斂，注意力集中在針的治療過程上。輕輕地、淺淺地扎進穴位中，引導病人把注意力放在針上，氣到了就可以停止。

其實這是把病人的神帶回到身體上。平時，病人的精、氣、神都跟著他的思想和計畫在外面飄，把神收回來是第一步。

前面的文章裡提到過，心身一體，心理上的疾病，同時映射了身體上的瘀堵。所以，在醫師針刺治療的同時，病人需要主動有調整自己生活作息的決心。其中最重要的一點就是運動，運動對恢復健康的原理已經在前面解釋過多次。

但我觀察到，大部分的病人似乎寧願在精神和肉體的雙重病痛下長期熬著，或者一家家的醫院、診所看過來，一種種的藥嚐過來。當你告訴他，必須動起來，他往往點頭贊同，然後下一句又是：「醫師，我吃哪種藥更合適？」……

在此，想提醒各位，如果自己不開動起來，醫師的力量是有限的。藥物也只是治標不治本，這個「本」就掌握在我們自己的手裡。

關於怎麼動，這裡先做一個簡單的建議，可按照自己的體力調節。

- **氣虛或瘦弱型的：**

每天走路一個小時以上至全身溫熱，手指飽滿。

太極拳、八部金剛、八段錦、瑜伽等溫和型訓練項目選一種，每天練習一到三次。

深蹲三十至六十下。

- **體力較足或實滯型的：**

每天慢跑二十至四十分鐘。除了以上溫和項目之外，建議增加對抗性的運動，比如網球。

- **社會交往過多者，適度減少。**
- **睡前靜坐片刻。**

運動的目的，是把積聚在某處的「熱點」均勻疏散到全身，成為流通的能量。這個部分完成之後，躁鬱症的症狀將會大大緩解，甚至消失。

躁鬱症的病人，如果他的生活環境比較好，情感上也沒有太大的受傷，是比較容易調治的。我發現有一批這類的腫瘤患者，尤其是女性，她們或曾有過躁鬱史，但往往還有過精神、情感上的創傷，或者心裡形成了很大的怨和恨，這個要調理就有難度了。

任何病，如果病人有著很大的怨恨，這個強烈的負面情緒會改變整個神和氣的格局，會讓他容易往壞的方向發展。

鏡像效應與被塑造

聽眾：文藝界的人，比如演員，容易憂鬱嗎？

李辛：演員因為職業原因，需要在「情感—思維—行為」上進入某種特定角色，所以在精神、情感、體能上常常有較大的消耗；戲劇結構裡的衝突、激動的環境、強烈的表達，讓神氣在短時間裡經歷激烈的開闔變化，確實容易把自己帶入不穩定、衝突和有傷害的神氣狀態，對於體質不太好、精神情感不穩定的個體是有所影響的。

所以，這個行業的從業者確實辛苦，也容易出現某些心理問題。

我在北京工作時，有段時間給一些演員看過病。曾經有個演員來找我，她說三年沒接戲了。之前接了一齣戲，好像是演一個女鬼，反正是比較慘的角色，入戲太深，出不來了，整個身心都非常糟糕，沒辦法再工作了。

這是第一種情況，演了不好的角色，入戲太深，自己的意識和人格整合度下降，次人格力量加大，所以會出現認知紊亂和自我身分確立的問題，也屬於前面提到的「神機被擾」。

另外，演員這個職業，受眾人關注，需要滿足別人對自己的期待。所以，即使是一個定力很高的人，也常常受到太多的外部干擾。這時候更需要遵從自己內心的感受和需求，做真正的自己，才可能保持身心的穩定與健康。

心理學有個概念，叫作鏡像效應。對很多自我確立不足、不穩的人來說，自己變成什麼樣子，很大程度來自社會對我們的回饋。社會像是一面大鏡子，鏡子裡是什麼，我們就會以為自己是什麼。

演員還會接受到過多的「投射」。眾多的粉絲和追星族會在自己的內心世界裡，透過想像，構建出很多並非是演員本人所具有的特質，同時投入大量的、洶湧的、無意識的愛與恨，迷戀和厭惡……這些無意識的「情感—意識—資訊雲」，也會潛移默化地「再塑造」當事者的人格。

尤其對於涉世未深、經驗不足的年輕又突然走紅的明星，如果沒有足夠的自我覺察與認知、良好穩定的家庭氛圍、良師益友的保護和提醒，確實容易受到太大的衝擊和擾動。

所以，演員不只是長得漂亮、演技夠好就適合從事的一個職業。長期從事這個職業，又能保持良好心態的演員，既需要豐富的共情能力以進入特定角色，又需要極大的內在穩定和清明的自我意識，在工作結束後，得以回到正常的狀態，這是一個難度比較高的職業。

鏡像效應發生在每個人的生活中，我們都是這樣互相塑造與被塑造，區別僅在於是有意識的還是無意識的。

我們不可避免地生活在這個充滿了無意識的「情感—意識—資訊雲」和有意識的「暗示—強迫—灌輸」的大環境中。有一定覺知的人，才可能清醒地意識到這些無形的力量，根據自己的需求和目的，以及來自社會各方面給我們的回應，來決定如何選擇自己的思想與行為。既發展自己，又融合於社會與他人，而不出現內在與外在的衝突。

對於覺察不足、自我主體尚未確定的個體，很多時候是無意識地跟隨著習慣、風俗、父母要求、主管安排。生活像是坐在傳送帶上，或許看似穩定且安全，但常常會在內在需求和外部要求之間猶豫衝突。

也有因自幼而長，一直處於好學生、好班幹部、好員工、好主管……的軌道上，被社會塑造，成為某種「榜樣」，而認定了自己是什麼樣的人，不再思考和懷疑。這樣的案例常常在四十歲前後，出現一些生理心理問題而遇到不得不回顧、反思的機會。

從能量角度入手

從中醫臨床治療的角度來看，我們需要學習現代心理學和醫學對這些病的分類和解釋，包括中醫內科學裡的那些病名和分類，比如「肝鬱氣滯」、「梅核氣」（編注：咽喉中似乎有梅核阻塞的異物感，但不影響進食）、「百合病」（編注：以神志恍惚、精神不定為主要表現的情志病）等名稱，但也需要跳出這些既有的分類。

重要的是：如實地去觀察、感受坐在你面前的這個人，他的神是定還是不定，是緊的還是鬆的，是聚的還是散的，是清晰的還是混濁的。由此也可以明白，他的氣是定的還是不定的，是聚的還是收不住的，是流通的還是壅滯的。

這些是「本」。從「本」的角度來看人體，才是中醫的整體思維。只有建立在「本」的基礎上，那些細節判斷才會有意義，而不會因埋頭細節而失去大方向。

「本」包括從「神機」、「氣機」來整體地觀察人體的大方向，同時需要和這個具體的人深入交流，瞭解他的生活經歷、他的原生家庭、他的感受—情感—思維—行為模式。

比如中醫所說的「脾主思，思傷脾，脾傷則運化不利，生濕熱」，也就是說，思維比較複雜，或者神比較濁或神氣不流通的人，就容易產生濕熱。

思想意識過於複雜而不清晰的人，會影響到身體能量的流通和疏解功能，在自己體內積聚更多的「混亂不清」的資訊與能量。

如果他的身型比較厚重，又很少運動，或生活和工作環境、社會關係比較複雜，那麼，在精神面上，也會慢慢累積很多沒有調理和消化的內容，停留、盤旋、沉積。比如不少有慢性婦科感染的人，或者慢性皮膚病的人，可以自我查看是否有這樣的情況，及時進行調整。

在中醫來說，中焦的能量是負責運化的，不光能運化食物，也能運化我們的情感、情緒和思維。但是當「外來補給」太過複雜激烈的時候，不僅會傷害到中焦能量，也會在精神、意識、情感層面出現壅滯，也就是轉不動、精神卡住的困局。

所以在治療上，我們既可以用現代精神心理學的原理和方法從精神心理層面入手，也可以用中醫的原理和方法，來從能量角度入手。

我曾經在二〇〇八年接診過一位三十多歲的女性，她有焦慮、嚴重婦科感染多年、肥胖、皮膚瘙癢、水腫，因為長期使用抗過敏、免疫調控類藥物，血液系統也出現異常，一度還被懷疑是白血病，不敢懷孕。

她本人是企業高級主管，同時還有自己的公司，平時缺乏運動，思維用意過度，需要照顧的面太廣。她的先生也是用力過度，兩人都有追求完美的傾向。

從中醫的角度分析，她屬於神散而緊，思慮過度，中焦能量不足，運化淤滯，所以出現了濕熱壅滯，俗話說的體內毒素累積過多。

皮膚病和婦科感染，從中醫的角度來看，是人體主動或被動的排「毒」反應，只是這「毒」背後的源頭沒有斬斷，所以病症綿延不絕。

當時的治療方向是：首先減少社會活動和精神消耗，早睡、相對素食、開始運動，更多地進入自然環境，這部分是在加強「本」；然後用中藥和針灸幫助排毒排濕熱，這部分是「治標」，間接地輔助「本」的恢複，提高人體的能量；同時讓她自己在家做艾灸，取關元、神闕（肚臍）、三陰交、湧泉等穴位，這部分也是幫助「本」的格局重建。

兩個月後，她近十年的婦科感染痊癒了，水腫消失，之後，皮膚問題也逐漸消退，血液指標也恢復了正常，兩年後懷孕生產。

有不少學生會有疑問，艾灸會不會增加濕熱？首先，這個案例在艾灸之前，針、藥和飲食、運動已經做了排除大部分濕熱的工作。

為什麼要艾灸呢？我們需要瞭解這個案例的虛實、表裡等八綱格局，她的頭腦運轉過度，神散而緊，思慮過度，這部分屬於實滯，上焦中焦不通暢，而下焦屬於虛滯，是本虛標實，以虛證為主，濕熱也是由局部淤滯導致的。

對於這類水胖的上實下虛型的案例，艾灸可以調整整體的格局，增加下焦虛損的元氣，幫助排出邪氣。對於下焦虛損的病例，取穴一般在腰腹部和下肢，比如，關元、氣海、腎俞、三陰交、太溪等。

治病不能光按「病」來治，要立足在每個個體的整體格局上。

附上明朝王應震先生的一首醫理詩：

見痰休治痰，見血休治血。
無汗不發汗，有熱莫攻熱。
喘生勿耗氣，精遺勿澀泄。
明得個中趣，方是醫中傑。
行醫不知氣，治法從何據。
堪笑道中人，未到知音處。

「牢牢抓住」的心理，製造出更多的焦躁

聽眾：城市人口的發病率是不是比農村或者不發達地區更高？

李辛：是的，根據統計資料，是有這樣的差異。

大城市的生活方式、工作節奏、價值觀，會給人更多的壓力、更少精神上的自由和閒適。以前有個笑話，說很多人沒有長期困在憂鬱症、焦慮症裡，是因為他生活的地方正巧沒有心理醫師，只有一望無際的牧場和獸醫。雖然他有過類似的煩惱與痛苦，但因為「無知」逃過了，而且自癒了。

雖然這是笑話，但背後有它的道理。當一個人背負了這樣的診斷之後，其中的大部分人會接受這個診斷，從此病人和他的家屬都會堅信不疑，在之後的很長時間裡，甚至整個人生，都會把自己或家人當成一個憂鬱症患者來對待。周圍的人也會認同這一點，這是外部環境的再強化。

在中醫來看，人的神氣其實像一個「太極球」，周流不息地循環著，輕靈且流動。神氣的流動狀態會時刻受到很多內外因素的影響，出現擾動、不安或阻滯。但只要生命

還在，這些擾動和不安本身也是生命在「自我調適」的反應過程。只要在一定限度內，就不至於摧毀「形氣神」的穩態。

我們需要給自己更多的時間和信任，接受暫時的不適，讓生命自動完成這個進程。不要輕易切斷它，進入一個恐慌的「治病」狀態，從而更加遠離了相對正常的生活或工作，前面森田療法講的「學習帶著痛苦去生活、工作」，就是這個道理。

保持精神的穩定，保持生活節奏的調適、運動、交流、神氣的流動，就有可能在一段時間後恢復到相對良好的狀態中。

如果我們對目前的生活內容和節奏缺乏覺察與反思，未來，現代人的精神問題可能會越來越多。

假如不生活在北京、上海這類大城市中，我們的生活也許沒那麼緊張。家人有更多的交流機會，更多閒暇的狀態，也有跟大自然近距離接觸的條件，這意味著在精神上還有很多空間和轉化的餘地，這本身就是精神健康的基礎。

過度的發展、過快的節奏、過多的資訊，不一定是件好事。

在我們的生命中，各種心身症狀和不適本來就會此起彼伏。如果我們沒有過度關注，或許可以在短期內自然度過這一階段，進入下一輪的「挑戰」和「煩惱」，而不會在這一「關卡」上停滯不前，打斷前進的節奏。所以要避免出現在很長的時間，甚至一輩子都戴上一頂「我是憂鬱症」的帽子負重前行，或就此躺下。

我們在長長的一生中，不可能一直都很順利，一直處在很愉快或很平靜的狀態中。我們會經歷很多事情，某段時間的難過、低落是正常的，某段時間的睡不著覺也是正常的。

問題是，心念會牢牢地把它抓住。我們因為心身的不適去看病、吃藥，希望問題就此好轉，但凡事都有兩面，越是確切的診斷命名，越是容易強化這個「抓住」的狀態，於是，我們停在那裡「奮力掙扎」。正是這個「牢牢抓住」的心理，製造出更多的焦躁和不安，而「盡快擺脫，盡快治癒」的焦慮，又強化了這一惡性循環。

我在大學期間有過連續三個月嚴重失眠的經驗，那段時間確實有點緊張，主要是怕連累了健康和學業。這個緊張也導致了失眠的加重，於是這個問題持續了一段時間，後來自然恢復了。

在那段失眠經驗之後，慢慢地，我發現失眠的一些規律：有的是因為那幾天正好是天地間能量的高點，有的是因為某些與自己有關的人事物的「資訊」大量湧入，有的是將要發生的某些重要事件正在開始，有的是因為自己內心有某種牽掛……當然也有因為節氣的變化、食物不合適或過量咖啡、茶、酒等各種原因。如果我們有意識地觀察和回顧，每個人都能發現是什麼讓自己睡不著覺。

現在，一年中，我仍然會有幾個晚上睡不著覺，但沒什麼特別的不舒服。我沒把它當作一回事，心情是放鬆的，因為我對於這部分已經有了經驗，知道幾天後會好轉。

失眠的問題還牽涉到特定氣運（編注：時令氣候的流轉變化）對特定體質的影響，我太太觀察到自己在厥陰風木旺盛的這段時間容易睡不好，過了就好。

然而，很多人平時並不熟悉自己，也未曾觀察及體驗自己的身心與外部時空、環境、人際的微妙互動，但又道聽塗說了一些片段的「健康知識」。然後，把某個症狀牢牢抓住，心存恐懼，急於找「專家」命名、診斷、對症治療，抓住之後，又多了一層焦慮和壓力，以致惡性循環，在泥坑中越陷越深。

這個「牢牢抓住」、「越陷越深」的心理狀態，就會把流動的神機卡住。卡住之後，日常生活中所有面向的自然流動就都卡住了，進入了耗費氣血的應激狀態，停下了原本可以滋養自己的正常生活節奏，到處求醫問藥。這個過程一方面在緩解他的症狀，一方面也在強化他「我有病，需要治」這樣的意識。

這像是躲進了精神的小黑屋。

我們有沒有這類的經驗？如果不把自己的夢記錄下來，那麼它很快就會被忘記，生活會繼續；如果我們不去在意某件事，我們的念頭會向前自然流過，進入下一個又下一個的思緒和生活的相續中。

生命這條流動的大河，只要不是人為地去卡死、阻塞，生命力自己會找到出口，它本身有著更高的智慧，我們需要給自己的生命多一點信任。

很多成年人的內在尚未建立好個人主體意識，看世界的角度也單薄，容易受到外界片段資訊的影響，無法將此整合到自己的生命經驗中。當一個沒有個人主體意識的人，有了精神、肉體上的不舒服，一旦又被確診、命名了某種疾病，這個「標籤」就會像打了舞臺聚光燈一樣被顯揚到我們的注意力中心，容易被固化。

如果我們能意識到並減弱這部聚光燈，雖然標籤還在，但我們仍然有相對正常的生活和節奏，然後透過更合理的生活方式去調整，或者透過中醫等方法去調整，那麼我們恢復的速度可能會更快。

現在的高血壓、糖尿病裡，有不少是應激性的血壓升高和血糖升高反應。這一類情況在壓力事件減輕，或不當的氣運過去後，會自然恢復，如果配合適當的運動和飲食，則會恢復得更快。很多緊張型且怕醫院、怕醫師的人告訴我，他在家裡量血壓都正常，一到醫院就升高，結果就此戴上了帽子，這種是最單純的應激性血壓升高。

這個部分，大家可以參考西醫學的「高血壓」、「糖尿病」診斷治療標準。在現代醫學的診療常規裡，並不是所有的指標升高都需要馬上吃藥的。要知道，傳統的西醫也是把「**改善生活行為**」放在首位。

我們也要留意醫療產業集團對醫學研究和醫療機構的巨大影響。健康常識的普及不足或片面普及，大眾點對點單向思維的推動，還有越來越細的診斷名目，隨後跟風而來的可能是一系列的配套治療和產品，往往意味著可觀的產業和利潤。

我因為曾經有過類似憂鬱、失眠、焦慮的狀態，大學時就開始關注心理學。當時看到心理學大師的書中說「一個正常的人一生當中至少會有三次以上的憂鬱，但是大部分的人自然就度過了，而有些人把它牢牢地抓住了，因此放棄了正常的生活」。

真正的憂鬱症是很痛苦的，而且不一定能被親友理解和重視。但一部分頂著這頂帽子的人未必是真正的憂鬱症，只是由於一些憂鬱或焦慮的症狀，被醫師和自己「確診」了。

那麼，我們要考慮的是，什麼原因讓他願意牢牢地抓住這頂帽子呢？會不會是他在自己的生活當中沒有更多更好玩的事情？

對於這部分族群，需要學習建設性地使用寶貴的生命力和時間。

尤其是一部分雖然被診斷為憂鬱症，其實是焦慮症、躁鬱症的族群，可以透過自主運動、暫離壓力源（包括來自親人的壓力），透過簡單生活來重新建立和自我、外界的正常互動，這部分請參考第一章關於森田療法的章節（二十九頁）。

在臨床中，還有一種「疑病症」。這類人「願意」帶病生存，他可能還沒有真的病，但在潛意識裡願意去做一個病人。以一個病人的角色生活在世間，可以獲取更多的「關心」，減少一些「責任」，迴避一些「人事」。這是潛意識的部分，自己不一定能看到自己的這部分意識。

所以，我們也需要區分這些情況，否則會強化他對於這個病象的抓取。

回歸身體

聽眾：對於憂鬱症患者，飲食上有什麼需要注意的嗎？

李辛：對於憂鬱症或精神心理方面存在問題的族群，飲食上沒有特別的要求，主要注意脾胃的保養，可以根據體質的厚薄、神氣的清濁，在食物上進行厚薄清濁的調整。

但是，前面說過，人很有意思，往往是本身已經偏濁的人，喜歡吃濁的食物，而本身已經過於乾淨、接納力不夠的人，會選擇過於素淨的食物，這樣就容易失中。這個部分，需要在更多瞭解自己的神質、體質的基礎上，有意識地做一些調整。

對於憂鬱症的病人，要小心酒，因為酒精會增加神的渾濁度，而且，也會增加肉體和情感部分的震盪和壓力，增加思維部分的複雜，總之會增加多餘的偏力。

聽眾：運動或太極拳對憂鬱症會有幫助嗎？

李辛：運動在憂鬱症的恢復中是必需的，只要有合理的、持續的運動，就會有幫助。如果要分得細一些，不同的體質可以配合不同的運動。比如跑步和太極拳，從中醫來說屬於兩個方向，開和闔。

對於偏焦躁不安的案例，因為本身的「神機」、「氣機」格局偏開，那麼運動項目可以以「闔」為主，比如太極拳、八段錦、站樁等安靜柔和的動功。對於本身淤得比較厲害，不管是神、氣還是形，乃至他的生命狀態缺乏突破力的，那運動中「開」的比例最好多一些，比如跑步、拳擊、網球等。

對於一些從來不敢表達、不敢說出自己心裡真實想法的人，我會建議他們先從走路過渡到跑步，等一段時間有了體力之後，再去做一些對抗性的訓練，比如打網球、乒乓球。等體能和精神力又提升了一些後，再去練一些對抗性的武術，比如詠春拳、拳擊。因為這類人在生活中從來都沒有去嘗試「對抗」，甚至不敢表達自己的立場，神氣都畏縮在裡面，所以可以從運動入手訓練。

運動的環境也很重要，比如跑步，如果有條件就要去自然的環境跑。自然環境在我們運動的時候能給我們充電，比室內的跑步機要好很多。尤其是不要邊看電視邊跑步，也最好不帶耳機，也不要惦記自己已經跑了多少步。

跑步等運動的重點是：此刻，我們是專心致志地跟自己的身體在一起，體會整個運動過程中「身體的感受」。

現在很多人已經失去了對自己身體、情感的感受了，過度待在自己的思維和欲念的世界，過度關注外界，這個狀態都是神和氣收闔不住的狀態。

所以為什麼我常常建議大家練習太極拳、八段錦等傳統功法，因為**在這種慢慢練習的過**

程中，最起碼我們會被動地把神意放在自己的身體上。這一點非常重要，是一切回歸的開始。

回歸之後，再來看自己和世界以及彼此的關係，才可能做出相對正確的調整。如果一個人不在自己的原點，而只是到處學習，看書，按照中醫、西醫或者經驗豐富的心理醫師提供的建議來生活，可能永遠都會迷惑在不斷出現的問題中，而無法清晰、深入，建設自己的觀察力和判斷力。

每個人必須有自己的羅盤，而身體是重要的基礎。

聽眾：咖啡和茶對於憂鬱症及焦慮症病人會有影響嗎？

李辛：這還是看個體的心理狀態來決定。這類心理病人一般比較敏感，非常在意自己身體和心理的反應。同樣的症狀，如果發生在農村長大的人或者是部隊的戰士身上，可能就忽略過去了。但對他們來說，稍微出汗多一點，或幾個小時沒睡著，就可能會過度地重視。

在我們看診、交流的時候，要注意幫他解除掉某些顧慮，多一點嘗試、接受的可能性。在這個基礎上，如果他原來有喝茶、喝咖啡的習慣，因為得病不敢喝了，但心裡還想喝，那我們建議他在自我感覺穩定的時候，少量地喝一點，同時觀察，保持心裡有一定的開放度。任何部分的一小點打開，都相當於治療上的一個推進。

這些和個人體質的敏感度也有關，一般來說，在茶方面，熟普洱茶對睡眠會好一點，它偏闔、收、降；而對於比較厚重體質的人，可以用流通好一些的稍稍偏「開」的茶，比如生普洱茶或白茶，生普洱茶有點像溫病的用藥思路。

每個人體質不同，每個階段的體質也會有所變化，這些都可以自己嘗試一下，哪些喝了會影響睡眠，最近就少喝，過一陣子再嘗試。對於那些比較淤的人，可以用大紅袍這一類。大紅袍有點像行風氣的藥，是茶葉裡面的陽藥。但這些都還不是重點，運動是最重要的。

比如跑步，等於從精神、肉體和能量層面打破了限制我們精神的障礙物，這是一種突破。我的很多病人跑了一陣子之後都會說：「我好多年沒跑步了，原來多走幾步路就害怕，會氣短，沒想到自己還能跑起來。」然後，跑著跑著，就開始能笑了，慢慢就對周圍的一切有信心了，這是幫他走出來的一個非常重要的輔助療法。

聽眾：思維複雜的人，精神是簡單還是複雜？

李辛：精神，從概念來說，它相當於是思維、情感活動的大背景。每個人的精神有自己的廣度、深度和特定的維度，這其中，清晰度與穩定度是一個基石。

而思維、情感、感受及欲望，可以理解為是此背景之上運行的幾個不同的程式：有的人是以思維為主的，比如研究學問的；有的人是以情感為優勢，比如藝術家；還有的人是以肉體為優勢，比如運動員或是練武術的。喜歡吃喝玩樂的屬於偏欲望型的，普通人都是這幾個部分不同比例的組合。

清晰度高一些的人，能知道自己是以哪個層面為主導生活在這個世界上，以及其他層面的運行狀態。

從傳統觀點來看，通常精神越穩定、越單純，思維和肉體也會更清靜和乾淨，就能比較清楚地看清自己的運作水準，也知道他的意識、思維、情感和肉體是怎麼應景配合的，就比較不會讓自己輕易陷在裡面，所以這類人倒是不容易得精神心理類疾病。

聽眾：如何看待酒的問題？

李辛：酒是穀物的精華，能夠快速補充我們的氣血，也能暫時增強我們的志氣，加快我們的思維甚至行動力，但是這些需要有個前提：我們的神識是清晰而穩定的。一池乾淨的水，你攪得速度再快，還是清的，而渾水則是越攪越渾。

我前些年接觸過一些道家人物，其中有不少愛喝酒的，還自己釀酒。我和太太有一年跟著道長們在端午節學做松針酒，用鮮嫩的松針加山泉水和白糖釀造，那段時間住在道觀裡很幸福，每頓飯都有豐富的素食和好喝的松針酒。

對於一個精神心理還有不少問題的人來說，他的神是糊的，好比池底積了好多淤泥，越攪越渾濁，這樣的人喝酒會增加問題，酒對神的影響不容忽視。

酒對身體的影響也分兩面，酒雖然能短期補充我們的氣血，但並不能夠智慧地調整我們的氣機格局。如果是上熱下寒、上實下虛，或者內有濕熱的，酒喝進去，只是在我們原來的氣機格局上再加一份「偏力」。

尤其是好多人喜歡邊喝酒邊肆無忌憚地調笑、玩樂、熬夜，這酒就成了加速「開」、加大「耗」的助推劑了。時間久了，會讓原本偏頗的格局和體質偏得更嚴重。

但那不是酒的問題，是人的問題。酒是一種能量補充劑，就看我們怎麼用。

那麼，如果要借酒來補充氣血和調整氣機格局，什麼時候喝才合適？

古代小說裡，常提到「喝酒禦寒」。當我們氣血不足、身體過於寒滯的時候，少量喝一些酒對人體是有利的。尤其是現代人，思維動得太多，四肢動得太少，基本上都有上熱下寒、虛實夾雜、瘀堵濕熱的情況。要改變身體的不良氣血分布格局，就是去運動，其中走路是最簡單的方法之一。

若是氣血不足，又是上熱下寒的體質，在走路的時候喝少量的酒，一是能借由走路帶動氣血均勻輸布全身，二是借由酒力來增加氣血，幫助氣機往平衡的方向調節。

關於酒本身，還有一個問題，現在很多酒是摻兌的。為了口感、香味、顏色，兌各種不自然的添加劑，它的品性和自然釀出來的不一樣。

兌出來的酒，如果從性味來說，偏躁、動、散，力量是偏斜的，不是圓的。有的光有開，沒有闔；有的光有動，沒有收，沒有一個原點。就像一位人格分裂、內心衝突的病人，這樣的酒喝下去，不利於身心，盡量不要喝。

不同的酒有不同的性味。比如原料好、釀造工藝自然的酒精濃度51%以上的白酒（燒酒），辛溫流通；高品質、年份久的白酒，格局溫和中正，不會有過分升浮開散的問題。

西方的白蘭地，甘溫而辛，偏於滋補，過去常用作老人和體質虛弱者的滋補強身之品；威士忌微苦微澀而辛溫，有很好的流通性，而且帶一些沉降收斂的作用，氣血不足的時候稍喝一點，有助於睡眠。

相較於白酒（燒酒），黃酒酸甘而澀，氣辛溫，比較黏滯，如果身體內部本來就瘀滯有濕熱的，就要少喝，不然會增加內部的瘀堵。以前常能看到愛喝黃酒的老人，身材臃腫不靈活，臉上掛著兩個腫眼袋。這個狀態代表身體內部的環境已經堆積得很嚴重了。

紅葡萄酒甘酸澀、微溫，柔和流通，有滋養的效果。但對於氣血不流通的人體，會助濕熱，除非是特別好的品質。白葡萄酒偏於甘涼、微澀，滋潤，身體需要的時候少量喝一些，有助消化和補充津液，適合燥熱的夏天。冰酒甘甜、醇厚而微溫，是滋補氣血的佳釀，口感也柔和甜美，很適合氣血偏弱的女性和老年人。

但喝酒要有度，身體需要的時候可以喝一點。太頻繁地喝酒，喝太多，代表人體的氣血一直在「貸款」，借的總有一天要還，還要賠上利息。所以，需要在瞭解自己身體的基礎上，適當補充。

聽眾：上癮是怎麼回事？

李辛：人為什麼會成癮？有的人會對咖啡或是酒成癮，有的是對女人或男人或某一類東西和習慣上癮。

回到最開始說的，按照《黃帝內經》的觀點，我們的生命力最好能圓圓地布散出來，像一顆均勻的球，而不是某個方向特別偏重或完全忽略，這是「恬淡虛無，真氣從之」的狀態。

當我們因為某種原因，比如受了社會、家庭、生活、工作、環境、生理的影響，個人的意識結構和認知有了偏差，神氣和氣血格局也會相應產生不均勻的狀態。有的部分給封閉住了，產生某種內在的壓力，會需要找精神和身體上的出口。這時候，出現了某個讓我們感到解壓、舒適的人事物或感受，我們就可能會緊緊地抓住它，依賴它。

我們知道心身是一體的，比如常見的心身疾病，其實就是壓力鬱積在物質身體層面的爆發，比如胃潰瘍、甲狀腺亢進、偏頭痛、高血壓、糖尿病……如果這些壓力在精神、思維、情感層面爆發，就會演變成精神心理問題。如果在生活習性層面爆發，就會變成「癮」。

比如，當家裡的長輩們都忙碌焦躁，沒有安靜的時間和心理空間去陪伴孩子，或者陪伴的時候嫌孩子太煩，總是塞一個手機給孩子……孩子渴求的東西被一個手機替代了，上面的動畫片或遊戲會吸引孩子的注意力，讓他忘記了自己真正的需求。時間長了，孩子就會沉溺在「手機」這個「穩定供應、有趣的空間」裡。

大一些的孩子厭學、遊戲上癮也是類似的問題，比如，在學校裡面對老師有壓力，在家裡父母對自己的期待和管束也如同一張網。只有房門一關，在遊戲的虛擬世界裡，才能感到自由和自主，才能被這個世界的朋友們理解。如果父母不在生活上、學習上解除對他的壓力，孩子不會願意從那個虛擬的小世界裡出來，因為太不舒服了。

這其實是一種後天習得。就像實驗室裡的老鼠，到處布滿了各種壓力源，最後找到了一個相對安全舒適的角落，縮在那裡。當一個人生活的各個部分被剝奪得太厲害的時候，會逼得他牢牢抓住一樣東西，然後，慢慢地，這樣東西會變成他生命中重要的「支柱」。

聽眾：關於中醫的精、氣、神，您是怎麼認識的？

李辛：這三樣其實是同一個東西，也可以把它稱之為生命力。我們的肉體、氣血、思想情感的運轉，都是需要能量的。能量在不同的層次運轉有著不同的狀態，古人為了表述的方便，用了精、氣、神三個概念。

身為一個活生生的人，其實是他的整個生命在跟整個世界——人、事、物，以及氣運、六淫、七情……整體地互換和互感的。

個體先天的固有程式和神識的反應模式，決定了一個嬰兒出生後的神氣格局，這是先天帶來的格局。那麼他後天的生活、環境、教育……只是在這個先天的氣機和神氣格局原點上做一些調整，很少有人能跳出他原有的神氣格局。如果能做到，就是改命了。

如果我們畫一張圖，一個正常人體的氣機是一顆均勻的圓球，越是身心健康的人，圓球的內外越一致、越均勻。

心身失偏的人，他的「球」裡面的分布是不均勻的，有一些明暗點。氣機的運轉模式，可能該升的時候反而降，或者該流通輸布的時候不通暢，甚至還有一些東西擰住了，而極度成癮或是重病的人會更加嚴重。這些彆扭的神氣格局，是上癮、偏執、重病，還有暴力的一個很重要的源頭，它是由我們平時的認知、意識、思想、行為等漸漸塑造的。

在這個部分，針灸是非常合適的，還有太極拳、靜坐、傳統的導引術。這些部分可以協助我們逐漸調整認知、擴展意識的盲點。

八段錦中有一式叫「五勞七傷向後瞧」，我原來常練的八部金剛也有類似的一式。這個向後瞧的動作，能夠把帶脈封閉的狀態擰開。這些傳統功法，大家有空可以上網學一下，對打開結住的氣脈很有益處。能量層面上，某一部分的氣脈鬆開，對於精神層面上的鬆開有很大的幫助，它們是互相對應的關係。

中醫有五神，神魂志意魄，志意屬於後天發展起來的社會適應模式，魂魄屬於先天的本能。神「總統魂魄，兼賅志意」，它是超越我們的思維、情感和肉體感受的。

從二〇〇〇年到二〇一〇年，我在做中醫的同時也做心理醫師。這類心理諮詢屬於西方經典心理諮詢，不開藥也不做量表。當時我有個很重要的體會，一個人必須要學習真實地對待自己，真誠地接納自己，然後把自己真實地表現出來，這非常重要，是健康的基礎。

所以，我們身為醫師，如果能夠明白這一點，先從自己開始，瞭解自己哪些部分受到了干擾、限制，先開始瞭解自己的神、氣、形，它屬於厚薄、清濁、定散的哪個部分，這樣就自然知道面前的病人是什麼情況，就可以相對深入一點幫助他。

要點10 神虛、氣虛之人的養生方向

適合：闔，利於身心的能量回收	不適合：過於開散
♦ 生活、工作做減法	♦ 熬夜
♦ 晚餐減量	♦ 過食辛辣及油膩
♦ 休息、早睡	♦ 電腦手機過度使用
♦ 少思慮	♦ 長時間聊天會客
♦ 多接觸自然	♦ 過度用腦、過度興奮
♦ 靜坐、獨處	♦ 過度體能訓練
♦ 太極、站樁、瑜伽	♦ 熱瑜伽、桑拿
♦ 其他	♦ 其他

第4章

靜坐與全觀

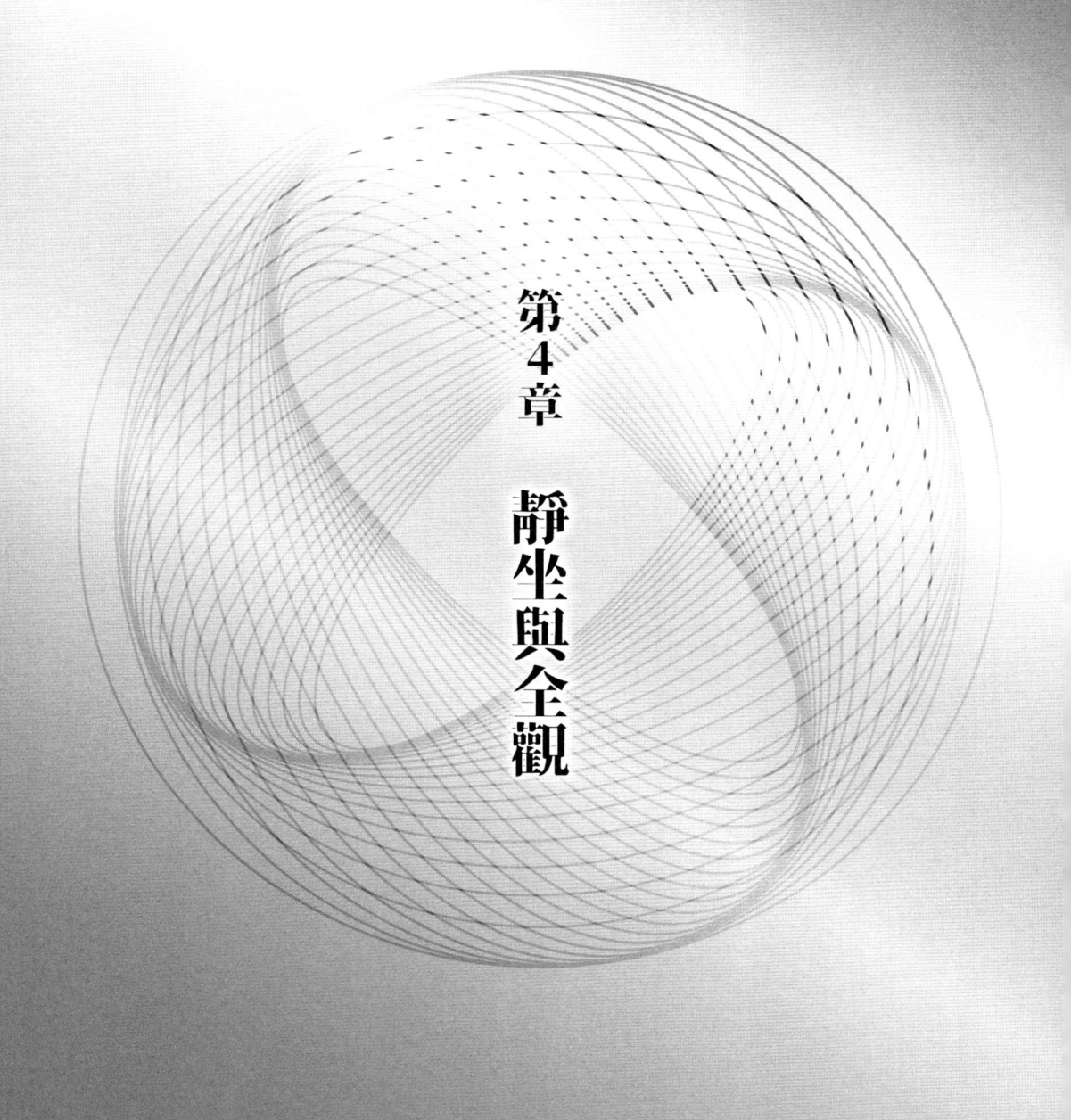

回光守中

李辛：我們剛才靜坐了十五分鐘。從開始到最後，大家感受到整個過程的變化了嗎？環境在變化，我們內心的感受也在變化，比如最後一段，房間裡的氣氛沉靜下來。此前外面有各種聲音，我們的心也飄來飄去的，然後有幾分鐘，大部分人能比較不費力地坐著。最後的半分鐘，空間裡的壓力在增大，大家都有點坐不住了。

對這個變化過程的感受和了知，就是某種程度的「覺」，大白話就是「知道」、「感受到」。比如我們能感受到昨天山谷的清涼，現在坐在這裡，也能感受到稍稍有點悶熱。

靜坐的目的是，讓我們這種「知道」的能力或狀態再穩定一點、清晰一點，這樣我們的感受力會越來越精微。

靜坐是精神層面的訓練。我們觀察呼吸的來去、身體的各種舒適或不適的感覺、心裡的雜念，還有環境的噪音……

這個作用有點像磨刀或是擦鏡子，訓練一段時間後，即使在應對身外繁雜事物的時候，對周圍的變化也能知道，這就是所謂「感受力」和「穩定性」的同步提高。

關於靜坐，有不同的流派、各種功法。今天，我從中醫的角度來講一講靜坐的過程中，我們的心身，也就是肉體、能量、精神層面是怎麼互相作用的。

我們瞭解基本的原理之後，就會知道怎麼靜坐會比較安全和科學。慢慢地，自己還能觀察到，各種不同的靜坐方法在我們的肉體、能量、精神，也就是形、氣、神三個層面，會產生什麼樣的變化。這樣能幫助我們深入瞭解自己的特質，包括身體、能量、心念、意識、情緒的互相影響和轉化的原理。

有了這些瞭解為基礎，往後，我們若有機會接觸並選擇其他各種靜坐方法，包括各種養生方法，或者選擇住宅、工作、事業發展的方向的時候，心裡就會明白哪個比較適合自己。不然，網路時代資訊太多，各種方法不時跳到我們眼前。如果不瞭解自己的身心特質和能量的運行特點，今天用這個方法，明天再換一個，出了狀況也不知道原理，一直是迷惑的。

大家比較熟悉肉體層面的訓練，比如伏地挺身、深蹲；大家可能也做過一些需要更多身心協調的運動，比如撞球、乒乓球，這些運動到高階後需要高度的專注、放鬆，還有對自己身心以及外界環境的精微覺知。

靜坐，是人體在相對靜態的時候，對精神和意識的專門訓練。

靜坐的時候，身體像是一個穩定的基座。初學的時候，保持環境的簡單和安靜，閉上眼睛，減少與周圍人、事、物的關注和交流，如同電腦關掉一些視窗，把環境的干擾降低，目的是不讓我們的注意力習慣性發散，精神可以相對專注於內在的身心和思想的變化。若是容易昏沉，可以將眼睛略微睜開。

靜坐首先是訓練注意力自然的集中，回到自己身心中，這是訓練專注的能力。精神集中了之後，純度提高，運用它的能力自然也提高了。

我們的生命，除了肉體、精神，還有能量，西方叫「Energy」，中醫叫「氣」。氣和神的運行，其實是同步的。比如，當我們的精神、注意力向外的時候，氣就會同步向外發散，屬於「開」的狀態。

如果我們把注意力放在頭上，氣就會往頭上聚。在氣這個層面，有點像空氣彌散在一個特定空間，到處都有，你往哪邊引導，哪邊就會多一些。但要注意，人為的引導，會導致某處增多，某處變少，這也是有為法的「氣功」容易出問題的原因。

我們想像一下，一個人的氣機在日常的生活工作中是什麼狀態呢？他的能量是由內而外往各個方向走的，眼睛看到了要看的東西，耳朵聽別人講話，鼻子聞到了味道，思想飄得很遠……這就是我們常說的「用」的狀態，也是「耗」和「散」的狀態。

所以，對於慣常耗散的現代人來說，養生最重要的方向是向內、回收。在道家，叫作「回光」或「內守」、「守中」，其實就是改變神氣運行的方向。就像我們平時往外花錢，現在開始有意識存錢了。

當我們的神氣運行的方向改變的時候，能量層面的氣的輸布狀態和密度也會同時有變化，物質層面的身體也會慢慢有變化。就像乾涸了很久的小溪重新有流水了，那麼，只要這個狀態能夠持續，我們的內環境會漸漸恢復生機。

有爲和無爲

無論從靜坐或者養生的角度，都有兩個方向：有為和無為。**有為，是有目的地把精神力投注在某個目標上。**如果用在修身的過程中，我們的氣血也會往「目標」方向集中，比如意守丹田。慢慢地，我們整個身體下部的氣會加強。如果意守眉心，上面的氣會加強。

理論上來說，只要願意，我們可以把能量調動到身體的任何部位，就像我們可以把錢存在餘額寶或者任何一家銀行。前提是你得有足夠的錢來調動，如果錢都不夠日常開支，就不要調動了。

在靜坐練習中，有為的方法，能在我們主觀想要加強的某些層次、部位形成能量聚集。但凡事都是雙刃劍，和無為法相反，人為的意識調配過度，會在體內形成一個不均勻的狀態。如果這個狀態持續加強，就有可能「修偏」。

這在武術界更明顯，學武之人，如果只是練外家拳，一輩子只練硬功的話，到了六、七十歲，身心狀態仍然保持平和健康的非常少。

大學三年級，我在北京郊區的一所職工醫院實習。那時候都是公費醫療，每天都有一位四十多歲的壯實男子來扎針灸。他渾身都痛，走路僵直，坐下去站起來的動作很慢。他有輝煌的運動史，摔跤、鐵人三項、柔道、長跑都很厲害。

這位患者，是年輕時候的過度有為，導致了氣機和肉體層面的不均勻，很多氣脈在「練硬功」的時候被閉住了。大量的能量都強行調到了外周，內部空了、淤堵了。

這個病例給我留下了很深的印象。

無為是什麼呢？我們的精神處於鬆、靜、柔的自然狀態。這種狀態下，我們的能量自然就會往回走，由表層回到深處，去身體需要的部分。身體其實比我們的主觀意識更有智慧，所以，當我們處在鬆靜自然的時候，身體便開始自動調節，而且它的調節是均勻而不偏頗的。

均勻意味著表裡、內外、上下、左右，所有的部分都是通暢、平衡、流動的。人體生病，是因為長期的生活習慣、工作、心智—情感模式，以及特定的致病因素，導致神氣運行不均勻了。不均勻的格局時間長了，就會在身體上顯現問題。

所以，有為和無為，這兩個方法要注意。講到「靜坐」，有些人會和「練功」混為一談。「功」有兩個意思，一個是物理學的做功，一個是有目的的練出功夫或功能。一般來說，氣功的各種功法，有為的較多。

除了具體的方法分有為和無為之外，還要注意，在平時靜坐的時候，自己要去觀察當下自己的心態是有為還是相對無為的。

怎麼觀察呢？很簡單，就是觀察自己是不是太用力、太認真或者有強烈的目的想達到。比如我們在靜坐的時候，如果有一個想把氣聚到哪裡，或者從哪裡調到哪裡的意圖，或者強烈地抱持「我一定要修出功夫」的念頭，這都屬於有為。

心態要避免過於有為，但並不是說具體的方法一有為就不對。很多修道的功法，在某個階段是有為的。但是，今天討論的是關於精神健康和自我覺察領域的靜坐與觀察，如果太有為，觀察的範圍和精微度就有限了。

有個朋友有段時間，靜坐很用力，太認真。坐了三個月之後，發現身體消耗了，瘦了，而且睡眠變差，情緒也不穩定。這時候自己就要知道，需要調整方法了。

所以，「知道」很重要，靜坐這件事情，不能蒙頭去做，否則容易出問題。在這方面，盲目的熱情是會害人的，必須要非常小心謹慎，也就是如古人說的「如履薄冰，如臨深淵」。

用意的輕與重，清與濁

我們說到這個「知道」的時候，是要知道兩件事情：第一，用意的輕與重。比如說那天上課，有位同學看著我說話的時候，內心、眼神和語氣都太用力了。這個就是習慣性的用意重，有時候自己不一定知道，可以請周圍的人提醒自己。

用意重，就像是飯店廚房爐灶的火力不夠，要架個鼓風機把火用力吹起來，好處是菜爆炒快，看起來漂亮，缺點是容易燒糊，而且消耗資源。

尤其是當我們靜坐方法不當、身體比較瘀堵、情緒又不穩定的時候，再用意很重，就容易對身體有不好的影響。古人把用意也叫「火候」，我們普通人的「意」還太粗大，沒到能夠精微調整火候的時候。

用意的輕重，不只在每天靜坐的時候觀察自己，平時吃飯、做事的時候，都可以留意。比如我昨天上課，好幾次知道自己用意過重了，但是沒關係。有這個「知道」就行了，所有的不平衡在這個「知道」後，自然會調整。

第二，我們要留意這個意是清晰的還是混濁的。這個一開始會有點難度，但是持續地留意自己，可以觀察到。

我們剛開始學靜坐，都會以為靜坐就應該清晰、穩定，什麼都不要想……坐著坐著就入定了，其實不是這樣的。

入定是可遇不可求的，當我們練習放鬆，不用力的專注，到一定時候，就有可能自然進入。我們練習的是：從一個混亂不清且不自知的狀態，慢慢進入清晰覺察狀態的過程。

有時我們在工作或生活中會覺得莫名的煩惱，那個時候就要知道：現在我有點亂，心情不好，想發脾氣。要觀察、提醒自己，小心一點，不要在這個階段做重大決策。如果這時候別人給我們提建議，你也要小心，不要在情緒的推動下輕易跟著走，這部分很重要。

一段時間後，我們自然會回到一個相對清晰、穩定的狀態，就可以接著向前走。這部分如果在日常生活中也能做到，就是在持續靜坐練習了，並不是盤腿坐在蒲團上才是靜坐。只是因為人容易在生活中懈怠，所以要專門安排時間來訓練。

我們靜坐的十五分鐘，首先是在身體部分的觀察和體會，最簡單的方法是觀察它是鬆還是緊。一開始身體是緊的，慢慢地鬆開來。呼吸也是，一開始比較短淺，漸漸變得深長了些。還有，意識上從緊到鬆，從模糊到清晰，從複雜到簡單，這些變化都要觀察到。

知道自己的身體狀態、呼吸深淺長短，這些屬於身體的部分；知道腦袋裡有很多雜念，不太容易專注，還有點坐不住，這屬於意識和精神的狀態。

有沒有體會到心情、情感或情緒的狀態？是放鬆的還是緊張的？是高興的還是不高興的？是壓抑的還是開朗的？其實這些我們是可以做到時時刻刻都知道的，但是我們往往在忙的時候忘掉了，最容易忘掉的是我們的身體。

昨天有同學問，打坐的時候，這裡脹、那裡痛的，是怎麼回事。

這裡有幾個方面可以討論：第一，這些地方本來就有脹痛的情況，只是你可能太忙，沒注意到，現在相對靜下來，終於接收到這些身體給你的信息了。

第二，我們打坐的時候，心念相對收回來一些，身體裡的能量就回收了一些。在體內流通的氣比之前增加了，就像乾涸的河床開始出現水了，大小河道開始疏通，很多堵住的地方都在自動地通。通的過程中，身體就會有各種痠麻脹痛的感受。

至於河水往哪裡流，怎麼通，其實不用管它，身體比我們以為的更有智慧。只要我們不亂來，它會自動調節好。

所以，你在靜坐中，如果有什麼感覺，只需要知道，然後繼續坐就是了。無須東想西想，狐疑害怕。

不用力、無目標，安安靜靜地等待

聽眾：老師，之前我聽說靜坐要精神內守，什麼都不要想，就觀呼吸，要專注。但剛才您又說要體會留意情緒和身體的狀態，這樣會不會增加雜念？有了身體的感覺，是要抓住還是不要去理會呢？

李辛：我們前面說的重點是保持那個「知道」，而且不要太用力。你看著我的時候，還能看到周圍的人嗎？看不到，是吧？剛才有人起來倒水，你可能也沒有注意到吧？但如果你不是那麼聚焦地看著我，等待我的回答，就能夠既留意到我，也留意到其他人。

靜坐是練習精神力的專注、集中的狀態，它可以是集中於一個點，可以是一個面，也可以是一個空間，空間還可以有小有大。

剛開始學習靜坐的時候，因為我們平時的意識習慣於飄來飄去，所以先要用一個點來幫助我們的精神集中。比如傳統的書上說，靜坐就像把一頭牛或一隻猴子拴住，不讓牠亂跑。

但當我們已經能夠集中的時候，就要試著把這個點鬆開一些，不要太用力，否則這個意就太重、太緊了。習慣性太重太緊的意，會影響到我們為人處世的各個方面。

換句話說，如果你到了很容易就能專注的階段，就不用這麼用力了，鬆開一些後，你自然會注意到其他東西。

聽眾：然後知道就行了，也不要去附著它？

李辛：附著了也沒關係，我們做不到不附著，知道此刻正在附著就可以了。比如我在跟你說話，我看到他的手在動，我看到，也知道自己已經附著了一秒鐘，沒關係，因為一切都在變化中。唯一不變的，是要保持這個「知道」。

剛開始的時候，我們根據自己的精神能夠集中的程度，來決定精神投射面的寬窄和維度。如果到了能夠很集中的階段，那麼我們可能不需要過多在意特定的打坐時間和姿勢。因為已經在這個狀態裡了，周圍的情況都隨時瞭解。即使「外面」在變化，我們還是在「這裡」。

至於「什麼都不要想」，是你自己加的要求，在初學的階段，我們不可能「什麼都不要想」，我們能知道在「想什麼」就很好了。

剛開始練習的時候，需要借助某一個點好讓注意力集中，比如關注某個點或某個區域，好處是精神容易收回來，能量容易集中，身體的感受比較強。但是如果始終停留在這樣的方式去練，就可能造成我們能量體的不均勻，可能引發心身不調。

所以，剛開始可以從專注入手，慢慢地，意念可以鬆開些，留意我們的精神空間變化，也就是「神氣」吞吐盈縮的範圍大小。

打坐時有雜念是正常的，當我們坐下來，處於相對清晰穩定的「知道」狀態，就會比較清楚地看到自己有某些念頭或情緒的起伏變化，這是正常的。就像我們兩個在專注地談話，外面有小孩子打鬧的聲音，我們聽到了，但它並不妨礙我們。這些內在和外部的噪音，與我們本有的覺察是同步存在的，可以互不干擾。

聽眾：這些是不是需要靠時間才能瞭解清楚？

李辛：需要時間，主要是磨我們的性子，讓自己自然地安靜下來。有一個比喻，空中飄著很多灰塵，相當於我們的雜念，夾雜著情感，夾雜著回憶，怎麼能讓它沉寂下來呢？就是需要不用力、無目標，安安靜靜地等待。不然，越是想把灰塵弄下來、趕出去，越會攪起更多的灰塵。

時間和經驗的累積很重要，但不是每次靜坐的時間越長越好。初學者，每天安排一段或幾段時間打坐，每次幾分鐘到半小時都可以，重點在於培養收攝心念的習慣。但是如果我們太急切，希望在短時間裡做大量的練習，早點出成果，可能會適得其反。

佛家或道家都有集訓營，幾天到幾週不等。當我們有這個願望，各方面的條件也都準備得差不多了，比如世緣可以暫時斷掉，老婆、孩子、父母都安排好了，合適的老師也出現了，經濟基本保障問題也解決了，那就有條件集中訓練了。這種較長時間的訓練是嚴格的考驗，需要心理狀態等各方面的準備，也需要一定的身體基礎。因為當意念集中的時候，力量是很大的，潛在的問題可能會被放大，甚至過去的病灶會復發、加重。

大部分人還在初級階段或者只是抱著養生的目的，如果想要我們的物質身體和氣血均勻、和諧、通暢，除了靜坐，還需要足夠的、合理的運動。比如太極拳是非常好的訓練方法，它能讓肉體、精神、氣血都逐漸均勻，等我們的身心足夠均勻平和的時候，再去集中訓練，進展就會比較快，也相對安全。

絕大部分的現代人活得很辛苦，有那麼多、那麼高的社會標準要去達到，要上班賺錢還房貸，要給孩子存夠好學校的學費，要這個、要那個……現在，首要任務是要防止身體和精神不要太快垮掉。

聽眾：李老師，我是第一次接觸靜坐，我想問，靜坐時意念由緊到鬆，是不是跟入睡的感覺類似？

李辛：靜坐是一個「知道」的狀態，入睡就不「知道」了。除非我們知道自己睡著了，也知道自己在做夢。

聽眾：我靜坐的時候，有點像進入夢境的感覺，好像要睡著了，思想中的事慢慢就淡掉了。

李辛：睡著了嗎？

聽眾：沒睡著。比如剛剛靜坐，你說時間到了，我知道我在這裡，但好像有點像睡醒的感覺，我不知道這是不是屬於意念由緊到鬆。

李辛：這是鬆下來的過程，很好。這裡有個要點，坐的時候是清晰的還是模糊的。如果你進入迷糊的狀態，也有可能是因為比較疲勞，神氣不足，所以不能保持清晰。

聽眾：清晰是指什麼？

李辛：當時周圍的狀態知道嗎？

聽眾：能聽到小孩子的聲音，知道周圍有人。

李辛：那還是相對清晰的。清晰有不同的程度和維度，你第一次接觸打坐，需要多練習一段時間，就自己能回答這個問題了。

無論是學習靜坐、中醫，還是太極拳或其他任何事情，都需要我們不斷地接觸、深入。到了一定的時候，很多問題的答案就自然呈現了。

我們初學的時候，容易在很多事情還沒有持續進行的時候，就冒出很多問題，想在一件事物的表層尋找答案，這樣會很難找到想要的答案。要行動，多體驗，要深入。

要點 11 靜坐與全觀練習

1. 在「初級放鬆與覺察練習」（48 頁）的基礎上，取得一定的穩定度和觀察力後，再開始練習。
2. 感受身體各部位，自上而下，熟悉自己的身體內外感受，逐漸放鬆。
3. 放鬆地坐著，在感受身體的同時，留意頭腦的思緒、內心的情緒狀態，意識到當下「身體—情緒—思想」三個面向的各自呈現和變化。
4. 熟悉自己身心意的基本狀態和變化特點，留意三者互相之間的影響。比如，某個念頭出現時，伴隨的身體感受與情緒狀態的變化。保持身心的放鬆。
5. 同時，留意外界的聲音、人事物的經過，並觀察自己的身心意如何隨著外部而起伏變化，比如有雜訊出現的當下，出現了什麼樣的念頭和想法，是否有厭煩或擔心，身體是否會緊張或呼吸加快……
6. 反覆練習對當下身心意、內與外的觀察、覺察。漸漸可以延伸到工作、生活中嘗試這一全觀的練習。

運動的開闔選擇

這兩天早上，我們跟著老師練習太極拳，是非常好的練習。我們讀中醫學院的，太極拳是必修課，研究生階段也得學，還有太極劍。雖然我沒練出武功，但有一個很深的體會：肉體的鍛鍊非常重要。

肉體是精神的載體，它的狀態能直接影響到精神狀態，而現代人的城市生活過於忽略了肉體。

多年來，我一直有個很好的習慣——保持運動。今天早上我五點起床，在陽臺上站樁，六點到這裡又站了一會兒。平時我會打八卦掌、太極拳或八部金剛，看當時身體的需求選擇。

這些是我二十多年來養成的一個習慣，對先天稟賦不是很足的我，幫助實在太大了。而且這些都不是耗人的運動，能幫助我們把氣血運行水準維持在相對良好的狀態，幫助我們保持身體的靈活、精神的鬆弛和穩定。

為什麼運動和精神那麼相關呢？比如，我們在練習走太極貓步的時候，有沒有發現自己的精神自然就會集中，會變得舒緩、放鬆。我第一天練習的時候印象很深，整個過程，尤其是在腳著地的那一刻，只要稍微一走神，這一段氣韻就會斷掉，必須足夠專注，這些動作才能連貫在一起。

這種專注的練習，也適合用在觀察和熟悉自己的身體上，細緻入微地觀察。我學中醫就是從觀察入手，從對自己身體的觀察開始。大學畢業之前的幾個月，我每天晚上在樓下練一個半小時的貓步和站樁。

這樣長久地練習，觀察的細微度就會加強，自然而然就會對我們的身體越來越瞭解，能夠知道自己的身體是不是均勻，哪裡有問題。記得我剛開始打太極拳的時候，有一次突然感受自己的身體好像是東一塊西一塊拼湊起來的，有厚有薄，「整體性能」不怎麼好。

大家昨天開始學習太極拳的時候有這種感覺嗎？如果有，是正常的。現代人個個疲勞過度，損耗嚴重，只是因為注意力都在外面，感受不到自己的內部已經不太完整了。

這需要持續的練習，去體會身體如何慢慢地協調合一。有條件可以去學太極拳，沒條件就走貓步，也需要做一些伏地挺身、深蹲之類增加肌力的鍛鍊。

總之，每天都需要花時間去做和身體有關的練習，慢慢就會知道身體的每一層是怎麼回事。比如我很清楚，自己身體外部少陽經的力量一直不足，裡邊稍微厚一點，而平時的爬山、徒步對這部分有益處。

我們對自己的身體要非常熟悉，才能談得上養生。

平時除了太極拳、貓步之外，還有八段錦和八部金剛可以經常練習，網路上能找到影片，瑜伽也很好。我以前住在上海的時候，社區附近的綠地面積小、人多，沒條件打太極拳，我就每天在那裡把每個關節都轉一遍。只要有運動的概念，總會找到合適的方法。

聽眾：我有轉關節的習慣，早上時間很趕，從頭到腳轉三十六下，就覺得好很多。

李辛：這些簡單的鍛鍊都是不花錢又方便的，也是最能持續的鍛鍊方式。

聽眾：站樁呢？

李辛：站樁非常好，這是一種靜態的運動。我以前有段時間每天站兩個小時。要堅持，一定會有收穫。還有一段時間，我每天靜坐四、五個小時，但是光靜坐卻不運動，是不行的。

二十幾歲的時候，我有兩年多的時間，在一家企業裡做總裁助理兼部門經理。白天很忙，飛來飛去的，跟你們現在一樣，但我白天再忙，晚上還是雷打不動地靜坐。

直到有一天，發現自己提著菜上五樓都喘氣了，肌肉也萎縮不少。這時候，心裡跳出一句話：這是手無縛雞之力啊。

只是靜坐而不運動，身體就跟不上了。正好那時候我的工作由外派改回總部，於是恢復每天去附近的公園運動，過了幾個月，體力和精力都恢復了。

聽眾：我想運動，但我有選擇障礙。有這麼多的選擇可以去嘗試，但是不瞭解哪個對我更合適，又沒有那麼多時間把每個都試一遍，所以就什麼都開始不了。

李辛：那是行動力的問題，要去嘗試開始，練了一段時間，就知道合適不合適了。我二十幾歲的時候練過三個多月的健身，每天舉啞鈴、槓鈴練肌肉，做了幾天後，肌肉痛得晚上睡不著覺。

從中醫來說，這是因為啞鈴、槓鈴等屬於局部鍛鍊，這部分的肌腠層消耗了大量的氣血來更新換代，而身體整體的氣血沒有跟上，化不掉局部產生的代謝垃圾。

我當時每天都吃雙倍量的補中益氣丸和桂附地黃丸來補氣血。三個月之後就停止了這類運動。我瞭解其中的原理，知道這個不太適合我的體質，適合氣血相對旺盛的體質。我的體質適合那種榮養、疏通氣血的「羽量級運動」，比如太極拳、八部金剛、瑜伽、走路等。這個體會比我們去諮詢某個專家要深入得多。

養生最怕盲目和迷信。所以，如果你還不知道，請不要放棄自己去瞭解及找到答案的這個能力。

小說裡常講，古代的禪師，如果這個徒弟腦袋裡一有問題就去問，他可能一腳把徒弟踢出去。跟著有經驗的禪師學習，需要我們已經做好準備了，很多東西都已經體悟到了，最後還有一些卡住的關鍵點再去請教，才不會浪費自己和師父的時間、精力。

到了那個狀態，即使師父踢我們一腳，我們也會知道這一腳的意義所在。但是，如果以我們現在的狀態被踢上一腳，恐怕心裡會恨得要死，人在不同狀態對同一腳的認識是不一樣的。

聽眾：老師，像我這種氣血不足的人，練習拉丁舞可以嗎？

李辛：我們在座的可以把自己的身體分成兩類來評估一下，是厚還是薄？你覺得自己是屬於厚的還是薄的？

聽眾：屬於薄。

李辛：薄，一般代表不足。我們的身體像顆大氣球，薄的人，裡面的氣會少一點，像我就是這一類人。那麼，氣球的氣少，你說是應該往裡加一點氣，還是往外放一點氣呢？

聽眾：往裡加。

李辛：把散在外面的氣往回收，這叫「闔」。闔就是回籠資金，往外就是開。人體需要有開有闔，但有的人開多闔少或者闔多開少，要根據自己的特質來決定大方向，你覺得你是需要闔，還是需要開？

聽眾：闔。

李辛：那就很清楚了。拉丁舞可以練，但不一定要當作你鍛鍊身體的主要項目。你可以選擇以闔為主的鍛鍊，比如太極拳、瑜伽、慢走，拉丁舞可以當作佐菜，或者等到某個階段，你覺得自己的能量比較高了，就可以多練習一點拉丁舞。

體質不是一成不變的，它會根據生活作息、飲食、運動、環境、工作強度、天地氣運、情緒等因素變化，我們要以自己當下的體質來選擇合適的養生方法。

聽眾：我挺喜歡拉丁舞的，勉強能跟上，也喜歡那裡的氣氛，很開心，但是每次結束後就覺得很累。

李辛：我們在做任何一件事情的時候，都是在跟外界進行著精神和能量的交流。當我們參與的團體氣氛溫暖開心的時候，它能在精神和能量層面補到我們。所以，雖然拉丁舞對虛弱一些的身體來說，偏開，但精神這個部分打開後，氣血的通道也會相對打開，所以能量還能循環回來。

既然你喜歡，這個團體的氛圍又是補你的，只是練習本身稍微開過了一點。可以做個簡單的調整：繼續練習，中間多安排一些休息，回家後也多闔。

我們要留意在平時的生活中不同的人事物、環境與我們的身體、精神之間的交互作用，導致我們的氣血、思想和情緒有什麼樣的變化。

環境對人體的影響也是有的開，有的闔。對於虛弱者來說，闔就是補，開就是泄。還有人與人的關係，有的人際關係是消耗人的。當我們心身狀態比較差的時候，就容易受到負面的影響。

這些需要我們隨時覺察，清晰了，就可以自主選擇，不需要再去問專家。這麼一來，安心、穩定的狀態會相對多一點，消耗得也少一些。

但並不是一有不舒服就要逃，有些關係或環境和事情，可能當下會讓我們難受。但是如果我們稍微堅持與它共處一段時間，拋開定見，也許會發現，它好像能補我的缺，讓我的意識和覺知更擴展一層。這個時候，過度的敏感和逃避就會把我們困在原地，無法發展。

這部分與心胸、接受度，還有意志力有關。如果沒有意志力，我們對於所有的事情都是淺嘗輒止。

不用力的觀察與感受

李辛：我們這幾天練習了幾次靜坐，大家有什麼感受，可以交流一下。

聽眾：我覺得自己的神有點緊，鼻梁這裡有收聚的感覺。

李辛：你的注意力放在哪裡？

聽眾：放在小腹那裡，觀察呼吸。

李辛：當我們打坐的時候，因為安靜的環境和神氣收斂的原因，不同於平時工作生活的「開」的狀態，這個時候整個神和氣的方向是往內收聚的。對不同的能量格局和氣脈通暢度的人體來說，每個人的感受會各有不同。

你的神是有點緊，神緊的狀態下，氣血的流通度也會受到一些影響，身體內部的氣脈在鼻梁這裡可能原本就有卡點。

但我們不需要馬上給這個感受下定論，可以在靜坐中繼續觀察這些感受的變化。你已經觀察到自己的神是偏緊的，還可以繼續觀察身體的鬆緊，慢慢就會知道，什麼情況下它會更鬆一點。不必過於在意某處出現的某個感覺，這些都是正常的氣脈流動造成的感受，它們會不斷變化，只需要保持覺察就行了。熟悉後，就把這個覺察的方法帶入生活中。

聽眾：我剛才靜坐的時候一邊數呼吸，一邊注意小腹起伏的狀態，然後覺得有點頭痛。後來我試著不數呼吸也不觀察小腹的起伏之後，就覺得像是坐在田野上，放鬆了。

李辛：你可能數息和觀小腹起伏的意過緊、過於用力了，這個和我們平時用神意的鬆緊度有關，平時要練習不用力的專注。我們往往在專注的時候是一個加壓的狀態，還記得我說的鼓風機原理嗎？

為什麼會頭痛呢？可能你平時頭部的氣脈偏緊、壓力偏高，所以當你靜坐時太用力，這個壓力就會更大。前面說了，靜坐的時候是能量處於回收狀態，我們的感受也會比平時更敏銳一些，這個可能是你感到頭痛的原因。所以當你不再用力的時候，就鬆開了。

我們平時生活中的精神狀態，用心用意的習慣，會延續到靜坐時的狀態。

聽眾：靜坐的時候能守中焦脾胃這裡嗎？

李辛：不同的體質和氣機格局方向，需要關注的點是不同的，首先要瞭解自己的特質。你覺得自己的形是厚的，還是薄的？

聽眾：薄。

李辛：對。你覺得自己的形體是屬於比較鬆的，還是比較緊的？

聽眾：緊。

李辛：好。神是鬆的還是緊的？

聽眾：緊。

李辛：對，偏緊。所以，總體來說，你的形、氣、神都是偏緊。那麼，是需要讓它再緊一點，還是稍微鬆一點？

聽眾：鬆一點。

李辛：對。再問一個問題，你覺得靜坐中「守和觀」有什麼區別？

聽眾：是不是用意輕重的區別？

李辛：前者有為，後者無為。我們可以守中焦，同時知道自己在守，也知道此刻神是緊的還是鬆的，知道自己坐在這裡以及聽到周圍的聲音……後面的幾個「知道」，你有嗎？

大部分初學者在「守」某個點的時候用力大了一些，神太過緊了。對於你來說，與其守中焦、下焦或其他任何部位，不如時時記得放鬆、自然、不用力。只要這幾點做到，就是一個趨向均勻的狀態。這個方法能對治你的「緊」，這樣你的身體會越來越好。

過度思考的困局

聽眾：厚薄這個問題，我還不太清楚。另外，我覺得自己身體的左右兩邊是分離的。

李辛：怎樣的分離？

聽眾：比如數呼吸也好，意守也好，總覺得兩邊各走各的，虛實鬆緊都不一樣。

李辛：你覺得自己的形體是厚還是薄？

聽眾：好像左邊厚一些，右邊薄一些。

李辛：這種情況常有。我因為喜歡打乒乓球、網球，所以我的右邊比較厚一點。

你覺得自己的形體是鬆還是緊？

聽眾：有鬆也有緊。

李辛：你覺得自己的意念是鬆的還是緊的？

聽眾：有時候鬆一點，有時候緊一點。

李辛：你的神是偏緊的，身體也不放鬆，這個要多留意。平時練太極拳嗎？

聽眾：有在練。

李辛：要留意自己練的時候，身體是柔軟的還是僵硬的。回家繼續練，自然會由緊到鬆，然後更鬆，太極拳對你特別合適。

大家要多留意自己，我們只有瞭解自己越多，才會更瞭解別人，我們精神的寬度和廣度需要不斷拓展。

比如剛才這位同學說他原來是意守，但沒有注意周圍的情況，這個就屬於「悶頭打坐」。精神是相對集中且範圍窄小的，等到慢慢訓練出既能夠意守又能夠知道周圍的情況，這個神意的範圍就慢慢展開了。

這些訓練的好處之一，是能夠讓我們在生活和工作中更有全域觀，不容易執著在單一個點上。

我的第一份工作是老師，第一次踏上講臺的時候，很不巧是給那些年紀比我大的、工作很多年的進修醫師上課。當時，我緊張得不得了，寫字都是抖的，也不敢看他們，然後不停地寫黑板、喝水，粉筆也斷了好幾次。那就是一個悶頭講課的、窄的狀態。我現在能夠一邊講課，一邊注意到自己和大家的變化。

就像開車，當我們的神意相對舒展的時候，周圍有車靠近我們，甚至還沒在後照鏡出現，你就能感覺到，這就是直覺，直覺在神意比較放鬆、安寧的狀態下會起作用。我們需要練習神意的放鬆，以及寬度和廣度。

「神意」這個東西隨時會因為內在和外在的影響而變化，我們可以評估一下自己的神意是比較集中還是比較開的。

聽眾們：比較集中。

李辛：你呢？

聽眾：我覺得還算開的吧。

李辛：我的觀察是，你的神意過於集中了。你在我們談話的時候，兩眼直直地盯著我，像是不想漏過一個詞語，是過於認真專注的。但是這種專注是狹窄的，你不太能夠同時注意到周圍人的反應。

為什麼我要說這個問題呢？因為這個和你左右不平衡有關。

我相信你在工作中也是非常認真的，這是一個好習慣。但萬事都是一體兩面，長期的過於集中就會有過緊的狀態，而且這個慣性會波及你所接觸的一切人、事、物。你靜坐多長時間了？

聽眾：有幾年了。

李辛：有老師帶嗎？

聽眾：沒有。

李辛：多大年紀了？

聽眾：五十三歲。

李辛：你還需要調整自己的練習方向和方法。身為五十幾歲的人，你的身體算是比較結實的，氣血也是比較充足的，但是你的精神比較緊張。神一緊，就像把捆在身上的繩子不斷收緊，然後你再用過強的意念去打坐，守這兒、守那兒的，這個緊的力量就越來越強。

這部分還是需要小心處理，不然時間長了，可能會有不好的影響。輕的話，會影響睡眠，或者比如你現在有的這種不均勻的感覺；嚴重的話，可能對心理、情緒、心腦血管等都會產生影響。

我建議你在這個階段以練太極拳、散步為主。靜坐先減少或暫停，先學習日常生活中觀察和感受自己身心的鬆與緊，把過度用力的習慣慢慢卸掉。等到有合適老師出現的時候，再練習打坐。

我們的課題主要是關於精神心理的，我想再和大家討論一個話題：我們能夠分清自己是在觀察，還是在思考嗎？

聽眾：我感覺到自己在觀察的時候會鬆一些，思考的時候會緊一些。

李辛：思考有一個焦點，就像拿著一個凸透鏡把陽光集中在一個點上，它能把普通的陽光變得炙熱。思考不但會聚焦，而且會有一個迴旋、掃描、搜索的功能，它有範圍，在範圍內，會從這個點跳到那個點，觀察就類似於你剛才說的在田野上的感覺。

在平時的生活中，我們是以觀察為主還是以思考為主？

聽眾們：以思考為主。

李辛：你覺得自己是以觀察為主，還是以思考為主？

聽眾：以思考為主。

李辛：是的。身為現代人，尤其是城市人，或者受過高等教育的人，基本都以思考為主。所以需要訓練自己常常處於既清晰又放鬆的精神狀態，就能慢慢改變過度思考的慣性，否則每天的生活和工作的慣性，會讓我們的身心越來越緊。

在城市裡生活的現代人得憂鬱症、焦慮症等精神心理問題的機會，比農村要多得多，其中一個原因是因為城裡的心理醫師比較多，被戴上「帽子」的機會就多。

「帽子」這個東西戴上去容易，摘下來難。另一個原因是城裡的人「思考」多，肉體訓練少，「精神」和「肉體」這兩個一不平衡，得憂鬱症和焦慮症的機會就多。

對於現代人，要避免自己總是陷在思考當中。你是容易陷在思考中的一類，但是不一定能意識得到。我想問問，你太太對此怎麼看？

聽眾太太：是的，他平時思考比較多，還經常把一件事情透過邏輯或數學等方式來分析。

李辛：如果這樣的思考成為一個長期的習慣，那觀察世界的維度就慢慢地越來越集中、越來越窄了。

對於你，養生最重要的一點就是減少思考，多做肉體的運動，多一些不帶分析的觀察與感受，減少一些邏輯的、科學的、慣性的思維模式。平衡，是最大的養生。

聽眾：您剛剛說減少思考的一個方法是多動身體、少動腦，問題是有時候我的腦袋不受自己的控制，忍不住就會思考問題。

李辛：你今天爬山的時候想的是不是少一點了？

聽眾：是的，注意力換了嘛。

李辛：你抓住了關鍵點——注意力。我們能不能轉念，能不能轉注意力，是很重要的。我們要學會不要讓自己的注意力長時間地停在一個點上，要學會跳出來。

你也是屬於極其認真、專注的人。可是，只會專注、不會鬆開，就會失去平衡，要持續做身體的訓練，就能把原來持續在腦部的「局部高壓循環」的氣血轉到全身。運動是平衡用腦過度的最簡單的方法，你體內上下各部的氣血「貧富懸殊」過大了。

為什麼呢？當我們一用意念，全身的氣血就會不均勻，過度的思考或人為的引導會擾亂原本有秩序且均勻的氣血輸布和運行。

用意過度的干擾

很多練功的人喜歡把氣導來導去，這是有危險的，除了已經修到很高層次的人，我們一般不知道人體的氣血該怎麼走。

如果人為地把它導到腳上，導到肚子裡，讓它這麼轉或那麼轉，引導它走哪條經，一旦搞錯，會發生體內的「交通事故」。如果個性又是偏激執著的，就容易走火入魔。

與其這麼費力又不安全地導來導去，不如走路、打太極拳，不用意念的站樁、打坐，力所能及地做點對人對己有益的事情，氣血自然就會去該去的地方。

身體有自己的節奏和運行規律，與大自然一直在互動互通，比我們自以為是的頭腦有智慧多了。

聽眾：老師，一天二十四小時，我每天最多運動一個小時，剩下還有很多時間，腦子還是一直在思考。但是，如果我一直透過運動來減少思考，就要花很多時間。還有什麼別的辦法，讓大腦不要轉那麼多？

李辛：覺察。你知道自己的大腦現在轉速是兩百還是兩千，是吧？當你有覺察的時候，其實自己會調整的。但當你沒有覺察，一直保持兩千轉速，以這個速度，即使是靜坐和打太極拳，效果也不會太好。

重點是覺察，而不是用另一個思考出來的辦法去對峙。一覺察，你的注意力的空間就會比之前更廣大，轉速自然會慢下來。

聽眾：覺察，然後把速度給調慢。

李辛：覺察後，速度自然會減慢，不需要費勁去調。比如剛才我覺察到自己說話快了，自然就減慢了；發現湯很燙，我自然就放慢了喝它的速度。這個覺察不需要高深的技巧，只是在意識上保持一個良好習慣。

如果總是在「高轉速」之下思考，即使在思考似乎重要的問題，我們的全觀能力也會很弱，無法跳出本來的局限，就容易發生類似憂鬱、焦慮、高血壓、失眠，或者其他的心身問題。

另外，當你使用思想和肉體的比例懸殊過大時，是需要花更多的時間，透過運動來「矯正」這個偏差，這個方法也是比較安全和有效的。對你來說，每天一個小時可能不夠，需要增加。

從熟悉自己的身體入手

聽眾：老師，我在靜坐的時候，發現數息會使我的身體難以放鬆，變得很緊，很焦躁，後來我都不知道該不該堅持靜坐。

李辛：有沒有試過別的方法？

聽眾：我試過觀想天上的星星，或者觀想平靜的湖面，這一類會使我比較安靜，不知道這種方法對不對？

李辛：可以的。我也是屬於一數息反而會緊的這一類，但是我不會有太多內疚和對自己的不滿。既然這個方法現階段對你不適合，那就換一個試試。

你可以觀想星星、觀想湖面，一切都是所緣境，數息也是一個方便的所緣境。

但要小心，當我們用觀想的方法，等於是用我們的思想去憑空造一個東西，時間長了，也會有問題。而且，你屬於已經比較安靜的，那匹馬已經不怎麼亂跑了，不需要一直拿條繩子把它拴住。

不用力、無焦點地觀察自己身心意的變化，或者只是觀察身體的變化，比如像南懷瑾老師說的「知息入、知息出、知息長短、知息遍身」，是容易入手且安全的方法，這些共同點是那個「知」。

聽眾：晚上我常常在書房裡靜坐，即使開著檯燈，還是會害怕，不敢閉眼睛，不知道怎麼調整才好。

李辛：你覺得你的身體是厚還是薄？神定不定？大家也可以一起來觀察。

聽眾：我覺得比較薄，比較虛，膽子小，容易受到干擾。

李辛：比較薄，神也偏弱，敏感型，這樣的體質、神質，是容易受到干擾。

有一個調節的總原則：

對於形比較厚，神比較緊、比較強的，調節方向是「鬆」一點，要開，多做一些流通型的運動，強度大一些更合適。

對於神比較敏感、比較弱，身體比較單薄的人，就像是一個薄薄淺淺的小碗，容量不夠大，也容易受到磕碰。這類人也需要運動，但需要相對柔和的、靜態的、以聚為主的運動，在不過度消耗的前提下，把肉體練得厚一點，把這個小碗變成一口容量大一些的缸。

所以，對於你來說，要把身體建設一下，要有一點點肌肉，這樣神會更穩定。

聽眾：我在堅持打太極拳。

李辛：太極拳很合適，你多大年紀？

聽眾：三十五歲。

李辛：可以每天做五十下深蹲，每天一至三次適當地做一些伏地挺身，肌力不夠的話，可以斜撐在床上，這樣會輕鬆一些。

聽眾：平板支撐呢？

李辛：可以的。對於我們這類比較單薄的身體，不要太強求，但需要有意識地讓身體強化一些。

回到那個靜坐的問題，你的這種害怕是因為神還很不足，可以先鍛鍊，把靜坐放到下一階段。以走路、打太極拳為主，再加上少量肌肉的輔助訓練。

這裡提到了一個很重要的問題，我們要評估一下自己的神是飽滿的還是虛弱的。如果我們的神很虛的話，氣血的流通也不會強盛，不但意味著我們的身體不會強壯，也意味著我們非常容易受外界有形及無形力量的影響。所以，這類人對靜坐這件事不要太急著做或做太多，不然弊大於利。

除了評估我們的神飽不飽滿，還要看神定不定、清晰不清晰。

剛開始學習靜坐的時候，可以把這些當作指標。坐一段時間之後，你能觀察到自己的神是否清晰、穩定了，或者仍然比較飄散。這個比感覺這裡痛那裡熱，或者看到什麼圖像、景色要重要。

精神的穩定、清晰、飽滿，是我們能穩固發展自己的意識和精神世界的一個重要立足點。

從觀察、熟悉自己入手

聽眾：剛才老師不建議我現階段靜坐。其實我對自己還不太瞭解，目前能判斷出來自己的鬆緊，其他方面還不太清楚。

李辛：我們需要練習對人、事、物的全觀能力，其中最重要的就是認識自己。你可能有悶頭做事的習慣，不光是在靜坐上，在生活工作中，都有點悶頭做事，沒有留意周圍的狀態。

靜坐的目的是用來練習運用在生活當中的覺察力。所以我建議，以你現在的身心狀態，靜坐雖然可以減少一些，但仍然可以訓練自己在生活中的覺察。

要訓練擴大自己意識的寬度和廣度，訓練自己在任何時候，能在留意自己的同時，也稍微留意一下周圍人、事、物的狀態和變化。

比如說，我注意到有些同學，尤其是膽子比較小的女孩子，不敢和人目光對視，人多的時候她會靠邊坐。這個習慣如果自己覺察不到，長期下來，意識的範圍就容易窄化。

如何擴大呢？可以做這樣的訓練。比如吃飯的時候，可以一邊慢慢吃，一邊拿一部分的注意力觀察周圍的人，帶一點好奇心，重新打開自己的關注範圍，不帶有特別的目的，就只是觀察，同時也觀察自己的狀態，也不要忘了盤中的魚裡面有刺，這就是內和外的觀察。

我在大學的時候，有一天發現自己在跟人談話的時候，身體很緊，神也很緊。那一天的覺察對我來說是決定性的開始，我第一次意識到自己在人際交流中很緊，然後花了大概半年的時間練習，只做一件事：任何時候，先把手和腳放鬆。

我用這個方法幫了很多人。有一個病人是公司祕書，臉黑黑的、很緊、痛經、睡眠很差、手腳冰冷、身體比較薄，神比較弱，敏感度高且不穩定，工作很認真、膽子小。我觀察到她在打電話的時候，腿腳就自然夾纏起來。

大家平時可以觀察，我們周圍有很多人都這樣，尤其是打電話給主管、老公或婆婆的時候，肢體會緊縮起來。

我教他們在任何時候注意自己的手腳是鬆的還是緊的，這能幫助人們很明顯地發現自己的內心狀態。**當我們把肢體放鬆開的時候，心也會跟著漸漸鬆開。**

我在大學二、三年級的時候，說話非常快，因為焦慮，想趕緊把話說完。有一天，班裡有個女同學跟我說：「李辛，你說話怎麼那麼快啊，我都聽不懂。」

那天對我來說是關於表達的語速方面的轉捩點，透過她的提醒，我意識到了，後來我在講話的時候常常留意觀察自己、訓練自己：話要慢慢地講。知道自己說的每一個字，都是在表達什麼。這也是一個擴展意識的訓練，我們往往在語速快的時候，很難做到同時留意自己的話是否適合對方。

大家注意過十字路口的行人嗎？大多數人的神都非常窄和渙散，普遍都焦慮和緊張。如果有一個人闖了紅燈，大家就會進入集體無意識狀態，跟著一起往前衝。

我現在過十字路口會觀察了，以前也是盲目地跟隨人流。有一天開始我意識到了，為什麼大家往前衝的時候我也往前衝？其實很多事都是這樣，可能經過了一萬次，終於意識到了，從此開始客觀地觀察當下的情形。

然後我們會慢慢發現自己當下的狀態，什麼時候會緊張，什麼時候會不安，這就是對自己的瞭解。當我們對自己瞭解越多，就有機會當下調整，也會更瞭解這個世界，由此會逐漸安心，這個比讀很多書都要有用。

魯道夫・史代納（Rudolf Steiner）在他的自傳中有一句：「人只有看到自身的真正實相之後，才有可能理解外界的真正實相是什麼。」

希望我們能夠帶著這種覺察，進入平時的生活中。

牛皮癬是生命狀態的一種表達方式

聽眾：我父親得牛皮癬很多年了，我該怎麼幫助他做調理？

李辛：牛皮癬是一種典型的心身疾病。

所謂心身疾病，是指現代醫學發現有某些種類的病，比如高血壓、偏頭痛、痛經，大部分的皮膚病、甲狀腺亢進，還有牛皮癬，它們的主要原因是由於社會心理因素或者壓力引起的。其實，所有的病多少都和精神心理因素有關。

對於像你父親這種情況，可以從今天講過的知識來分析，他的精神是鬆的還是緊的？意識是寬的還是窄的？

聽眾：緊的和窄的。

李辛：情緒對他的影響是比較大，還是比較小？

聽眾：很大。

李辛：他的職業是什麼？

聽眾：他退休了。以前是老幹部，退休之後牛皮癬就更嚴重了。

李辛：他現在有什麼運動習慣或者業餘愛好嗎？

聽眾：他不愛運動，天天看書。

李辛：看哪一類的書呢？

聽眾：什麼書都看，屬於書蟲那一類。

李辛：他的身體是屬於偏厚的還是偏薄，偏鬆還是偏緊？

聽眾：偏厚、偏緊。

李辛：從這些資訊可以判斷出，他在身體上需要更多的疏通和放鬆。對於一個老年人，從來沒有運動的習慣，一開始就讓他去練太極拳，這個起步會有點難，容易被放棄，可以從散步開始，八段錦也很適合他。

需要有人去帶動他，拉他去散步，早晚各一次，成為習慣就好了。

聽眾：我給他買了一套房，弄了一個小菜園，讓他平時種種菜、澆澆水什麼的。這種生活大概有兩年了，但那個病還是沒好。

李辛：一般得牛皮癬的，從中醫來說屬於身體裡面有熱和毒，而且不在表淺的肌腠層次，而是在比較深的血分層次。所以還得問一些重要的問題，比如，他和社會的交往怎麼樣？

聽眾：挺好的。

李辛：你瞭解你父親嗎？他有可以深入交流的知心朋友嗎？

聽眾：他有兩個比較好的朋友，但都得了癌症，其中一個已經去世了。

李辛：他跟你或者家庭成員有深入的交流嗎？

聽眾：從來沒有，我們之間是一種挺冷淡的父子關係。

李辛：家庭成員之間的溝通是比較重要的，你媽媽現在情況怎麼樣呢？

聽眾：這個講起來比較複雜。

李辛：昨天說了一個很重要的問題，一些比較重的、長期的慢性病，表明一個家庭甚至一個家族都在某種狀態裡持續了很久。從你的敘述來看，你們家庭成員之間深入有效的交流不夠。如果你媽媽因為年紀大或是別的原因，很難好好交流，那就需要你或兄弟姊妹來完成這種交流。

每個家庭都有一個「精神之光」相對明亮的人。也許你是能把光帶進家庭的那個人，那麼現在的重點是怎麼把自己調整到一個相對穩定、清晰，精力又比較足的狀態。只有當我們的思想和意識的寬度展開的時候，才有可能和長輩有更深入的交流，才有可能轉變過去卡住的某些環節。

你父親的好朋友都有癌症什麼的，表示他的朋友關係當中能給他正面、積極、打開的這種交流機會不多。

書蟲、沒有運動、已經退休，家庭交流和外部交流都不夠，可以想像他的身心封閉得很厲害。

如果我們畫一張圖的話，他身心裡面有很多能量鬱在內部。我們前面說過能量的均勻與健康的關係，如果有鍛鍊物質身體，那一部分鬱結的能量就能透過運動在體內均勻布散；如果開始建立正常、真實、良好溝通的家庭關係，那一部分鬱結的精神能量能夠在身心內部均匀流動；如果他還有良好的社會關係，那又能在個體與外界的這一層面有很好的循環交流。

他在這幾個部分都不夠，內在又有巨大的生命力在湧動。這種巨大的力量，就會變成某種症狀出來。牛皮癬是生命狀態的一種表達方式，是身體為了自救的一個被動排邪的反應。

東北的冬天會燒炕，有時候煙道堵住了以後，煙會從別的地方冒出來。他有牛皮癬，看起來是一個很麻煩的病，但除了它是身體的一個自救策略之外，這個病位在表，其實也是一件好事，說明：第一，身體還有能量；第二，病在往外走。

這些問題如果換在別人身上，如果不以牛皮癬的方式表達出來，就有可能以痛風、肝血管瘤、心腦血管病，甚至是腫瘤的方式表達。在中醫來看，所有這些病，只是生命中沒有消化流通的「力量」以不同的方式組合和呈現的結果。

你先把自己調整好，然後開始帶他鍛鍊。即使互相不說話，也有潛在的交流。慢慢你們接觸多了以後，肯定會有更多的交流。尤其是有了身體的運動之後，身心自己會慢慢打開，去建立新的對外交流管道。

聽眾：要是喜歡動物，養狗也是個出口，是吧？

李辛：對，人和寵物之間的溝通往往比人和人之間的溝通更容易。

像他這一類老人，還需要跟社會保持一些交流，比如老年大學、唱歌、書法、演奏樂器，這些都很好。

現在很多人都在罵跳廣場舞的大媽擾民，但廣場舞本身是非常好的老年運動和交流形式。它對這一代老年人非常重要，如果安排得當，是一件好事。你帶他去參加各種活動，鼓勵他，還可以帶他去旅行。

女聽眾：老爺子那麼愛看書，讓他上老年大學當個老師什麼的，不就發揮出來嗎？

李辛：是個好辦法。

聽眾：嗯，得給他找個出口。

李辛：人要跟社會有適度的交流。不能因為我們覺得自己身體差，就要盡量節省能量，光靜坐、睡覺，其他事情都不要做了。這樣是一個能量的閉路循環，我們跟外界的交流全都斷掉了。光闔不開，生命體也無法健康延續。

就像一家公司，沒錢就光省，不開展任何業務，也不請客吃飯，也不開公司年會……這些花出去的錢可不是浪費，開出去才能回得來，只是開闔的比例要掌握好。

人的生命是多層次的，各個層次的內容和交流都需要有。這個部分是需要我們自己來觀察和嘗試的。

充滿新鮮感的世界

我一直在反覆提醒大家，在日常生活中有意識地留意自己的身體是鬆還是緊，這一點很重要。包括吃飯、看書、乘車等任何時候，都能有一部分的注意力來留意自己的身體是鬆還是緊。

當我們對當下身體的鬆緊比較熟悉的時候，感受力就會越來越清晰。慢慢地，感知會逐漸擴展，能感受到周圍人和整個環境的鬆緊狀態。

除了留意身體的鬆緊，還要慢慢練習有意識地留意自己精神的鬆緊，同時也留意周圍人精神的鬆緊。當我們開始放鬆觀察周圍的時候，就不會時時刻刻把注意力都拘在自己的身上，拘在自己的不舒服、不開心上了。

要打開眼光，擴展意識，放鬆地去觀察、聽、看及感受流向我們的一切。

前面我們討論過一個問題，我們能不能分清楚「觀察」與「思考」的區別。

當陷入思考的時候，人的觀察力是很差的，尤其當我們在強烈思考，進入一個密閉回路的時候，觀察力是局限在關注的某個點上。那一刻，我們就與真實的外在世界失聯了，變成精神和情感的孤島，衝突、焦慮、憂鬱、成癮症都與此相關。

如何均衡地發展及運用我們的觀察力和思考力？這兩者是可以同步進行的。大家要練習在生活中體會這一點，它非常重要。

現代人大部分的生命活動，都是在頭腦的思考中進行的，不接地氣。我們學了大量的知識和概念，但是，把它們當作傳統文化也好，心理學、禪修也好，我們最好把學過的任何一個概念和知識，都在我們的身心上、生活上有所運用和體驗。只有體驗到的，才是我們真正學到的東西，否則我們學得越多，困惑就會越多。所以我希望大家能夠**時刻留意到自己身體與精神的鬆和緊，同時把精神、耳目和感受打開，你的生活將會大不一樣，眼前的世界會生動，充滿著新鮮感。**

除了鬆和緊以外，進一步知道自己的精神狀態是清明的還是散亂的。比如早上鍛鍊時，經過我們的大多數路人都是散亂的。還有剛才靜坐的時候，先坐的同學能聽到後面進來的同學的動靜，每一個同學進來的狀態都不一樣。

比如，有的學員坐下來，把包包的拉鍊拉開合上，再拉開再合上的時候，是有意識的嗎？這兩天我聽到很多拉鍊的聲音，我的感覺是，有些學員在拉的時候是無意識的，只是習慣性地完成這個動作。平時我們在說話的時候，知道自己的語速、表情和心理狀態嗎？這個「知道」很重要。

現代人會過多關注自己說的話到不到位，漂不漂亮，舉止儀態體面不體面，全都是外在的指標。重要的是，要有一點覺知，有意識地觀察我們正在做的事情，以及整個過程中的內外狀態和互動的關係。

哪怕沒有微笑，而是在生氣，哪怕是心煩意亂或者特別難過，我們可以留意一下自己的內在狀態，以及在這個狀態裡所有的動作和言語，這個就是覺知。

在日常生活中的訓練，比坐在蒲團上更能提高我們的覺知力。當我們散亂的時候，是不可能看清楚周圍人事物和環境散亂與否的。但是，當我們有能力觀察到自己散亂的時候，就是清明的開始。

清明不是大家想像的內心永遠是藍天白雲，而是藍天白雲的時候我知道，一腦門子漿糊我也知道，這個「知道」就是清明。即使一個人病得很痛苦，知道自己快要死了，知道自己的身體正在冷掉，這個清明的覺察還是可以保持在那裡，但不是刻意地去保持想像中的清明。

保持獨立的觀察和思考

李辛：這幾天看到大家對自己的身體還是非常關心的，鍛鍊和養生有很大的關係。今天早上我們做了兩種不同的運動，第一種是踢腿，這個是開還是闔？

聽眾們：開。

李辛：對。是剛還是柔？

聽眾們：剛。

李辛：對。開闔、剛柔這些概念，現在在我們心裡是活生生的東西了，不只是概念了。昨天我們還說過身體有厚與薄，還有虛和實。我們先了解自己的身心狀態，然後自己就可以調整運動方面的比例了。

鍛鍊是一個循序漸進的過程。比如，如果今天我們踢了幾下就覺得很累，那可以放一放，先從走路，從柔的方式開始入手。實際上，我們身體的狀態一直都在變化中，保持覺知，跟著自己的感覺去選擇合適的運動。

怎麼取捨鍛鍊方法呢？仍然是在熟悉和瞭解自己的基礎上，根據自身的虛實、厚薄來決定合適的種類。任何時候都不要失去自己的感知和思考習慣，最終，所有的問題都是要靠自己來回答。

我們剛開始需要找老師、專業人士提供「答案」，最終那個鮮活且不會忘卻的答案，來自我們的體驗。

二〇一〇年，我開始覺得疲勞，那段時間看了很多重病病人，又要上課，很累，然後我想休息一下，換個環境。年底的時候，朋友帶我去了福建的一個道觀——牛童宮。我在那裡靜養了幾天，發現自己的身體真是很糟糕，渾身都不舒服，而且因為疲勞了以後人的神就會很緊，觀察力和精神的維度就會變窄、散亂，這是一種惡性循環。

回來之後，我就決定把工作減到一週只工作半天。雖然導致收入大減，但這個決定救了我自己。

到了第二年三月份，我見到米晶子老道長後，決定徹底停下來。剛停下來的時候，我的身體很虛弱，就每天跟太太一起去散步。當時每次走一個小時都挺累的，後來走到兩個小時，然後開始打八部金剛，剛開始打的時候也累，但每天都做，身體的能量和流通程度就慢慢提高了。

漸漸地，八部金剛不能滿足我的需求了，我就去爬山，再後來，爬山也不能滿足需求了，就去徒步健行。然後，身體又好了一層，還恢復了十多年前做過的八卦掌訓練，每次一個小時。

我想說的是，我們在工作、生活的同時，一定要留意自己身體的感覺，好好照顧它，及時調整，不要等到出了大問題再來補救。這個自我調養的習慣和我們是不是醫師，一點關係都沒有，而是與自我覺察和感知的能力有關。

還有一點很重要，能不能允許自己停下來？很多人不到大病重病就不允許自己停下來，總有很多「現實的」理由可以找藉口，只怕到時候就來不及了。

對於心身的感受，你只能靠自己。醫師能給你做檢查和診斷，但未必瞭解你完整的心身狀態和生命背景，甚至不少醫師疲勞得連自己的心身狀態都不是很瞭解。所以，即使你病了，在吃藥，在接受醫師的幫助，你還是永遠要觀察、留意自己的心身狀態，保持獨立的思考和判斷。

開始學中醫、學養生的人，都會關心吃什麼好，不吃什麼好，其實要留意觀察自己吃了什麼之後的狀態。比如我發現自己要是在外面吃了用可疑的油炒的菜，會有一些不舒服的感覺，第二天早上舌苔會很厚。昨晚我吃太多米豆腐了，今天早上的舌苔也稍微厚了一點。

這些都不用學專業的知識，只要透過觀察，從自己的生活當中就可以學到。

內心感受與外在知識

聽眾：我平時也觀察，但是觀察需要有一定的基礎知識。我們缺乏這方面的知識，只能用猜測，最後得出的結果可能不一定正確。

李辛：這還是「頭腦思考型」的問題。你平時會送禮物給朋友嗎？

聽眾：會的，經常送。

李辛：你是以什麼標準來確定送的禮物是否合適對方呢？

聽眾：我會評估對方的喜好，找合適的禮物。

李辛：你能描述一下這是什麼樣的感覺，以什麼樣的標準來選擇？還是根據一個專業的關於送禮的標準？

聽眾：沒有一定的標準，主要是看朋友喜歡什麼。

李辛：你的提問是關於某種標準，一個座標系的問題。

當我們心裡升起一個疑問，會面對兩種選擇：一是自己透過觀察思考來解答，或許不夠正確，還可能犯錯，二是仰賴從小聽到的各種標準。

比如現在連送禮都有各種送禮指南。然而，我們打聽和參考得越多，可能會更迷惑，送的東西未必是朋友所需。

幾千年來，人類由主動的文化啟蒙者和知識創造者，慢慢變成由社會習俗和文化所影響的被創造者。現代社會文化還在繼續發展、細化，指導和規範著我們。

而我們則像一部已經輸入了很多特定程式和資料庫的電腦，對如何生活、如何回應，已經有了一套不假思索的條件反射。即使我們的「電腦」裡沒有答案，還可以扭頭去問專家。

現代生活方便之處確實很多，百度有無窮的答案可以參考，就連出門吃個飯也可以先看各家店的評分。但所有這些程式和資料庫，仍然需要一個「中心處理器」，也就是我們的心。

買菜、做飯、談戀愛、帶孩子……所有的事情，你們覺得是靠腦——我們學到的各種知識，還是靠內心的感受、體驗更安全一點？

聽眾們：內心。

李辛：不是說重視內心感受就要摒棄外在知識，這兩個可以同時存在。但如果我們忽略內心的感受，光靠外在的標準是非常危險的，是機器人。對現代人來說，外在知識這部分現在特別容易獲得，而且已經過多，而我們發展內心感受的這部分非常不足。

剛才我講了在健康低點及時休息的故事，其實已經回答了你的問題，重要的是你要對自己的身心有所感覺。比如送禮物，我的經驗是，自己比較安心舒適，而且感覺對方收到也會比較舒服，送完以後我不會再有多餘的想法，這就是合適的選擇，無論這個禮物是大是小。

如果一個人能自發自主地經驗、學習，慢慢地就會在這個領域發展出屬於自己的方式、品味或創造力。

從傳統觀點來說，任何一件事情，如果我們有多餘的想法，代表這件事情沒有做得恰到好處。如果做到恰到好處，就不會有多餘的想法，大家平時多留意，這是心的作用。

如果我們的心越來越敏銳，慢慢地，外在的知識和標準會退到「被參考」的從屬地位，為我所用，而不是變成「知障」。

我們可以內化這些知識，但必須透過自己耐心的嘗試、探索和體驗。這需要時間，也要接受錯誤的可能。

這是每一個個體精神成長和成熟、全觀和深入的過程。

避免心爲物役

關於社交禮儀或者卡內基之類的處世哲學，這些都是外在標準。剛開始對我們是有用的，隨著年齡和閱歷的增加，如果我們善於訓練自己的覺知，屬於心的感知部分會越來越豐富，心智會越來越成熟，內外會越來越合一。

如果內外不合一，這中間的落差就會產生大量的不協調和程式衝突，這是心理問題很重要的一個源頭。

外面的標準永遠都在告訴我們，需要這樣，需要那樣。當我們放棄自己、過度依從外在標準的時候，內外不合一的可能性就越來越大，分離會越來越大。

那麼，內和外如何合一呢？

簡單講，「安心與否」是檢驗內外合一的一種狀態。但我經常見到很多人說：「這件事情我已經做得夠好啦，該做的都做了，可以安心了，他怎樣是他的事情。」這就是不安心。安心不安心，只有我們自己知道，不需要去跟別人講。當我們想要證明什麼、解釋什麼的時候，其實已經是不安心了。

比如我們剛開始學太極拳的時候，做某個動作會有很多想法，擔心自己的動作做得不標準。這時，我們的神氣和意識範圍就局限在自己的身體和這些動作上了，是個過於聚焦、緊縮的狀態。

當我們的神氣和意識放鬆的時候，就會比較容易知道周圍一切的聲音和變化。在這些變化和做這些動作的同時，也能留意到自己的身體、感覺、心情、思想，以及它們和外在一直互相交流影響而產生的變化。這個覺知狀態就比局限在身體和動作上的範圍更大了。

神氣的放鬆和意識的擴展是非常重要的。如果我們經常有糾結，比如這份禮物是輕了、重了，或是剛才說的話對方會不會往那兒想，必須解釋一下。如果這種情況經常出現的話，表示屬於自己的內在原點還沒有建立，主體虛弱。

主體只能由我們自己來建立，它和我們的年紀、閱歷、做過多少事、讀過多少書，並非總是對應。很多人看起來一直在讀書、學習、做事……但仍然沒有建立主體和獨立觀察思考的能力，也許從小就被過多的「正確答案和標準流程」限制了。

聽眾二：四十不惑是每個人都會有嗎？還是要自己主動調適後才能達到？

李辛：七十、八十還惑的人也很多，我們只能從實踐中時刻調適。重點是我們在做一切事情的時候，在生活的每個小細節上練習，比如選禮物、包禮物，面對困難和情緒的那些當下，對自己的心理活動和身心狀態有沒有覺知。

聽眾：送禮物是希望別人開心，恰如其分，讓別人體會到我的誠意。

李辛：誠意是有不同程度的有效成分的，我們自以為的誠意也許純度並不高。從心出發，獨立思考，這是真誠地對待自己的開始，否則很容易流於世俗習慣裡的所謂「誠意」。

就像酒桌上，我們滿臉漲紅、昏頭昏腦、不知所云地舉著酒杯，以先乾為敬來表達誠意。這裡的誠意有更多的成分是來自社會習氣，是跟別人學的。

內心越放鬆、越單純，對方越能體會到我們的心意。先從體會自己的鬆和緊開始，你的注意力過於聚焦在具體問題上。

聽眾：我不知道自己是鬆還是緊。

李辛：過度聚焦就是一種緊，你的神態和表情，讓我們看到你太過關注於自己設想好的幾個點和外在的評價，我也有過這個階段。這種情況的產生有幾個原因：一是過於疲勞，睡眠不足；二是過度思維，運動不足；三是長期以來過於關注某幾個點，忽略了周圍環境與自己的全面互動。

我們從小被要求做一個好孩子，從會說話開始就要正確且及時地叫「阿姨好，叔叔好，嬸嬸好」，要這樣、不能那樣，這些都是滿足外在的標準。這樣的教育雖然有些好處，但也會有很難處理的後遺症。一直讓小孩子這麼「好」上一圈，基本上就散亂掉了。

大人們常常會打亂小孩子正在他內心世界的原點靜靜感受和體會外面世界的狀態，過早把孩子從內在拔了出來而流於表面。如果我們從三歲到三十歲一直在這種被揠苗助長的散亂狀態，最後我們的中心在哪裡？沒有了。其實，成人保持自己的覺知和穩定才是重要的，身教重於言傳，況且，很多家長還沒有足夠的基礎去言傳。

以後，我們再跟別人招呼和交流的時候，要注意我們是全出去了，還是留了一點在裡面。

所謂全出去了就是忘掉了自己，全都聚焦在這件事或別人的看法等外物上，也就是古人說的「心為物役」。

我今天早上和楊老師打招呼：「早！」楊老師對我笑了笑，但九十%的他還是在自己那裡。

我們的媒體和娛樂節目喜歡宣揚某種忘我投入的狀態，在這種狀態裡待久了有個副作用——散亂，失去定的能力。

停下膚淺思維

聽眾：我知道自己是糊的，看不進書又不想工作，這時應該怎麼辦？這種狀態已經有很長的時間了。

李辛：問題的答案需要你自己去找。我可以隨便扔一個建議過來，比如站樁、打太極拳，但我覺得這些建議對你可能沒什麼幫助，因為這是你沒有經過自己的深入思考就問出來了。

你有沒有意識到，前面的幾個問題，你也是這樣未經思考就拋了出來，這是膚淺思維。即使你問的是關於「生命」、「人生價值」、「禪修」、「佛法」等「高深」的問題，但未經深入思考的狀態只能在淺水區徘徊。

這個時候，我們需要先意識到、停下慣性的表層思維，先從生活、運動上去調整。

聽眾：這些天聽課以後，我覺得大家跟我一樣，都對中醫很感興趣，但是因為我們接觸的知識和訊息太多了，找不到頭緒。如果想系統地掌握中醫知識，學習那種能跟直覺、感受結合在一起的中醫知識，我應該學習哪些基礎內容，或看哪些書，好讓我有個正確的開始。

李辛：這些年，我從開始做中醫教育到現在，觀察到那麼多的同學來學中醫啟蒙、本草、針灸、靜坐、易學等各種知識，裡面變化最大的是靜坐班的同學。

那麼多的同學在努力學習，擴展自己的知識面，但有時候不是學多學少的問題。就像我們的電腦，不是看裡面存了多少的文章、圖片，或者裝了多少的程式。重要的是，第一，電腦得有電才能啟動；第二，它得有足夠快的晶片和足夠的記憶體，高版本的程式才能夠運行良好。

要注意培養我們的精力和體力、思想的清晰度和精神的穩定度。在這幾個部分都還不夠的時候，學什麼都是白搭。

二〇一〇年我決定停下來休息，有很重要的一個原因。當時我發現即使休息日在家，我拿起《黃帝內經》或《傷寒論》備課，看了半個小時，腦袋也是糊的，根本看不進去。在跟病人聊的時候，病人問了很多問題，我發現自己反應不過來。在這個狀態下再去做事，既對不起別人，也對不起自己，而且效率很低。

所以，建議大家在沒有休息好之前，不要著急去學各種知識。當你清明的時候，能夠專注集中的時候，《黃帝內經》、《傷寒論》或任何一本書，可能一看就明白了。

我們已經過去的半輩子，可能大部分都是低效率的。不光是學習、工作，包括處理家庭問題、自己的生活問題，都是低效率的。

病人來找我，我常常會給他一個指標參考，比如我跟他說，你現在可能只達到最佳狀態的七十%。大家可以自己判斷一下，你覺得現在是你最好狀態的百分之多少？

聽眾：十%。

李辛：當一部電腦各方面下降嚴重的時候，它會突然卡住當機，這個時候應該趕緊去休息。從二〇一〇年開始，我連續休息了三年，好好吃飯、睡覺、運動，慢慢養回來，然後才敢出來講一堂課。休息了三年後，我才覺得自己的腦子能支持講課的一個半小時，否則是糊的，是在無謂地消耗。浪費自己，也在浪費別人，非常不環保。

我建議需要休息的學員拿出半年的時間，讓自己的體力好起來，讓自己的精力、專注力、意志力漸漸恢復。

意志力很重要，你能不能堅持鍛鍊半年，能不能讓自己從只能走五百公尺變成能跑五千公尺？這就是意志力。意志力上升一層，你學東西、做事情、做事業，就會成功一層。但意志力要結合自己的精力和體力，不然是盲目的意志力，會拖垮身體。

聽眾：我試過鍛鍊，前兩個月，一個月跑了六十公里，每天三公里左右，後來發現膝蓋不行了。

李辛：你可以先用柔和的方法鍛鍊。因為你的身體偏薄，神也有些弱，氣血不是很足，一開始就跑步對你來說偏開，氣血會跟不上。氣血相當於磁浮列車的磁力，如果懸浮的磁力不夠，鋼軌就會互相摩擦、損傷，這是氣血不足的人膝蓋損傷的原因。所以，要合理評估自己的能量氣血，找合適的運動，把氣血養起來之後再調整。

與孩子有高水準的互動

聽眾：我們要怎樣培養小孩的穩定性、清晰度和意志力？

李辛：兒童教育的重點就是這個，而不是單純的知識灌輸和技能培養！如果一個人在童年期能先穩固這三個部分，長大後會是人才，而且會有足夠的敏感度和穩定性，來妥善應對人生將要經歷的各種事情。

很多家長在小孩子七、八歲之前，就給他塞了太多的知識和技能，生怕落在人後。但如果前面說的幾個部分沒有被關注，有些孩子自我尋找出路的珍貴能力就被毀掉了。這個部分，大家可以瞭解一下華德福的教育觀點。

華德福雖然是講兒童教育的，對成年人也非常有幫助。我跟大家講的很多觀點，有不少是從兒童教育裡學來的。我在讀研究生的時候，看了很多關於兒童教育方面的書，然後就慶幸自己小時候不是在大城市，而是在貴州山裡長大的。很多課缺少老師，父母對我也很寬鬆，沒有逼迫我學習。這樣就有了大量的時間在山裡自己玩，心裡留下了很多空間，也漸漸發展出以興趣愛好為中心的學習習慣。

要培養孩子的穩定性、清晰度和意志力，還有一個前提，就是父母自己要有這些特質，才能帶動孩子在一個相對高的水準上互動，也能觀察到孩子以及他與周圍世界的互動情況，瞭解哪些會強化孩子的穩定度和清晰度，哪些會削弱。

如果父母不夠清晰穩定，只是對孩子抱有這些希望，會比較難。這些無法讓別人代勞，都必須要父母自己去做。

父母也要訓練自己的心身，提高精神的穩定性、清晰度，建立自己的內心主體。如果你覺得自己現在已經散掉、糊掉了，那可以先從肉體訓練開始。

雖然我們都已經到中年，但未必「不惑」，可能一直都是慌慌張張、稀里糊塗地跟隨潮流，按照別人的想法走，不瞭解自己的心身需求，所以也不會瞭解孩子的心身需求。

聽眾：我的孩子從小就有自己的想法，他很小的時候我們就對付不了他了，從他一、兩歲會說話，就要跟他講道理才行。如果要強迫他做什麼，他會很不情願。

李辛：我看到了兩點，供你參考，第一，你很幸運有這樣的孩子。

聽眾：很難管。

李辛：第二，他對於你們提出了更高的要求。如果你們的清晰度和覺察度不夠，只是想管他、「對付」他，以為是為他好，其實可能是在壓制、擾亂他。

聽眾：我們壓制不了他。他在幼稚園中班的時候就問我：「媽媽，人死了以後怎麼處理？」我就說是燒掉。然後他接著問：「燒人的地方在哪裡？」他一直問我這類問題，可能已經在考慮死亡的問題了。

李辛：小孩子生下來不是一張白紙，他的喜好、性格的強弱、情感的穩定與否，都像已經預裝好一部分程式的電腦。如果父母足夠清晰，就能夠對孩子的整體有所覺察，能夠有意識地引導孩子調整偏強或過弱的部分。

聽眾：我這樣回答他對嗎？

李辛：你剛才說自己現在只有最佳狀態的十%。

聽眾：我努力在他面前維持良好狀態。

李辛：那不是真的良好狀態。你先讓自己回到七十%，才有可能對這樣的孩子發揮良好的引導作用。

聽眾：如果父母在孩子小的時候，由於自己的無知給孩子造成了一些心身上的傷害，需不需要在清晰之後，給孩子真心地道歉，或者做什麼來彌補？

李辛：等我們真正明白某些道理的時候，不一定需要某一種形式上的道歉和彌補，在每天的生活中就知道該怎麼做了。所以還是要先提高自己，不然這些都是想像中的問題。

昨天有同學問到清晰度的問題，其實如果我們一直保持對自己的觀察、覺察，讓自己越來越清晰，往這個方向發展，可以達到的深度是不可思議的。如果我們只是停留在現有的狀態，所知是非常有限的。這部分就靠我們自己努力了，一分耕耘一分收穫，沒人能幫。

昏暗之間，自然的起伏

聽眾：剛才您說心為物役，如何做到不為物役呢？我們在社會上的角色太多了，兒女、父母、職員、主管，有時候都不知道自己是誰，不知道怎樣把自己給找回來。

李辛：外界座標系原點太多，要回到自己的主體中心。

聽眾：我找不到路啊！

李辛：我們再複習一遍，你跟我說話的時候，知道自己的身體是鬆還是緊嗎？自己的意識是鬆還是緊，思想清晰還是混亂嗎？

聽眾：應該是緊的吧，我很想知道答案。

李辛：你現在不需要答案，沒有標準答案，只要知道：在任何時候留意你的身體是鬆還是緊，思想清晰還是混亂，任何時候！

這樣的練習會幫助你回到相對身心放鬆和思路清晰的狀態，這樣你慢慢地自然會知道答案。只要你不迷失自己，就會自動往真實的原點靠近。

你也需要好好運動，因為你屬於思考過度了。提醒一下，你現在看著我的同時，在強烈而混亂地思考。你自己知道嗎？呵呵。

聽眾：那怎麼樣才能鬆？什麼是真正的鬆？怎樣讓自己意識到要鬆下來？

李辛：連發三問，真是思維奔逸啊！

你現在說話的時候，知道自己的手和腳放在哪裡嗎？別看，回到感受。

一是要鍛鍊身體，二是不能太聚焦問題，進入強烈而混亂的思考，卻忘掉了自己的身心狀態。

先從剛才說的方法開始。比如雖然我在跟你說話，但我還知道自己的手和腳在哪裡，知道腳後跟靠著大腿的感覺。對於身體任何部分的狀況，我都留意了。你就從這裡開始，非常簡單。剛開始你可能覺得難，慢慢自己就熟練了，但如果你不做，過二十年，你還是會在思維奔逸的狀態下重複問類似的問題。

聽眾：老師，我有個問題，我現在已經退休了，以前不關注養生，現在特別在意，隨時隨地都關注自己，這個是不是也不對？出來上課，跟同寢室的人一說話，就想著是不是耗氣了，類似這種念頭常常出來。隨便做個動作，吃個東西，都關心寒熱溫涼。

李辛：這些可以關心，但同時要留意自己是不是太用力了，是不是完全陷在裡面了，這也屬於過度聚焦。

聽眾：雖然有過度關心，但效果還是比較好的。

李辛：保持觀察，觀察的結果會幫助你得出合理的結論，這就是在往自己的原點移動的過程。只是不要完全沉浸在「過度關注自己」裡面，不要忘掉自己與周圍的一切是一個完整的有關聯的狀態，就沒有關係。

聽眾：我是擔心自己從一個極端到另一個極端。以前是太不關注養生，落了一身毛病，現在又太關注養生了。

李辛：這是鬆緊度的問題，不要完全忘掉或者完全迷進去，調節到適宜狀態也需要有過程。

無論我們生出任何的想法、升起任何的情緒，比如今天我發現自己在愚癡的狀態，甚至心裡有點惡意，只要自知，都可以。昏暗之間，那是自然的起伏。我們是凡人，只要有覺察就好辦。看到了，提醒自己，不要太過度就行了，鬆緊度自己掌握。

在做各種角色的時候，要知道自己有沒有入戲太深，入戲太深之後就會忘掉自己了。怎麼讓自己入戲淺一點呢？先從留意自己的身體感受開始。

思想牢籠裡的困獸

聽眾：老師，前面說我們要知道自己身體的鬆緊、精神的鬆緊。我發現在意識到身體的鬆緊之後，比較容易放鬆，但是精神很緊的時候，即使意識到，也很難保持放鬆。

李辛：因為你才開始，等你能夠熟悉身體的鬆緊，當下就能放鬆的時候，那時你的精神也會比較容易做到放鬆，這是需要慢慢訓練的。我們最開始學寫字，不是都很緊的嗎？後來熟練之後就可以放鬆寫了，再後來，寫字的時候還能同時思考和體會內心的鬆緊了。

你知不知道，你現在看著我眼神炯炯，非常用力，在我來看，能量的使用非常不環保。

聽眾：怎樣看人是放鬆的？

李辛：與我交流的同時，也留意自己和周圍。

聽眾：這個可以同步進行？

李辛：可以。你這樣緊緊盯著我，是個聚光燈狀態，那只能看到我了。但是如果你把視野展開，看著我，和我交流，也能留意自己的狀態，也能留意到周圍的同學、窗外的山水……這個就是比較鬆的狀態。

傳統的太極拳是一個很好的關於「鬆」的訓練，知道整個身體哪裡鬆、哪裡緊，也知道周圍的情況，有人經過、有人看你等等。

用腦過度，整天困在思想裡打轉的現代人，需要多一些肉體訓練，比如走路、跑步、爬山、打球、瑜伽等。體內的陽氣輸布順暢後，身體的協調性和感受力就會提高，身心的統合度也會提高。

平時我們工作、規畫、辦事的時候，精神基本上都是拘在外在的人事物那裡的。如果沒有自然環境的調適、肉體訓練的平衡，會在思想的漩渦裡越陷越深，就容易焦慮、憂鬱，沒有心理空間，缺乏安全感，自我價值感低，像個困獸，過度使用、過度聚焦的「思想」變成了牢籠。

聽眾：家裡人老問我幹嘛皺著眉頭，我沒有意識到自己有這個習慣。

李辛：你可以在常待的地方放一面鏡子。

年輕的時候，我做過一段時間的電臺特約嘉賓。天津人民廣播電臺有一位王牌播音員，是位女士，我忘了她的名字，她的工作臺上總有一面小鏡子，那位播音員給了我很大的啟發。

有一次她遲到了，節目的片頭音樂已經在放了，她急急忙忙跑進來，滿頭大汗，坐下來，看看鏡子裡的自己，開始微笑，放鬆表情，然後把音樂控制鍵慢慢拉下來：「聽眾朋友，晚上好，我們又到了今天的健康時間……」這是長期覺察訓練的結果。

做播音員，工作時帶著監聽耳機，這樣可以聽到自己每一句話的聲音細節，可以幫助自己隨時調整自己的語氣、聲調、情緒、呼吸聲……你們可以試一試，聽一聽自己在專業監聽耳機裡的聲音，用一些小方法來幫助我們增強覺知。

沒有專業耳機，也沒關係，可以錄一段自己和別人對話的音訊或影片，重播幾遍，也可以回聽自己的微信語音。心理學有個療法叫「回饋療法」，利用可見的圖像或聲音來觀察自己平時留意不到的身心狀態。

聽眾：老師，我有個問題，我覺得自己從小開始一直都是按照父母要求的一個所謂好孩子的模式來生活，包括很多決定好像是為了滿足父母的要求和標準，比如選擇職業等事情，那天我跟您溝通過，現在的工作不是我最喜歡做的事情。

所以，我非常想讓我的孩子有充分的選擇自由，至少給他一定的空間，我對他放得比較鬆。但是，那麼多年觀察下來，我感覺他有點太嗨了，想做什麼就做什麼，他的思維總是在天馬行空地跳躍。我擔心這是不是太過了，想給他收一收。

然後，這幾年我就給他安排了讀經，逼著讀。他好像是收了一點，但是有很多抵觸。我和家裡人包括孩子他媽，在這個收放怎麼平衡的問題上，有很多思想上的衝突，也在反覆交流。我擔心自己身心上有些不太好的東西給孩子造成影響，所以想聽聽您的看法。

李辛：我覺得你的孩子特別健康、自然。

聽眾：有點兒太過了。

李辛：大家有沒有注意到，他的孩子在眾人面前，沒有失中，裡面是有主體的，而且進退有度，不僵也不呆，很自如，是個非常健康的小孩。

聽眾：我對他有些擔憂，在觀察他的成長過程。因為我小時候的很多決定是違背了自己的內心，父母覺得怎樣好，我就按照父母的意思去做。現在又怕放得太過。

李辛：你是在拿自己過去痛苦的經驗和歷史，來評判孩子現在的發展方向。所以，還是同樣的問題，現在，一部分的孩子對父母提出了更高的要求。這些問題是無法用某一個知識體系或者過去的經驗、價值判斷來完成的。

我們碰到很多孩子的問題，很多是源自父母以及他們和孩子的交流問題。大部分情況下，孩子的身心狀態挺好，但是，父母不夠清晰或者沒有溝通的時間和良好的心態，或是粗暴的，不能專注的。這個交流的過程中，孩子得不到理性的回應，慢慢就會程式衝突、無所適從了。

這有點像打球，如果你始終和打得不好的球友練習，可能就打不出好球了，現在的家長與孩子的互動有這個問題。

你這個笨蛋

李辛：這些年，我有一個習慣，如果有朋友跟我約見面，我會先評估一下，如果覺得自己最近精力不足，我會告訴對方現在不行。有些重要的電話，比如說比較複雜的病人，我會挑自己精力最足的時候來處理這件事情。如果約好的朋友來拜訪我，這一天，我不會再安排別的事情，就專注地、全身心地對待。

這種選擇和安排，對我來說幸福指數比較高，而且因為是全身心地在裡面，干擾比較少，效率就會很高，精神的耗費也不大。

所以，人事物的對待要簡化。

我現在對待自己生病或不舒服，比以前的覺知又加強了些。比如前兩週我身體狀態挺好的，給美國來的一些中醫上課，連著講了四天課。講完之後就有點累，輕微的拉肚子，還有一些其他的原因，我知道是怎麼回事。

我們要去體會，任何身體上的不舒服，心情上的煩惱，乃至人際關係中的不愉快，或者家庭成員的吵架，都是給我們的一個提醒：這段時間離我們的原點有點遠了，忘掉自己，忘掉覺察的時間有點長了。

這個就是在往內走，往根上找原因。你就不會總是只想著「這個病我要怎麼治，找誰治」，而是在對治問題的同時，去考慮怎麼全方位地調整自己的生活，帶著更深的覺知工作、學習、待人接物、吃喝玩樂……

等我們離原點越來越近的時候，不光是某個病好了，其實所有的健康問題都在同步好轉。而且，不光身體在好轉，學習能力、工作能力、人際關係，乃至事業和未來的發展，都在同步好轉。

這個就是古人說的「修身，齊家，治國，平天下」的真正含義。這不是一個空談的理想。只有對自己越來越清晰，覺知度越來越高，精力越來越充足，我們能處理的東西才會越來越多。一切的原點，就在自己的掌握中。

換個角度看看我們周圍的問題。比如有時候我跟太太或者媽媽會不高興，然後吵架，現在還是會吵架，但生氣和懊惱的時間就越來越短了。

在自己卡住的時候，我有一個常用的咒語會跳出來：「你這個笨蛋。」以前還不知道自己是個笨蛋，然後在錯誤的時間說了錯誤的話，做了錯誤的事。其實沒關係，我們都有做笨蛋的時候，隨時都可能做錯事，調回來就行了，這樣比較簡單。

這個咒語很有用，大家可以試試。

世界上最精密的儀器

李辛：剛才這一段靜坐，大家感覺怎麼樣？跟第一坐和昨天的兩坐有什麼區別嗎？

聽眾：挺快就進入了。

李辛：這次的鬆緊比較適度。今天的第一坐有點緊，昨天的第一坐有點亂，第二坐的意念很強。如果你感覺不到，沒關係，不要去「找」感覺，繼續坐，會體會到。

聽眾：我這次沒有數息，每次數息的時候，反而覺得自己很緊。我現在是默念「南無阿彌陀佛」，感覺比較輕鬆，沒有壓力。

李辛：這些方法剛開始都可以嘗試，每個人在不同階段會有不同的感覺，找到適合自己的方法就行了。數息、念咒，或者專注於某個點，都是可以借用的工具，幫我們找個暫時的錨點，讓思想相對簡單下來，精神不那麼飄散奔逸。

慢慢練習，不求速效，也可以在生活中嘗試這些不同的方法。比如開會的時候也可以試試，不需要特別念個咒、數息，只是放鬆身心地坐著。緊了就鬆，一次次的練習，把它變成習慣。

慢慢地，當我們不需要特別關注自己的鬆緊時，就有餘力來擴大這個感受，去「聽」周圍人的聲音，「看」周圍人的神色形態，「體會」外部世界不同的人事物、不同的內容經過我們，在我們心裡帶起的不同感受，這就是一個相對擴大的覺知狀態。

注意不要悶頭打坐，我們的注意力可以由裡及外、由我及彼、由近及遠。

在這個內外有覺知的狀態裡，我們自然也會明瞭自己的心理狀態、習慣思維，當下的判斷和過去的經驗也同時在作用。自己和別人的感受、情感、意念、企圖、期望、恐懼……會交織在一起。所有這些過去和當下的內容是同步在運作，傳統文化裡叫作「互感互化」。

但是，**如果我們觀察不到，這就是一鍋粥，人類無始以來的思想、情緒、情感、欲望的粥。我們以為是自己的感覺、思想、判斷，其實只是粥鍋裡的一小滴。**

就像互聯網的雲儲存，我們很多所謂的「自己的」思想、判斷來自「雲」，所以常常不知所云。

如果對這個人／我、內／外互感互化的過程有所意識，慢慢探索，這是一個很好的開始。我們每天可以有意識地訓練觀察「人我互感」的過程，在生活當中慢慢體會。如果一天的忙碌生活中有那麼幾次，每次有幾秒鐘，它出現的時候你能意識到，那就是在提高了。

這樣的觀察，會讓我們每天的生活很有意思。雖然還是在工作、帶孩子、忙人事關係，甚至生氣、吵架，但不再只限於此。我們能慢慢體會到，在這些每個人都躲不開的事情背後，有更多更重要的事情在連續不斷地發生、變化。

就像操作電腦一樣，我們使用不同的程式完成特定的專案，在專注操作的同時，我們會留意到軟體是否合適，記憶體是否足夠，儲電量是否不足，速度是否延緩，有沒有程式衝突，有沒有病毒程式？

同樣的，在我們操作「自己的身心」這個世界上最精密的儀器時，是不是也要留意基本狀態：體力精力夠不夠，需不需要休息或睡覺充電，思想的運作是否清晰，精神是否穩定，有沒有情緒的衝突、思維的錯亂或過度幻想，會不會被暗示、激動、欺騙、擾亂，就像中了病毒？

我們只有知道了自己的身心和外界交流的基本運作狀態之後，由此及彼慢慢擴大和深入，才有可能真正深入地學習中醫、心理學、養生、傳統文化……

「因循」和「守舊」

剛才課間休息時，有位同學給我提了一個信息量很大的問題。

前些年我搬了家，社區對面有個綠地公園，前面有兩條河交匯，景色優美。天氣好的時候，有很多老人或家長帶著小孩在那裡玩，給了我大量的觀察機會。

我在好多家長身上發現了「因循」和「守舊」。因循是什麼意思？不看孩子的真實需求，沒有覺察地跟著過去的習俗做。我們生活中其實有大量的因循，如果我們意識不到，就會不假思索、理所當然地以這些為標準，還盡量讓自己和別人都符合這個標準，不然會不安，認為這樣不對。

我常常見到天生沉靜的小孩子，坐在那裡，靜靜地看別的小朋友玩，或者專心玩他手邊的東西。外婆或是姥姥大概覺得安靜等於呆傻，就不如別的孩子，然後就一刻不停地逗他「快看呀，嘿嘿嘿，哦哦哦……」或者扯著嗓門唱兒歌，一唱就半個小時。

我還隔著一些距離坐在那裡，都聽得暈乎乎的，不知道在大嗓門面前的孩子有什麼感覺。

很多帶孩子的大人，對孩子此刻的狀態和需求完全不瞭解，對自己的狀態也完全沒有覺知。只是因循傳統，認為小孩子就是一個啥也不懂的小傻瓜，得不斷刺激他，得不停地搖鈴逗他，這樣他才能始終保持高興和看起來聰明活潑，那最後的結果可能事與願違。

聽眾：為什麼搖鈴、唱歌會干擾孩子？

李辛：搖鈴和唱歌本身並不會過度干擾孩子，這裡面的重點是前面講的人我互動、互感的問題，如果搖鈴逗孩子互動的人，他的精神是清晰穩定的，對自己的言行是有意識的，這個與孩子交流的搖鈴就是有意義的，也會是有節度的。躁靜平衡、感性和理性平衡的言行思想，會幫助小孩子發展良好的心智。

但如果搖鈴、唱歌的人是不清晰的，無意識的重複，對孩子而言，這就是一堆無意義的資訊干擾，會影響他的專注力，干擾他正在與外部世界的自然交流過程，也會影響他內在精神的有序和心智的和諧，長此以往，有可能會導致不同程度的生理、心理、學習與交流方面的障礙。

常常嚴厲喝斥孩子或暴力相向的行為，更會嚴重地影響孩子的心理健康。

現在很多胡亂編造的、沒有內在邏輯和真實情感的兒童節目和動畫片，也起了不好的作用，會擾亂孩子的心智和情感，會誤導孩子的表達方式和行為。

家長和孩子的內心互動模式是孩子精神健康、心智發展最基礎的東西，但父母需要先有清晰和安寧的狀態，學習如何交流，如何與孩子同頻共振。可以認真討論、可以遊戲，或者只是靜靜地陪伴，心智清明的家庭氛圍會活化孩子的內心，這樣，孩子的智慧增長、身心和諧是自然發生的。

心智的健康與發展，不可能由散亂的父母或老師，以模糊不明的內在，遵照條條框框的教育大綱和教案，發出表面看起來很清楚的指令來完成。

你可以選擇

心身健康不僅與自己有關，也和我們的家庭、社會、時代有關。人生的各種問題，疾病和痛苦的意義，就是讓我們有機會慢慢甦醒過來。

不要害怕生病，不要害怕出現什麼不好的問題，這些事會促使我們發現「原來我認為天經地義的事情並不是這樣的」，然後才有可能開始重新思考，所以，老天總是以各種方式讓我們重新擴展視野。

聽眾：在家庭中，我很希望達到「心」這個層面的交流，但我覺得，大部分中國家庭到不了這個層次，如何能達到？如果達不到，該怎麼做？

李辛：昨天我們聊過這個原因，我們的父母或祖父母這一代，受到了很多限制，導致家庭內部沒有辦法深入交流，這是事實。

那麼，當下，此刻，我能做什麼？是糾結在過去的不良記憶中，去求別人改變，求專家指導，還是此刻自己多一點覺知，做自己該做的、能做的。慢慢地，家裡累積的幾十年的問題，或者你跟家裡累積的幾十年的問題，或是家族的問題，才有可能一點點地解開，所以我們要做有效的思考、有效的行動。

即使我們找到通靈人，請他告訴我們前生後世的故事，知道了我們和父母或其他人上輩子的關係，除了個別的特殊例子中可以解釋某些因果，讓當事者有所釋懷之外，還有什麼意義呢？不如在此刻看清現實，去做有用的事情。

聽眾：如果長時間都做不到的話，聽您的意思，還是我們自己做得不好，換一個人會不會一樣？

李辛：這部分我並不能給你某個具體的方案，但有一點，人是自由的，是可以做出抉擇的。任何抉擇都有好的和壞的一面，要準備好承擔。不僅僅是簡單地擔負社會和道德的責任，那是外在的。如果我們事先覺知和觀察得深入一點，做出的抉擇會全面一些，後面的發展會順利一點，美夢成真的機會會多一點。

太多的人不敢承擔。

他們往往不相信自己是可以自由選擇的，不相信自己是可以立刻行動的。因為我們從小就非常欠缺獨立精神的培養，不試著去獨立思考，也不去承擔和行動。

但最終，面臨的現實，還是需要我們自己來承擔，做出抉擇。

我們可以先從觀察自己在生活中的衣食住行的選擇入手，觀察我們在細小的思維慣性、情緒慣性下的不同選擇。

觀察我們習慣的想法、行為、語言，試試有沒有可能換個想法、語言和反應模式，先從意識的細微處的改變入手，不要覺得自己的情緒—思想—語言—行為模式是天經地義的正確，這只是一個習慣反應模式。

對於現代人來說，「換」很容易，換個環境，換份工作，換個老婆……但是，我們精氣神的飽滿度，或者說陽氣，或者說清明度、覺知度，它是有不同水準的。

如果我們在低能量水準，那麼所碰到的原材料都會是低水準，然後我們的觀察、思考、感受和行動都會是在低水準，需要我們自己提升。

當我們在低水準身心狀態的時候，工作也不容易，發財也不容易，碰到合適的人也不容易，身心水準高一點，各方面都會容易一點，所以南懷瑾老師的書裡說「一分精神，一分事業」。

所以，趕緊先把自己調好。首先認識到自己是在某個低水準的階段，先少想、少說，不要急著去做重大抉擇。因為這個時候，即使我們認為已經想清楚了，其實可能還沒想清楚。低水準的時候，也不要去做股票，不要輕易買賣房子，不要輕易發生新的關係和斷絕舊的關係，先穩住。等我們到了一個相對高一些的水準後，再去處理。

你需要向前走

如果我們常常不經深思地提出一個個問題，把意識流的碎片不加整理地隨意向外拋出，不清楚這些碎片跟自己有多大的關係，也不瞭解它們出現的原因，這代表我們離自己的內心，離我們的生活和實際經驗距離太遠，觀照不夠。

如果我們生活中的大多數時間說的話、做的事，離我們的內心近一點，健康的可能性就會大一點。

我上課向大家提問的方式，是一種訓練，提醒我們去觀察自己心裡那些飄過的東西。禪修者在經過一些基本訓練之後，就會比較謹慎地對待自己的思想、語言和行為，至少不會太隨意地去問一個問題。他會知道現在是在什麼地方，自己是在什麼狀態，說話做事的出發點是什麼，對別人會有什麼影響，這是上課前我想提醒大家的。

聽眾：最近有一年多的時間，我感覺身體特別緊張，間歇性的。有時候醒來，發現自己的手緊緊攥著，全身都不放鬆。生病的時候狀態特別不好，肩頸特別緊，無法放鬆。生氣的時候耳朵後面突突地跳，會突然出汗，然後很煩躁。

我很害怕生病，這大概跟我的童年經歷有關係。後來跟老師學習禪修後，我學會慢慢地觀察自己，想去追溯童年的創傷，但還是有不安全感。我現在已經三十五歲了，有時候想表達的時候還是特別急躁，控制不好語速，遇到問題也會很慌亂，心裡一點都不安靜、不平靜。

李辛：在我來看，你其實比一般人要安靜，回到剛才說的童年創傷，你願意講嗎？

聽眾：我在十歲的時候，受到過一些傷害，那個記憶和感受一直跟著我。後來長大了，有很多新的事情進來，我就逐漸忘了。但當我遇到生活中的困惑，自己解決不了，覺得很無力的時候，我就常常在晚上流淚。還有，這麼多年來我都無法跟母親溝通，不會表達，她也不會表達。我們把過去的問題隱藏了，她從來不提，可能以為我忘了，但其實我沒忘。

李辛：拋開這個具體的事件，你媽媽在其他部分跟你的交流如何？

聽眾：她不善於表達，她自己的家庭就是破碎的。我是單親家庭長大的，我也沒學會表達。

李辛：你倒不是這一類，你跟媽媽的關係中，可能是你沒有得到足夠的回應和肯定。一個孩子長大成人的過程中，會遇到各種各樣的事情。一件事會不會成為創傷，並不取決於這件事有多嚴重，而取決於個人和周圍人對這件事的認知。

心理學有個概念，叫作支援系統，就是家庭和社會對個體的正面態度。對於孩子來說，家庭和老師往往是主要的支援系統，你家庭支援的部分可能一直就不夠。

聽眾：我從小自信心不足，遇到事情容易退縮，也不會跟別人分享心裡的東西，因為沒有安全感。

李辛：你媽媽平時也不太跟人交流嗎？

聽眾：不交流。

李辛：你現在跟你媽媽的關係如何？

聽眾：生活上照料的關係，但心理方面的交流幾乎沒有。

李辛：你有自己的家庭嗎？

聽眾：有。

李辛：你跟自己的家庭交流怎麼樣？

聽眾：也不太會交流。這些年孩子逐漸長大了，我突然發現我和我媽一樣，好像很少給他愛，覺得自己很自私，很多情況下我會先考慮自己。

李辛：會不會是你過於自責呢？

聽眾：也可能是，我遇到事情會非常苛責自己，做不好的時候，我總是挑自己的毛病。

李辛：你先生是一個主動交流的人嗎？

聽眾：他也不太會交流。結婚這麼多年了，我從沒向他打開過自己，包括我小時候的童年經歷都沒跟他提起過。

李辛：他會把他的經歷跟你提嗎？

聽眾：他也是很內向的性格，也不太會表達自己。他家兄弟姊妹三個，父母在他小的時候很忙，沒時間照顧他們，他的性格很沉。

李辛：他會默默地做覺得對你們好的事？

聽眾：是，但他不理解我，覺得我憋著不說，是我的問題。他試圖打開我，在我生完小孩有一些憂鬱的時候，他說我這樣把自己憋壞了，為什麼不說。後來，可能時間久了，他覺得我就是這樣的，就讓我這樣好了。

李辛：他有點累了，帶不動你了。

聽眾：確實是，我們各歸各，不願意再交叉。

李辛：但從你的描述來說，你先生還是屬於支援系統的一部分。回到我們今天分析過的重點，你覺得他的精神是穩定的還是不穩定的？

聽眾：是穩定的，他的原生家庭構架很完整。

李辛：所以你的家庭生活中，你先生其實是一個很重要的基礎。一個家庭或一個家族中，只要有一個是穩定的，或是清晰的、積極主動的、有勇氣的，他就是這個家庭中能帶來光的人，這一點非常重要。

聽眾：在孩子很小的時候，我很煩躁，不知道當時是不是憂鬱，總是苛責孩子。後來，我發現這個源於我小時候沒得到認可，把苛責帶到了孩子身上，比如他哭鬧什麼的，我就覺得他特別不懂事，對他沒有包容心。

李辛：當我們身體差或精力不足的時候，包容心自然會差一點，這是正常的。因為你的身體也比較弱，消化不了太多的東西，這也是很正常的，精神的消化力跟脾胃的消化力其實是一回事。

聽眾：我好像總是不願意放過自己。

李辛：有一個問題，你覺得現在跟你媽媽之間精神上的同步強不強？

聽眾：沒有，我們中間有很大的斷層，很多年都不聊天，我們不知道彼此在想什麼。她對我好像很放心，覺得我有穩定的工作，家庭也很穩定，這就很好了，她總是自以為是。

李辛：當你一個人難過的時候，你會想到誰？

聽眾：會想到自己小時候很可憐。

李辛：那個時候你會想到你媽媽對你的態度嗎？

聽眾：也會想，覺得他們沒有時間照顧我，但又想到他們也沒有辦法。

李辛：雖然你現在是三十五歲，但是你可能一直在跟你的過去，跟你和媽媽過去相處的精神模式在同步。打個比方，你屬於新一代的蘋果電腦，它原本可以自動升級，跟雲儲存同步，但你一直在跟過去的DOS機和過去的老舊記憶在同步。

聽眾：我想的那些東西，要不要把它拔除？

李辛：不用拔除，其實它不重要，只是你過去的一小部分。

聽眾：所以沒有必要再跟別人說？

李辛：可以說，但是你認為現在遇到的所有困難都跟那件事有關，這只是你的探照燈習慣性聚焦在那裡而已，這幾十年，你一直是在老地方迴旋。雖然讀書、工作、結婚生子，但你還是停在那塊礁石附近，你需要向前走。

聽眾：我不願意跟我媽聊天，總感覺會從她身上能看到一個破碎的自己。

李辛：因為你現在還沒有力量，沒辦法刷新。

聽眾：她總覺得對我有虧欠，其實她小時候也沒有過什麼好日子，也沒有安全感。

李辛：這些不用分析。三十五歲的你，用的還是十五歲的那套程式。包括現在敘述的你，其實不是三十五歲的你，是過去用慣的一套老程式在表達。所以，我們不一定需要分析太多過去的東西。

我跟很多好朋友或是來諮詢的比較熟悉的學員，常說三個字：「向前走。」你一直沒有向前走，而是圍著過去的障礙在建立你現在的生活。

要行動，不要說空話

聽眾：每當我受到挫折的時候，就會倒退回去。

李辛：你有足夠的運動嗎？

聽眾：運動的意識已經有了，也逐漸在做。

李辛：做得夠不夠？

聽眾：惰性非常大。

李辛：這個階段，靜坐不是你的第一選擇。沒有運動和覺知這兩個前提，身心是相對僵死的。這時候的靜坐，不足以把你從圍著過去轉圈的慣性程式裡拉出來。

建議你先開始逐漸增量身體的訓練，接下來的半年，可以計畫怎麼把身體強化，比如深蹲、跑步，買小啞鈴練肌肉，這是第一步。等到覺得自己體能不錯的時候，找個伴去打羽毛球或網球，訓練一些對抗性的運動。

聽眾：在交友方面，是不是需要跟那種性格開朗的人在一起？

李辛：這會有用，最好你自己變成那樣的人。而且，當你變成那樣的人的時候，身邊就全都是這樣的人。

聽眾：但我內心好像沒有那麼強大，總在過去徘徊。

李辛：要行動，不要分析，也不要說這些公式化的空話。

這些話在電視劇裡一遍一遍地放，都不是我們自己的話，我們有很多思維的原材料、模式、表達的語言，都是從別處借來的。

用最樸素的方法調整，運動、做最細小的家務、關心自己、關心別人，澆水養花，看它們發芽……這些都安心做到了，和它們連接得很好，和周圍一切連結得很好，我們就不會不正常。不正常是因為我們老想著有比這更好的生活、更好的狀態，總覺得好的東西在別處、在遠方，不在我們自己這裡。

聽眾：之前有一次看中醫，他把我脈的時候問我：「你是不是受過驚嚇？」然後問我是否願意從宗教中尋求安全感，這個也是我想問李老師的，這個適合我嗎？

李辛：其實，人不可能從任何外在找到真正的安全感，宗教也只是借給我們的一根拐杖，人的安全感和身體的能量、經絡的流通度、心理的健康程度、眼界的開闊、經歷的豐富等，都有關係。

你先從運動開始，讓你的室友提醒你，今天晚上就開始做，從深蹲開始。這是個簡單且有效的開頭，不要再到處找了，所有來自外在的人和物都是調味料。沒有自覺自立的決心，即使再偉大的上師也會異化成一種美味調味料，我們得有自己的大米飯。

聽眾：我做事情總是不敢正面面對。

李辛：不用說這些話了。

聽眾室友：今晚你先做深蹲吧，我提醒你。

李辛：做有用的事，說有用的話，思考有用的想法。

我們就這點兒時間和精力。我也可以安慰你，但這不是有效率的對話。對大家來說，也是在圍觀一個沒意思的電視劇。去做！

我從小身體不好，有段時間覺得自己特別軟弱，我不喜歡這個狀態，就開始鍛鍊。三十歲的時候，我剛開始替人做心理諮詢，發現自己很沒耐心。我就想，老天啊，請你提醒我，多一點耐心。於是開始留意和提醒自己。很快，兩週之後，我覺得好一點了。

人要有願望，有願望之後，得去行動。

行動真的太重要了，否則，二十年後還是老樣子。

我剛才說的話是給所有想改變自己的人，哪怕你已經六十歲了。

我爸爸七十多歲的時候，血糖非常高，需要打胰島素才能降下來。然後，他開始慢跑，今年他八十多歲了，還在慢跑、打太極拳、走路，每天鍛鍊兩個小時，外面下雨不能跑了，就在家裡運動。他早就不打胰島素了，而且什麼都能吃，健康狀態不錯。

行動是衝破阻礙的關鍵！

等你都準備好了，可以去練一練武術，身心的陽氣起來之後，再去靜坐。雖然現在你也可以靜坐，但不要把它當作主菜，也不要隨便給自己貼標籤。你剛才很多時候都是在給自己貼標籤，這些標籤圍在你的周圍，嚴重阻礙了你的身心發展。

等你能夠打一個小時的羽毛球或網球，能把教練打得氣喘吁吁的時候，你的想法就完全不一樣了。人的想法是隨著自身的能量水準一直在變化的，你目前的能量水準、想法和思考模式只能是低版本的。當你能夠跑一千公尺的時候，就比較厲害了，能夠跑三千公尺的時候，就會有一些笑傲江湖的感覺了。

大家可以試試，如果有人平時走路都喘的，要做個漸進計畫，爭取讓自己在三個月之內能夠漸漸每次走到十公里，慢慢遞增，我身邊有好多成功的案例。

第5章

成年人需要建立自己的主體性

標準傳送帶與不敢落後的家長

經常有人問我，小孩注意力不集中，有注意力不足過動症，或者脾氣暴躁，大喊大叫，在家裡砸東西，在教室裡擾亂秩序……總之顯得不那麼正常，孩子沒有按照社會環境的應有標準去做，該怎麼看這些問題？

這些非生理性、軀體性的情況，其實不屬於醫療範圍，我建議不要完全按醫療問題來處理。認識到這一點非常重要，不要輕易把孩子「適應外部環境不協調」的狀態，或者孩子還在「發展自我、學習社會化交流」模式的階段出現的問題，歸到醫學問題。

這些現象或狀態，要從教育學或發展心理學的角度來觀察、理解，或者從孩子跟家庭以及所處環境的交互作用的角度來看。

改善的鑰匙，就在孩子與外在環境人事物的交互作用中。每個孩子的天性不同，能量格局和發展的方式各不相同，但現在的教育模式是比較統一化的，這會導致一部分孩子的生命力不能按照他合適的方式發展。另外，也有家庭教育不當、引導不當的問題存在。

個別孩子的這部分問題沒有得到及時的改善，有一部分會發展出反社會人格、暴力傾向等更嚴重的問題。

大部分孩子的問題沒有這麼嚴重，如果把這些孩子在心智發育、自我意識與社會適應發展過程中，出現的種種也許是暫時的「不適反應」、「主動嘗試」、「模糊／過渡狀態」階段出現的問題確定為醫療問題，是一種「固化」，後果反而會很嚴重。

孩子內在的感受、情感、內心的情緒，以及需要被看到、聽到、理解、交流的需求被忽略，如果跳過這些真正有價值的部分，直接轉到了程式化檢查、心理測驗，然後下診斷，積極治療矯正，會進入一個「有病得治」的錯誤狀態。

然而，這不光是「埋頭看病的醫師」容易陷入的問題，也是很多匆忙生活的現代人，包括「好心且追求達標的老師」、「焦慮而不自主思考的家長」最容易走入的一個陷阱。

為什麼會這樣呢？因為這是過度專業分化、制式化、標準化社會的一個特點。有不少老師、醫師、家長，就像居住在不同領域的孤島的勞作者，日復一日、年復一年地重複著診治常規、教學計畫和社會通識的思維與生活。

一切都有章可循，最好一切都合乎標準。

孩子從生下來到入學，每個階段都有可以參考的身高、體重、換牙週期、爬行、走路的標準，家長們一邊比照著周圍的孩子和育兒書本，一邊擔心著孩子說話、遊戲、見面問好、認字的能力是不是進步太慢；從幼稚園開始，老師也希望每個孩子都規規矩矩、老實聽課、定量吃飯、定時排泄、按點入睡……如果有什麼情況不符合這條完美的傳送帶，而我們不清楚這是什麼原因的時候，就會焦慮。

尤其是經過了被「專家」建議的種種調整、說服、訓練之後，如果改善不大，焦慮而盡職的家長則會埋頭努力去到處找「原因」確診，以及更高級的「解決方案」。

遺憾的是，很多時候，我們能找到的，只是一個醫學或心理學上的「命名」。

這裡面缺乏了老師和家長們耐心觀察每個獨特生命的成長規律，缺乏了與孩子的溫暖交流和獨立的思考，缺乏了給孩子一個安全無侵擾的小港灣……這些背後需要成年人有相當的定力和耐心來支持。

孩子的很多心身問題、學習成長與社會適應問題，大部分和有限的教育方法有關，有的只是一個階段到另一個階段的「正在適應和調節」的過程。當你無法界定的時候，不妨有一些耐心，不要馬上就要求有一個明確診斷，馬上要得到一個期待中的結果。

如果成年人沒有形成獨立觀察、思考的習慣，沒有形成自己可以獨立認識世界的基本信心的時候，面對周圍紛亂的種種資訊和斬釘截鐵的權威意見，便很難有定力來面對和自主思考。

最容易做的當然就是交託給專家來判斷，「他是教授，不會有錯」、「醫師講得對，我的孩子是有病」……

複雜失真的大人與程式衝突的孩子

對於兒童的種種心身障礙、人際交往與學習困難，改善的鑰匙就在孩子與外在環境、人事物的交互作用中。

七歲以前，尤其是未滿三歲的孩子的心智，有不少還處在一種做夢的狀態，類似「無意識」狀態，也有人認為他們處於「類似動物的未啟蒙狀態」。

如果在座的你在心裡嘀咕，這算是高級的還是低級的，好的還是壞的？那要自省一下了。因為這樣的嘀咕，代表我們的心智已經過度模式化了，屬於一種受限的意識狀態。

很多人都會有這一類的想法，就是希望我們的孩子，哪怕只有三、五歲，最好已經能夠一見陌生人就主動說「Hello, nice to meet you!」、「叔叔阿姨好」，而不要停留在孩子們特有的觀察和懵懂的狀態裡。如果能像在電視節目裡一樣，像模像樣地背幾首古詩、跳個舞，那這個孩子的狀態就更高級一些了；如果我們的孩子在啃指甲、吮手指頭、埋頭在一把湯勺的世界裡哞哞地叫，我們就會覺得這是低級的，不夠上檯面。

這都是成年人用受限的思維，在界定一些正在發芽、發展、變化的東西。

對於學齡前的小朋友，這類「不停地啃指甲、沉浸在自己的世界裡、反覆敲打地面……」的畫面，正是小孩子在探索世界和學習的狀態。不同於成年人以邏輯化語言、思維、文字為主的學習過程，這個階段的孩子是透過全身的感官「眼、耳、鼻、舌、身、意」與外部世界在交流。這個認知和學習的過程是自發的，有其內在的進程，最好不要打斷它。

在成年人眼中，看似重複而沒有邏輯與秩序的過程裡，孩子的內在正在進行身與心、感覺與知覺、情感表達與身體動作的統合，同時也在進行內部世界與外在世界的協調化試驗及調整，我們稱之為「自組織」。

在這個階段，提供相對穩定、安靜，給予基本照護陪伴而不打擾孩子的外部環境，是很重要的。

試想一下，如果孩子生活在一個非常不安的家庭，比如焦躁的，過度關注孩子一舉一動的家長；或者父母一言不合就生氣、吵架；或者房間裡一直都開著打發寂寞的電視或者廣播節目；或者父母的內心隔得很遠，相互之間沒有足夠的真實交流；或者一方常年出差，離家很遠……這些不同的家庭狀態會給孩子怎樣的影響呢？

一般來說，外部的不安與衝突，會導致內部的恐懼與緊縮，形成壓抑型或易激動衝突型人格；外界的混亂與嘈雜，會降低孩子的專注力，無法形成清晰的思考力；父母與家庭成員的長期冷戰、隔閡、封閉，可能會導致孩子的孤立和交流障礙，甚至自閉傾向。

還有一種情況，成年社會已經習以為常，但對孩子會有不良的影響。

有時候我們心情不好，也知道自己有點封閉，但我們需要保持表面的彬彬有禮和輕鬆愉快，這在成人社會不會是個問題，會被認為是成熟有禮的文明表現。但這個時候，表裡不一的我們跟孩子在一起的時候，雖然在對他笑，還試著跟他一起玩耍，但是敏感的孩子會往後躲。他可能在猶豫：我要不要靠近這隻奇怪的貓咪？

成人的表裡不一會導致孩子認識外在世界的內部程式發生衝突。

小孩子有發達的直覺，他的身、心和所有的感官是開放的，先於社會經驗和邏輯判斷的，外在的一切從四面八方流過來，進入一個近乎透明的內在，那些思想的、情感的、欲望的、混雜不清的種種力量都會直接進入。

成年人可以有一張真臉、兩張變臉、五張假臉，按著需要隨意切換，早就習慣了，有的人可能已經離自己很遠了，那張真臉已經找不到了，可是表面上還挺好的，「遊刃有餘」地活在世界的不同模式裡，我們周圍有很多這樣的成年人。

但如果小孩子周圍都是這樣複雜、失真的人，會出現什麼情況？混亂，程式衝突！

我觀察到有些常見的兒童問題，比如適應不良，學習、交流困難，甚至有些自閉症或自閉傾向的兒童，其中的原因可能與生活在「失真環境」有關，請大家留意觀察或自我觀察。

給孩子下一個「注意力不足過動症」或「自閉症」的診斷是很容易的，但一旦下了診斷之後，帶來的是家人和周圍人群的認定——孩子有病，以及由此產生對一個貼了特定標籤的孩子「特別」的對待方式，這是一種異化和固化，也是一個從精神到能量到物質層面的封閉和塑形過程。當這個孩子不幸被貼上了標籤，就會生活在「我是一個有問題的孩子」的意識和現實環境中。

醫師的診斷固化了家長和老師的思想，也把本來處於發展、變化狀態中的一時適應不良，凝固為某種原因不明、治療無解、預後不佳的疑難雜症、心理—精神障礙。而真正重要的孩子個人的身心狀態、個性化的認知—情感—交流的問題如何調整，這部分常常會被忽視，而進入「標準化」的治療矯正康復模式。

所以我經常跟家長朋友們講，不要輕易帶孩子去看心理醫師或精神科醫師，也不要輕易去做智力測驗、心理檢查，而要先回到自己的日常生活回顧和反思：

有沒有把足夠的精神投放在孩子身上？
自己的精神狀態是否穩定？意識是否清晰？心理是否健康？
家庭氣氛正常嗎？
家庭成員有沒有真實友善的相互關心和支持？
有沒有誠實地面對自己、家人和孩子？
和孩子的溝通方式是否妥當？
是否看到了孩子的真實需求？
是否願意尋找孩子的內在阻礙的原因？

在這些基本的家庭心理環境得到改善之前，急急地把孩子扔給醫院或者某些機構，是不負責任的，也是危險的。

誠與明的學習

清晰的父母或者有思考力的老師，都有自己的中心，會耐心地去觀察，加上經驗和內在的直覺，會解讀到很多可能性：這個大孩子的行為異常，或許只是一種反叛和不成功的彰顯自我；那個小孩子的注意力不集中、不合群，或許是因為體質不良、能量內縮；也有可能是因為父母過於追求外在的標準，或者嚴厲且不耐煩，只有物質付出而缺乏內心關愛導致的能量乾涸……

當大人自己沒有發展出相對成熟的心智能力的時候，就會一籌莫展，開始道聽塗說、搜尋網路、迷信專家；當大人壓力很大、不耐煩的時候，就會放棄自己的責任、放棄探索，把孩子交給「專家」。

孩子的學習障礙、注意力不集中、情緒不穩定、情感淡漠、人際交往困難……這類情況更多的是教育學、心理學領域的問題，不要簡單粗暴地把它劃入醫學領域。三者的領域互有交叉，但邊界並不清晰。一旦滑入醫學領域的深水區，要遊回去就有難度了。

成年人內心的衝突和失真，是導致孩子產生學習困難、不能適應社會、不能正常表達的

最常見原因之一。

作為孩子，慢慢地發育成長，進入社會，成為一個社會人，這個是「社會化過程」，有的心理學家稱之為「被馴化」。

人的發展過程通常離不開教育、學習、工作、適應社會、發展，乃至人生目標的樹立，而在大眾的群體認知裡，普遍認為「跟上社會進程」是其中一項非常重要的事情。於是，我們從小就被驅趕著，跟隨千軍萬馬一起衝過會考獨木橋，在洶湧的人潮中要盡可能出人頭地，唯恐落後。這確實是生存的現實需要，但它並不是全部。

群體的無意識惶恐或約定俗成，並不是我們蒙頭往前衝，只管跟上社會傳送帶，不管不顧孩子內在健康和精神需求的理由。

在我們的心裡、日常生活中，需要留出一些緩和的時間和空間，來應對外部世界的急促與粗糙，需要慢慢體會、消化及適應種種的衝擊與不適。

這才是內在發生的真正的社會化適應過程，而不是表面的言行得體、應對流利、反應迅捷。每個人由於個性和心質的不同，適應期的速度將會大不相同，沒有標準時間。

最近有個朋友和我聊天，他正遇到一些麻煩的事情，處在人生的低谷之中，需要面對人性的陰暗面，這裡面有很多陷阱、壓力，還有憤怒。當我們進入某個事件之後，會和這些相對陰暗的無形力量有交互。

俗世間的糾葛，性、金錢、權力的應力場（stress field），相關各方的心智鬥爭模式、情感模式，連帶著久遠的記憶庫、無意識的煙霧與漩渦，以及未來可能發生的黑暗的空洞和濁流，都交織在當下，這些力量會把參與者同頻化。

然後，我們早上很清新地出門了，經過這些薰染，晚上帶著失常混亂的狀態回家。這個時候，如果我們意識不到自己的異常，也沒有屬於自己的時間、空間去放鬆、清理，去散步、運動，或者看看書轉念、打坐靜觀，很容易就會跟家人吵架，進入敵對的情緒狀態。只要平時留意一下，就會發現我們都有過這樣的經驗。

這也是小孩子在複雜的成人環境裡，時時刻刻都會面臨的衝擊。

對於一個自我意識尚未確立、心智尚未成熟的孩子，如果我們沒有耐心、善意，以及足夠的時間和空間的給予及陪伴，他們是不是會比成人更難於適應環境？這是孩子出現精神心理問題或學習交流障礙的第一個原因。

第二個原因是，成年人不夠真實。

這裡無關道德。

其實每個人都渴望真實、誠實地對待他人，也被真誠對待，但是，我們活在自己創造的虛幻中很久了。每個人都是這樣，我們可能很難改變存在多年的現實，但是身為個體，我們要看到自己不真實的地方，不要故意去掩蓋它，這樣會好很多。

尤其在家庭生活裡，要減少一些有意識的包裹，減少一些習慣性的模式化反應，與親朋好友們用相對真實的對話、深入的交流，不迴避、不躲閃，不要故意或完全無意識地製造煙霧與虛言。

這是漸進的「剝去包裹，看清真相」的過程，是誠與明的學習，是真實的生活與適應。一旦等我們看到了生活中還有許多可以澄清的層面，體會到內在的觀察也有無盡的廣度與深度，我們所在的地方就會多一分清明與穩定。這個領悟可以幫助自己，也可以間接幫助孩子。

幫助我們自己和他人把眼前的迷霧、包膜一層層地撕開，幫助孩子真實地看到現實、瞭解自己，看到他人的無奈、軟弱和無知，也看到這個表層世界背後每個人本有的善意和誠意。

如果成年人缺乏這個自覺自明的過程，他的內在世界與外部世界就會被層層包裹，不明朗、不清晰，就容易出現無意識的表裡不一，身心分離。這樣，就會給孩子帶來內心與外境的分裂、衝突，孩子自發的、自組織的心智發展過程就可能被干擾、混亂，甚至封閉了。

意識就像一盞燈

成年人內在的衝突和不真實、無意識的生活狀態，會影響到孩子的「心智—情感—意志力」的發展和社會適應，那麼，父母處在什麼樣的狀態下，才能夠幫助孩子正常地完成整個過程呢？

父母的意識最好是清晰而穩定的，這意味著在思想、語言、行為和交流上都盡可能清晰。或者說，他的生活是有意識的、有覺知的，而不是無意識的、被動的、條件反射的、隨波逐流的。

「意識」與「精神」，這兩個概念常常會被混用，我在這裡做一些簡單的解釋：每個人的「精神空間」有大有小，有的穩定，有的波動不安；「意識」可以看作是「精神空間」裡的一盞燈，不同的人，燈的亮度、清晰度和照射角度、強度、範圍都不同，就像不同的人有不同的關注點和認知範圍。

「意識」的作用，就像我們在黑暗中燈光所及的範圍，之外的黑暗世界是「無意識」。覺察，就是不同程度的意識範圍。睡眠與夢境，昏迷與死亡，如同黑夜，大部分人對此是無意識的，只有很少的人或者修行者，可以在夢中保持覺察，處於清醒狀態。

在白天的日常生活中，我們雖然醒著，但未必能保持有意識，迷迷糊糊地上廁所、刷牙、洗臉，心不在焉地吃飯、搭車、打招呼，熟人之間的寒暄，都是模式化而不自知的。

很多時候只是一種身心習慣性的反應。

不自知，就是缺乏覺察，也就是意識不清晰。在這個程度上的語言、行為、思想、情感，都處於不清晰、習慣性的反應狀態，因而是缺乏自發性、創造力的。

精神世界就像大地、天空，是一個大背景。從本質而言，每個人的精神世界都是彼此相通的，而且歸於一個源頭，無邊無際、浩瀚無涯。它涵蓋了意識界與無意識界，人與非人、萬物與萬類，絕非人類的意識所能窮盡。在古代經典裡，有稱為「海」與「藏」。

因為意識活動的不同程度與偏性，每個人只能從「海、藏」中各取一瓢，化作萬千世界，終其一生，人人極力矚目，以為天地在此，劃界為牢，難得一見天外之天，意所不及之廣大之地。

在我們各自意識所及的世界裡，感受、情感、思想、記憶，有其各自的運行規律，互相影響而成為生命動能的一部分，但我們常常意識不到、觀察不到。一則，因為我的注意力都消耗在外界的交際勞作了；二則，我們的意識之光過於粗鈍不定，覺察力、專注力都還不夠。

傳統的靜坐、站樁、太極、瑜伽……是可以用來幫助我們，所以稱之為「內在訓練」。這個部分在之前談過很多，各位可以搜尋相關書籍，跟隨合適的老師學習。

要點 12 推薦書籍與電影之二

書籍

《金剛經說什麼》南懷瑾著
《斯坦納自傳》魯道夫・斯坦納（又譯魯道夫・史代納）著
《炁體源流》米晶子著
《六祖壇經》慧能著
《道德經》老子著
《莊子》莊子著

電影

《與狼共舞》（*Dances with Wolves*）
《阿甘正傳》（*Forrest Gump*）
《艾蜜莉的異想世界》（*Le Fabuleux Destin d'Amélie Poulain*）
《美麗新世界 II 之女王任務》（*Asterix et Obelix : Mission Cleopatra*）
《第五元素》（*Le Cinquièmeélément*）
《德蕾莎修女》（*Mother Teresa Of Calcutta*）
《駭客任務》（*The Matrix*）
《那時候，我只剩下勇敢》（*Wild*）
《霍爾的移動城堡》

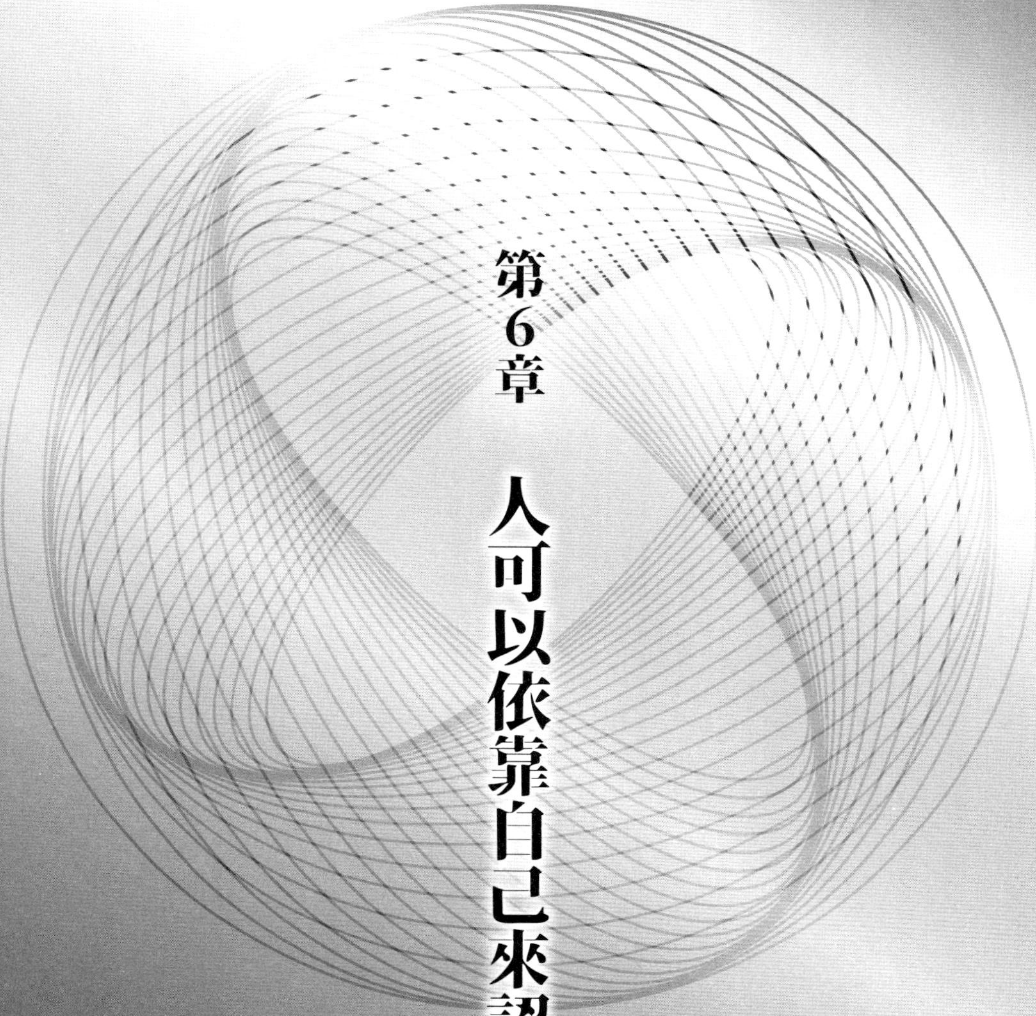

第6章

人可以依靠自己來認識世界嗎？

「交互」的觀點

一個人的問題，其實也是每個人的問題。每個人一輩子會遇到的、要思考的、要處理的問題都差不多，只是時間點和節奏、強度不同。你十歲思考的問題，我可能到六十歲才思考。我十五歲開始做的事情，你可能到四十五歲還在猶豫，「等我辭職了、退休了，再去做吧。」

從傳統文化、人智學或華德福教育的觀點來說，所有的一切資訊都在虛空中，我們只是從那裡獲得一些感應，它影響著我們，決定了我們看似固化的命運，其中也蘊涵了可以修改的時空機緣。這些大的影響，決定了我們的某些長期志向，或者理想、愛好和追求，也決定了時時刻刻的感受、情感、情緒、思想，以及思想的內容、方式和由此而來的行動與結果。

雖然魯道夫．史代納或者說華德福的體系來自西方，但它跟我們所熟悉的，對於這個有形和無形世界的認識是共通的，只是因為時間、地點、語言、表達方式的差異，可能會讓我們在一開始接觸的時候覺得有些陌生。

我在二〇〇七年第一次閱讀了魯道夫．史代納的書，那是一本關於人類進化的書。它說，亞特蘭提斯（Atlantis）之前的世界「最開始像靈魂一樣」——那段很優美，讓我印象很深——

「夜晚，靈魂飄蕩在空中，跟月光、星光互相交織，到了白天，他們回到地面，進入混沌的沉睡狀態……後來慢慢地，有了更重的形體，就這樣一步一步，慢慢離開了靈魂可以自由飄蕩的狀態。」

在魯道夫的觀點中，一個孩子從靈魂到胚胎，再從嬰兒到成人的塑造過程叫「塑形」，是心智、理智的發展過程，也代表了整個生命的發展過程。他有著「萬物一體」的觀點，而萬物一體也是東方的傳統觀點。

包括「交互」，這是現在通訊業和互聯網常用的詞，也是最近二十年超心理學研究的內容之一。過去研究的心理學，認為人類的心理像一套程式，因為外界刺激，所以有條件反射。

現在大家發現，我們情緒的源頭、內容、思想、情感，以及行為反應模式，這些不斷在變化中的東西，和我們與周圍的東西在交互有關。這個理解很重要，我們每個個體都不是孤立的，一切都交織在一起。我們交互的不僅僅是語言、知識、頭腦、行為，更不是那些簡單粗暴、橫平豎直的規則。那些是人類社會的表象，是用來聯繫和固化社會生活的、經過設計和試驗調整的紐帶與黏合劑。

我們不只能在房間裡或夠近的距離內才能交互，而是任何一個空間、任何一個瞬間、任何一個個體，以及他們的情感、感受、念頭、思想……或者說我們的乙太體、星光體，或者心智體，或者中醫所說的氣與神，其實是所有的人在跟所有的一切，乃至跟過去、現在、未來……在交互。

想到這些，你有沒有發現它跟佛法所講述的某些觀點也很像？在佛法的體系中，我們有一個與生俱來的第七意識末那識，也叫俱生我執，它使得我們停留在這裡。透過眼、耳、鼻、舌、身、意的作用，讓我們跟這個現象世界交換，看到、聽到、聞到、嚐到、身體感覺到、認識到，所有這些感受、情緒、情感與思想，一層層且時時刻刻地反覆刷新、纏繞，使得「我」成為了更「實際存在的我」。

「意」還有點像無線上網，超越時間、空間，可以想過去，想未來，想上海，想北京，想月亮，想火星，或者想我的七歲，想我媽媽的七歲……它擴大了我們跟無形世界更大範圍的交互。

眼耳鼻舌身意，加上第七末那識，是我們生命存在的基礎。佛法裡還有第八識叫阿賴耶識，有點像無所不有的雲儲存，這樣使得我們隨時跟一個更大的東西在交互。

所以，中醫、人智醫學或佛法等所講述的，是關於這個世界和人類精神演化的背後的一些原理性的內容，不是教條，並不只屬於東方或西方。當我們瞭解的範圍越深越廣，會發現人的健康、心智的成熟、社會的演化，都可以從中找到很好的視角來觀察和體驗。

二〇一七年，我們去美國參觀國立自然醫學院，一天下午，校長邀請了人智醫學和華德福的相關學者參加討論。其中一位是波特蘭的華德福聯盟的負責人，一個長得像林中仙女的老太太，六十歲左右，滿頭銀髮，散發著光彩，大家聊得很開心。

那天跟我們參加討論的老師大都是跨界研究者，比如原來是西醫，然後學針灸，同時又研究人智醫學，也有的在用歐洲的草藥，又學習心理學、靜坐或整骨。

跨界是一個大趨勢。

這個世界的另一面向

魯道夫・史代納是近代西方第一個用現代人能夠接受的、邏輯的、相對科學的語言，來講古代神祕學者、隱修士和巫師在精神與心靈領域的研究及實踐的經驗。

科學研究的是物質層面現象界的範圍，而東方的中醫或西方的傳統醫學，研究的是能量和資訊層面，比如人智醫學、西方自然醫學，包括神學，研究的是資訊層面、精神層面與自然環境、能量的交互層面。注意，到了能量資訊層面，那就超出了人類目前的「主流認識」所涉及的範圍了。

對精神世界與自然能量領域的探索，將會是未來的一個重要方向，不僅會幫助我們更深刻地看待生命與健康，也會提升我們對個體生活與整體社會建設的認識。

近代關於精神心理的各種知識體系，過於關注人類心理生理活動的表象，並試圖把複雜的人性、潛意識、衝動、欲望、情感、理性的糾纏，用簡單可重複的物理化學反應來闡釋。這種「物質化」思維的結果，就會把教育異化為「訓練」和「模式」，把心理治療簡化為「阻斷」和「改造」。

如果我們能慢慢意識到，這個世界既有物質層面的顯化，可以命名、分類，在不同現象之間尋找相似和相關；也有隱密而湧動的能量層面，時時刻刻化現為不同的現象與物質；更有微妙而有穿透力的信息層面，把各種能量吸引或排斥、混合或精煉，影響著現象界。

所以，在解剖學來看，人體可以分為頭部、軀幹、四肢，或者表皮、肌肉、內臟這樣的物質存在；還可以從另一層面，分為形、氣、神，或者物質、能量、資訊，或者肉體、乙太體、星光體、心智體。不同的分類角度，意味著我們對同一個世界的不同層次的理解和體驗。

多一些角度來理解這個世界，我們就不至於太受限於自己所受的教育和已知的結論。去掉自我限制後，我們將慢慢體會到，這個世界有很多不同的層面，目前接收到的只是意識所及或主觀意識願意去接近的部分。

大自然蘊含一切，時空裡涵育萬有，每個個體在心智、情感、能量與肉體層面的不同，使得每個人只能接觸到某個維度的部分呈現。

當我們聽不同的音樂，看不同的畫作的時候，如果能以相對全觀的感受和意識去體會，就能清楚地知道，有的作品只是在個體的情緒裡宣洩，因而意識不夠清明；有的作品觸及人類共通的情感，所以博大；有的作品超越了感官、情緒與理智的圍牆，帶來了精神世界的平安與人心的釋然。

偉大的作品都有同樣的特點，其實是作品的主人接觸到了高於情緒衝突、個人思緒等更高的層面，在合一或接近於合一的狀態，意識與情感依然存在，是在高度的理性和廣闊的心靈裡和諧共存。

前兩天我聽一首巴哈的鋼琴曲，音調非常簡單，像是幼稚園兒歌的節奏，但是你能感覺到他表達了「上界」的東西。

今天早上有個朋友發給我一首現代音樂，裡面有很多精巧的結構和設計。這個設計裡充滿人的思想，很好聽，但是當人的思想太強了之後，會形成一種限制，會遮罩掉更自然和更豐富的層面的東西，在華麗的背後有一種內心的緊縮感。

所以，找一些能擴充我們習慣的觀點的途徑，比如接觸傳統文化、中醫、華德福、人智醫學，是非常好的開始，因為它是以大部分現代人能夠接受的方式，來傳遞關於這個世界被現代人忽略的一部分真相。

真相與教條

聽眾：過年的時候，我朋友的爸爸去世了，接到電話的時候，我兒子也在旁邊。兒子問：「什麼叫去世？」我說：「他去西方極樂世界了。」

其實我不知道怎麼回答，我也在探尋生死的意義，但不知道怎麼去跟孩子講。

李辛：孩子對這個回答滿意嗎？

聽眾：我不確定他滿不滿意，他好像接受了這個答案，我希望有更適合的答案。

之前我聽說西方有很多繪本是教孩子瞭解關於死亡這個話題，但我又不想以這種方式去告訴他，我希望是中國式的答案。我現在給他看的繪本，都是選擇以中國傳統文化為主題的，我想在儒釋道文化裡看看有沒有這方面的答案。

李辛：借用傳統的觀點，往往是那些比較有慧根和福報、沒有完全沉淪在生活中的人，才會思考這個問題。

我們在跟孩子交流的時候，有兩個方向，一種是認為他需要一個正確的答案或解釋，來說明比如死亡是怎麼回事，我們會在自己已有的認知庫裡給他一些說法。

另一種，因為這個問題背後涉及的範圍很廣，可能暫時沒有現成的答案。我們可以先拋出問題，與他討論，用時間來靜候答案。在這個過程中，孩子會發展出自己的觀察力和思考力，而不是接受某個固化的答案。

前面講到交互，教育也是一種交互，所有的關係其實都是交互。這個孩子，雖然還沒有發展出所謂成年人的理性和邏輯，但是也許已經有了一種天然的秩序感、美感，自動在尋找浮現出來的問題和答案。這是意識和思考力在自然地發展，但是大部分成年人已經失去了這種自動自發的能力，會升起疑惑，擔心沒有答案或現有的答案對孩子不夠好。

其實重點不在答案，思考與討論的過程更重要，這會幫助孩子心智的發展。

比如，有沒有必要一定要用儒釋道的語言來解釋？有時候語言的表達形式不一定那麼重要。縱觀人類文明過去一千五百年的歷史，很多時候就是因為對真理的表述方式或理解不同而引發各種戰爭。

還有一點，在溝通和交流上，我們不能把孩子當成孩子，不過我還見過不少成年人把孩子當「傻子」的。這次在火車上，我看到一個外婆用類似的方式對待她的小孫子，最後孩子受不了了，就開始慘叫。外婆就把他摁在那裡，吼他不許動，吼他去睡覺。一旦受到這種極端的交互對待，這個小孩子即使是神童轉世，也可能會完蛋。

孩子在小時候的對話模式很重要，那是我們成人在為孩子編寫與這個世界應對交流的最初級內部核心程式。

即使家長沒有受過正規教育，沒上過大學，沒學過儒釋道或基督教，但他知道人會死的，一切生物都會死的，對死沒有多餘的想法，這就是個自然的結果。如果他能以平和的心態告訴孩子，爺爺死了，跟花花草草和所有的生命一樣，都會死的。這個答案雖然不「高級」，但裡面已經有了一個基本的理性和交流。

我們把理性想得太複雜了，好像需要大量讀書，看黑格爾（G. W. F. Hegel）、尼采（F. W. Nietzsche）才能培養出一點點理性，不是這樣的。我們可以沒看過這些，只要沒有被過度的灌輸和打擾，尤其是在童年時心智沒有被過度污染和擾亂，就是一個很好的基礎了。

有了這個理性的基礎，他以後再看尼采或者別的哲學家著作，很可能還能觀察到他們智慧的不同層面，甚至尚有不理性、不全觀的面向。

一個孩子的理性發展，應該是從日常生活中來的，只要他身邊的人是相對明晰、客觀的，在與他們交流、生活的互動中，孩子自然就進入了意識逐漸成熟發展的過程。

所以，不一定要去找具體某個形式的標準答案。如果我們認為某人說的東西是標準答案，不假思索地拿來，長此以往，所有的「教誨」都可能會變成了某個教派，這絕非言說者的本意。

但如果我們對某人的觀點產生興趣，發現他能啟發我們開始觀察和思考，看他所說的在自己的身心上有沒有印證，在世間有沒有印證，這個就有可能發展出真正的信仰。因為一切的體悟來自真實的生活，並能在內在思想的海洋中漸漸明晰，這個過程能幫助我們建設相對穩固的內在心靈。

如果我們發展了真正的信仰，會在所有的形式裡看到「真相」。

我們需要有這樣的探索。人是感性和理性的結合，是可以自發地認識這個世界的。相對於盲目的熱情和服從，擁有自我探索的興趣、精微清晰的心智，更重要。

文明發展到現在，思想被細分、界定得已經不太能夠自由流動了。不少人已經認為不能透過自己來認識世界了，必須透過顯微鏡、望遠鏡、大資料、人工智慧和權威等，才可能看清世界。

迷信大數據、迷信人工智慧、迷信權威、迷信各種讀物，這和迷信任何一個教條是一樣的，等到我們離不開它的時候，就比較可怕了。

即使是聖人的思想，一旦被記錄下來，或供在那裡「嚴格遵照」，都有可能會變成教條。任何關於真相描述的東西，都有變成教條的危險。如果已經變成了教條，我們就容易被它奴役或限制，認為只能在某個象限內發展才是「對」的，這時候的學習已是好壞參半。

真正的學習是用來睜開自己的雙眼，打開心，自主思考，理解這個世界並與之互動。

「標準答案」和「周圍人會怎麼想」

聽眾：可能我對孩子提出關於死亡的問題的疑慮，引出了我自己對死亡的疑慮。我小時候第一次接觸死亡是因為我姥姥，她平躺在老屋子裡，當時光線很暗，讓我心生恐懼，可能這部分是我自己需要解決的問題。

李辛：死亡本身帶來的恐懼，會引發無始以來的集體無意識中的恐懼，這些力量會進入我們的身心，那個力量是很大的。對於體弱或精神不夠穩定的人，是有壓力和影響的。

一個人進行相對完整的心智活動，需要物質身體的支援，就像一個電腦軟體需要運行到最佳狀態，一定離不開優良的硬體和穩定的電流電壓。所以，肉體需要透過一定的訓練，讓它處在比較好的狀態，這就是中醫說的氣血、能量，或者人智醫學說的乙太體的重要性。

我們多接觸自然環境，乙太體的能量就會足一點，這些不只是概念，是實際存在的。身為華德福或人智學的學習者，需要去體會這些層面（肉體—乙太—星光—心魂）的變化，體會這些層面在不同的環境是如何變化的。

你現在多大年紀？

聽眾：三十二歲。

李辛：我注意到，在我們的交流過程中，你一直都很小心翼翼，很聽話，但你需要發展屬於自己的深入觀察和獨立思考。如果你的這個部分再發展穩固一些，怎麼去回答孩子的問題就會很清楚。

我們從小的社會環境不太鼓勵深入觀察和獨立思考，我們的父母和老師在那個時代都很「小心翼翼」、「擔心犯錯」，那個時代需要的是整齊劃一、聽話，不能有太多的獨立思考。

現代教育越來越重視孩子的觀察和獨立思考的能力，發展心智的完整、全觀、深刻度，這個部分是目前的應試教育所缺乏的。從小我們的腦袋裡就裝滿了標準答案，一旦試著自由回答，成績就不一定好看了。

我們很怕自己跟別人不一樣，最好玩的是，每次導遊說：「你看那座山像不像一個馬頭？」我們就左看右看，必須得看出確實像馬頭才會安心。如果看出像牛頭也覺得有些不安，導遊說了，老師說了，是馬頭，那一定是馬頭。

我們從小就是這麼長大的，我們的老師也是這麼長大的，所以，華德福教育和教育心理學的內容能夠對我們有一些補充。

包括在傳統文化的學習中，也存在著不深入思考、盲從的傾向。

不少人以為有思想是一種障礙，以為打坐就是不要有思想，然後把自己變成不願思想、不能思想的人，以為這是通往「成就」的必要條件，很多人因此拒絕深入思考，這些其實都是誤解。

雖然我們已經是社會意義上的成年人了，也需要自己來想一想：「我是否有獨立思考的習慣？」平時在生活中，需要觀察「我是自己在思考決定，然後行動」，還是「急急忙忙、慌慌張張，在害怕和擔心中跟隨潮流」。

這意味著，我們是否有主體。

內在的主體是慢慢發展出來的，每件事情要去想一想，觀察一下，重要的不是找到某個答案，而是在探索的過程中，我們發展了對這個世界更全面的認識能力。這個能力會使我們在面對陌生的人事物時，保持一個基本的理性和判斷，這決定了我們的內在是否扎實穩定。

並不是學得越多，就安心了。如果沒有真實的體驗和感受，不自己來探索、發展心智，而去拿現成的知識武裝自己，就會變成「知障」。

嘴上了了，心裡慌慌，這是「腦袋知道」和「全身心知道」的區別。

要信任，去學習、去觀察。這個過程和華德福的教育理念一樣，當孩子在那裡悶頭玩泥巴的時候，大人不要去打擾孩子。同理，當我們自己心裡的小孩在尋找方向的時候，那個「別人的看法、標準的答案」不要老是跳出來打斷我們。但是我們從小就被打斷慣了，很多人已經無法進行自發自主的思考與探索了。

「標準答案」和「周圍人會怎麼想」就像柵欄和大片的烏雲遮蔽著我們。

比如最近三十年來的家長，在教育上普遍焦慮，生怕自己的孩子浪費了寶貴的「起跑線」時間。

我記得自己小時候連續幾個月跟螞蟻玩，連續幾個月每天放學之後玩幾個小時的簡單遊戲，把四國軍棋疊成房子的樣子，然後拿一根玩具槍，一槍一槍，把邊上的棋子打掉，同時保持整個房子不倒塌。

那時的很多孩子都是這樣，父母都有自己的事，孩子們在自己的世界裡幻想、發呆、遊戲，漸漸長大。小時候，有段時間我不愛學習，考試不及格，也不愛和人說話，就愛自己悶頭玩，也沒有人把我當成問題孩子送去治療，我父母也沒有打擾我。

這個過程發展了我的自主力和專注力，至少發展了對一件事情自發的有始有終的連貫性，他們買窗簾選顏色時也會徵求當年才七歲的我的意見。當我連續幾天躺在床上看書，他們會提醒我一句：注意保護視力。

成年人也需要這麼過一遍，當然不是都去玩疊房子、看螞蟻，而是持續做不一定那麼「有價值」但自己感興趣的事情，在其中發展自己的觀察力、創造力和貫徹始終的持續力。華德福的教育理念，對成年人在認識自己上是有幫助的，尤其是華德福的藝術治療課程，我每次旁聽都覺得心有所感、收穫很大。

大部分人從小都被打擾慣了，沒有機會按照自己的想法來玩自己的「玩具」。比如小孩子得到了一個火車玩具，他拿著火車在空中「嗚嗚嗚」地飛，玩得很高興，那個叔叔看不下去了，說：「你玩得不對，看，這裡是鐵軌，火車應該在這裡開。」

那就完蛋了。

心身健康比學業更重要

聽眾：李辛老師好！我女兒現在讀五年級，她在一年級上半學期十二月時，得了嚴重的支原體肺炎，在兒童醫院用了很多抗生素，後來因為高燒不退，還用了幾天的類固醇激素。那次之後，她的體質就變差了，然後嘗試過找中醫調理。

現在，她一感冒就會哮喘，有時候還會轉成中耳炎或肺炎，牙齒也從肺炎治療後就變黃了，而且越來越黃暗，個頭也比同齡人要矮十公分。我想問，像她這個情況該怎麼調理？

李辛：她的肺炎發作過幾次？

聽眾：兩次。第一次是普通肺炎，去醫院打了幾天的點滴，很快就好了，第二次肺炎很嚴重，需要住院。

李辛：你有空可以看看《兒童健康中醫講堂》，裡面講了不少這類案例。

你女兒可能是因為治療不當，使得體質下降了。她的反覆感冒和哮喘、生長慢、牙齒的問題，都是屬於身體能量不足了。你需要學習瞭解她這些問題的背後原因，還要學習怎麼幫她增強體質的方法，而不是單純地治病。

這裡面最重要的是飲食、運動，還有跟大自然在一起。

你也不用太擔心，這些都是小病，能調好。但是，你身為家長，如果不開始去學習瞭解問題背後的原因，孩子的健康問題就始終不會得到好轉。因為病不是一下子產生的，在她第一次普通肺炎要打點滴之前，其實就有很多現象在提醒我們了。

華德福不是有歌德觀察法嗎？只要去觀察，就能發現很多事物發展背後的規律。小孩子每天都在變化，家長可以觀察，比如胃口、舌苔、大小便、睡眠、情緒、脾氣……

聽眾：我注意到她的舌苔很紅，尤其是舌尖。

李辛：這代表身體有鬱積的熱量，需要排出來，比如增加運動，減少肉類食物。

身為家長要學習的是，在她的不良體質累積到生病之前，能觀察到一些跡象，瞭解孩子的體質和潛在的危險，開始著手調理她的食譜、運動、動靜節奏……如果她已經精力不足了，那麼，作業能不能完成就不要太重視了。哪個更重要，心裡要清楚，不然只是浪費自己和孩子的時間與精力，還弄壞了身體。

我們這輩子一直都在以各種方式浪費時間，幹嘛逼小孩子那麼緊呢？一般逼完了之後，小孩子就容易感冒發燒、胃口不好，這種情況很普遍。

家長不能過於關注孩子的成績，逼迫孩子去學習，去達到那個標準。生病了就休息，而不是想著怎麼趕緊退燒，趕緊去上課。

我常常看到，不少孩子已經長期胃口不好，心情也不舒暢，很久沒好好玩，沒運動，但家長都沒注意到，還逼著他「讀書」、上各種培訓課，然後孩子病了，家長還不知道怎麼回事。

這個時候，如果讓孩子休息一下或者睡個兩天，也許就好了。但家長覺得這兩天的學業可不能耽誤，要馬上把情況搞定，急忙送到醫院去，然後打點滴、打針。這麼一折騰，還可能會過度治療，基本上就真的成病了。

聽眾：我帶孩子去看過中醫，醫師說她陰虛火旺，不適合艾灸，還有她十一歲了，年紀大了，捏脊會不會沒效果了？

李辛：因為你沒有自己學習，也沒有實踐過，所以只能聽專家的說法。家長有條件的話，最好自學一些基本的中醫、西醫和日常的觀察方法，或者學一點心理學知識。第一，在日常生活中能用上；第二，遇到了小病的時候，你能判斷什麼時候需要去看醫師，什麼時候不需要看；什麼時候要看中醫，什麼時候要看西醫。

這些都是可以學習的，然後你就知道艾灸合不合適，捏脊、刮痧有沒有用了。

內耗的單曲循環

聽眾：李老師您好！我想問寶寶的飲食問題，這兩年來我比較糾結、困惑，他從三個月以後就開始有濕疹了，對母乳也過敏。他的濕疹不是特別嚴重，一陣一陣的。我是全母乳餵養，十四個月斷奶以後換成奶粉。他對國產奶粉嚴重過敏，進口奶粉還好一些，但是過敏的症狀一直有。

李辛：孩子多大了？

聽眾：三十個月，會講話、會表達了。

李辛：根據你學習的經驗，你覺得他是上焦病、中焦病還是下焦病呢？

聽眾：不敢說，我只是泛泛地看了一下書。

李辛：他的大便怎麼樣？

聽眾：我平時一直給他吃乳酸菌，現在大便很正常、成形，顏色也還好。他小時候大便不好，八個月的時候，大便裡有一點點血，不成形，而且一天的大便次數很多。

李辛：這種情況屬於中焦虛。另外，你觀察他的氣色怎麼樣，還有是不是偏瘦？

聽眾：他出生的時候是二•五公斤多一點，不算胖。他現在骨架小，肉還可以，看起來圓圓的。他在一歲到兩歲之間，足心一直有點黃黃的，脾胃比較虛。

李辛：從你的敘述來判斷，孩子的中焦脾胃是有些問題的。還有，只要是濕疹，從總體思路來說，要考慮這幾個點：

第一，看他的消化機能，要觀察舌苔、胃口和大便。

第二，判斷他的流通性好不好。濕疹是身體裡面化不掉的髒東西，不能透過正常途徑排出去，最後停滯在某些部位，形成了固定的、非常態的排邪通道。

本來人體垃圾的正常出口，應該是經由大便、小便、出汗來排泄，也包括從情感、語言、行為和個人意志的實現來流通。如果這些出口被堵住了，身體的流通管道就會被堵住，所以，要觀察他的流通性好不好。

流通性是看有沒有便祕或腹瀉，大便會不會很臭、很黏，出汗是否正常，手腳冷不冷？出汗少就代表表面的管道被堵住了，手腳冷代表人體的遠端通道也不通暢。

聽眾：有段時間我帶著孩子去看過中醫，開了湯藥，那時我還在哺乳期，但湯藥好像沒什麼效果。我也嘗試增加運動，還在想是不是因為我的情緒影響到他。現在看到他這樣，我心裡很不舒服，人家孩子能吃的很多東西，他都不能吃。

現在他會說話了：「媽媽，我想吃蝦、吃魚。」我又不能跟他說道理。

李辛：關於忌口的問題，我個人建議，如果孩子沒有嚴重的過敏反應，不要過於嚴格的忌口。在孩子有充分運動的前提下，可以嘗試吃一點點，然後觀察。

你要注意自己是不是有步步為營的心態。方法上小心，這個沒錯，但精神上不要卡得很死。從人體的流通度來說，「被允許」是能夠讓精神得到愉悅、放鬆的，這樣能讓氣血在更好的水準運轉。

就像中國進入世界貿易組織之前的狀態，在那個狀態下，很多問題都停在那裡動不了。進入世界貿易組織是一個非常重要的選擇，因為它能用外面的力量來帶動整個國內的變化，水活了，生命開始復甦。政治、經濟、文化，如果沒有外面的流通，不會形成一個很好的格局。這是一個互動的過程，關起門來只在內部解決問題，就會很難。

剛才說了兩個原因，你也談到了第三個原因。所有的慢性皮膚問題，一定要考慮精神心理和家庭的氣氛，還有孩子先天的體質、心質和氣質類型。

聽眾：這些是不是在母體裡面就已經成形了？

李辛：體質跟父母有關係，但人的精神格局以及身心特質也有先天帶來的部分。

聽眾：我也請教過一些老師有關業力的問題。他們跟我說，現在有六十％以上的孩子都會有不同程度的皮膚問題。

李辛：什麼都歸到業力，過於泛泛了，也是一個不動腦筋的說法，對我們認識人體和尋找改善方法沒有幫助。

從中醫和心身醫學的角度分析，會帶我們找到出路。這個孩子，你覺得他在性格特徵或心理類型來說，是偏放鬆、展開型的，還是偏糾結或拘謹型的？

聽眾：是偏小心翼翼的那種，倒也不屬於特別內向，但是他會猶豫不決。

李辛：你是有主動尋找快樂的習慣，有些人可能常常會有糾結的習慣。這個很關鍵，有主動快樂的習慣，能夠使得我們在逆境中主動去找一條生路。常常糾結的人，即使身處天堂，仍然會覺得還缺了一些什麼。

所以這個部分你要去觀察和考慮一下，還要考慮他跟爸爸和其他長輩之間的互動。我覺得你給孩子的東西相對正面的，他爸爸呢？

聽眾：爸爸應該更好一些。

李辛：有沒有跟老人住在一起？

聽眾：沒有，全是我自己帶的。從自己的評估來看，我做得還可以，包括食材什麼的。以前我很愛吃肉，懷孕後連肉都不吃了，就吃蔬菜、水果。孩子也是偏素，我先生是居士，媽媽也偏素，我們家十個菜有九個是素的，其他方面能注意的也都注意了，但他還是這樣。我就在想，是不是我什麼地方還可以做得再好一點？平時我和其他媽媽們也會交流，發現很多寶寶三個月以後就容易出現皮膚問題。

李辛：皮膚問題是很常見。比如孩子第一次感冒、發燒、拉肚子，或者長皰，大家知道這是什麼，是生病嗎？不完全是。他原先在母體是一個相對純淨的環境，現在到了「五濁惡世」，各種病毒和污染，身體就要開始做出相應的調整。所以他的第一次「生病」，其實是在建立他的免疫系統的1.0版本的反應模式。

聽眾：這是不是可以理解為，現在大部分孩子會這樣，是人類進化過程的現象呢？

李辛：我覺得也許是人類的身體退化過程的現象。現代人因為過度發展腦力，身體的「承受力」、「消化力」普遍下降了，不光是吃東西的方面，還有思想、精神，應對外界一切的方面。比如現在六、七十歲的老人，一路走來吃過很多苦頭，所以某些方面會很固執，但是他們的承受力、消化力是很強的，或者說他們生命的堅韌度很好。

現在很多的孩子和年輕人，比較脆弱，自身、家庭環境和社會稍微有一些變化，都會受到很大的影響。

聽眾：那我現在可以做點什麼，除了帶他多運動，飲食上注意調整，不要完全切斷，慢慢地給他一點。可是他對蛋白過敏，少量還是會有反應，比如晚餐吃了一些，睡覺的時候就已經有反應了。

李辛：如果是很明顯的、已知的過敏源可以暫停吃，他現在的濕疹很嚴重嗎？

聽眾：不是很嚴重。只是孩子出去看到小朋友們都吃這個、那個，他回來之後有情緒，也會影響到我。

李辛：你有沒有注意到，在這十來分鐘的討論中，你的執念有點強？你太關注這個問題了，都是不停圍繞在「孩子有問題」上，有點過度。我們小時候都得過濕疹吧？會好的。如果他現在很嚴重，那要認真地去治。我治過一個小女孩，身上皮膚大塊發紅潰爛，這個需要治。

聽眾：我是常常擔心，因為每次吃飯時他都會問這個那個能不能吃，都習慣了。

李辛：是你太用力了。你慢慢體會一下。如果你平時不那麼用力，他就會漸漸地不問了。媽媽太用力，孩子的生活中就會多一道緊箍咒。

聽眾：是啊，這段時間他很緊張。

李辛：要是你換一個角度和他說：「沒事的，媽媽小時候也得過，以前這裡全都是，你看現在挺乾淨的。」你可以試試這樣和孩子交流，這在意識上給他的影響會很不一樣。

還有，以後如果有朋友問你的時候，不要有很大的內疚感。不必這麼想，哎呀，我啥也不幹，就帶個孩子都沒有帶好。你要想，我這個還算好的，我閨密的孩子，屁股都爛了。

聽眾：是這樣的，周圍的孩子都比我家的嚴重。

李辛：你太完美主義了。

聽眾：這一點我承認，但我還是想搞清楚這個問題到底因為什麼。

李辛：要跳出細節看整體，他的能量還不太足，管道也不太通。如果不是以皮膚來幫助排身體的問題，就可能會變成這位媽媽說的咳嗽或感冒，也可能變成中耳炎。如果是成年人，可能還會變成乳腺增生或者膽結石，就是這一股力量。

聽眾：那從營養的層面講，給他吃些什麼營養輔助食品呢？

主持人徐勇：你的模式一直沒變，需要觀一下自己的這個狀態。

李辛：你容易沉浸在自己的擔心中單曲循環，要學會停下來。不然你自己的能量都內耗掉了，還是會分辨不清出現的問題是大是小，怎麼調整更好，這樣對孩子也是不利的。

提問題的心智狀態

聽眾：老師，我想問孩子哮喘的事情，聽前面兩個案例，我已經得到部分答案。如果飲食上調整，加上注重運動，多和大自然接觸，那孩子的哮喘是不是就會好起來？

李辛：對，把能量提升，讓管道暢通，孩子康復的可能性就會大大增加。我們要明白一個基本原理。人從小到大，永遠都會有各種毛病出現，很少有體質好到從不生病的孩子，尤其是現代的孩子。

那麼，我們要做的是什麼呢？如果問題不是那麼嚴重，它就屬於前進當中自然出現的問題，就像行走途中的大小石塊，不用去管它，只要經過、跨過，然後往前走。如果很嚴重，自己跨不過去了，那該看醫師就去看，該調理就去調理，你們現在都被很小的石頭給「主動」絆住了。

最重要的是什麼呢？就是要把他的日常生活型態給調整好。這個部分不是根據某些教材、某些營養書去教條性地給孩子搭配，而是要觀察這個孩子，觀察你每次給他用了什麼方式調整之後，他產生什麼樣的變化，這是一種活的調整。

觀察的內容不外乎飲食、睡眠、大小便、出汗情況、情緒、運動情況。所以，重點不是去治病，而是讓生命的基本面維持在一個比較好的狀態。誰也逃不了生病，它是成長的一個必經階段，不要因為過度關注生病、治病，而打斷了小樹苗生長的基本節奏。

現代獨生子女的父母普遍有養育焦慮問題，光是這個焦慮就已經可以造成資訊、能量層面的「生長障礙」了，各位一定要留意這個部分。

關於具體治療的部分還相對簡單，哮喘有急性發作期和慢性穩定期。急性發作的時候，喘不過氣，該用噴霧劑就用，這個沒什麼好糾結的。這時候你擔心有類固醇激素、會依賴，這些都是「狹窄視野」產生的多餘消耗。

重點是在他沒有急性發作的時候，我們該做什麼，其實只有一件事：提高他的體質。因為只要體質好了，所有的問題都會好轉。不要被一個個不同的病牽著鼻子走，不要被各種中、西醫的診斷名字牽著鼻子走，把它們都忘掉，就看他每天的生活狀態，觀察他的飲食、睡眠、大小便、心情……

聽眾：那過敏性鼻炎也是這樣處理嗎？鼻炎發作的時候，孩子很痛苦。

李辛：是的，孩子多大了？

聽眾：六歲，太嚴重了，晚上躺下後沒辦法用鼻子呼吸。

李辛：我在《兒童健康中醫講堂》裡面講了幾個類似的案例，首先也是從生活中去調整，晚上要少吃一點，有沒有做到？

聽眾：他白天在學校上學，只有晚上才能吃得好一點。

李辛：晚上是陽氣、消化力減弱的時候，要減少蛋白質、牛奶這些食物的攝入，還有飲料和冷飲之類的也要停掉。

聽眾：基本上沒停掉，睡前會喝一杯牛奶。

李辛：這些都是在加重症狀的食物和習慣。孩子還需要大量的運動，這些書裡都寫著，你照著去做，做到了就會有改善。

聽眾：那他的鼻炎會影響他以後的學習嗎？如果我們把飲食習慣調整過來，他的鼻炎能不能一點點好起來？

李辛：恕我直言，你問這個問題的心智狀態，決定了他即使沒有鼻炎，你仍然會擔心有任何東西會影響他的未來，這不是一個好問題，你是這個教室裡第一個過度擔憂的媽媽。

主持人徐勇：擔憂就是詛咒。

李辛：這是沒有方向的擔憂，只是一個思維上的病毒程式在迴旋，它阻礙了你正常的觀察和全面深入思考的能力。所以，當我們意識到自己進入這個狀態的時候，要記得往後退一退，而不是不停地思考，努力地提問。不要讓自己的視野過於狹窄。

如果家長一直停留在這個狀態，不僅會影響孩子的健康、發展，也會影響到自己的生活、事業、人際關係。這種迴旋式的思維病毒程式發作的時候，要小心。

教育的最終目的，是讓我們發展出一個健全的觀察和理性思考的能力，這比什麼都重要。否則就算你花錢、花時間、花精力學了三年中醫，學完之後，你的思維模式裡還有迴旋病毒程式，結果就會更麻煩。那些學了艾灸就每天給孩子灸，灸到流鼻血，學了捏脊，就每天給孩子捏脊的、過於努力的家長很多。

所以，我們需要去學一些具體的知識，但更需要梳理、升級一下自己的思維模式。如果我們學了中醫，學了華德福，學了心理學……但整體思維能力還沒有建立，這些知識就成了碎片，就會變成知障。

建設性地使用生命力

李辛： 我們看看這個小女孩，媽媽來說說她的情況。

聽眾： 她是我女兒，再過五天就滿八歲了。她常年有過敏性鼻炎、鼻竇炎；去年十一月中旬，她得了嚴重的肺炎，住院十五天，用了抗生素都沒下來，上了類固醇激素後才退燒。

她現在牙齒長得很慢，上牙和下牙掉了之後，長了八個月都沒長完；還得了很嚴重的鼻炎，晚上鼻塞嚴重，鼻涕從來沒有斷過，每天都在擤鼻涕。

李辛： 你自己覺得嚴重嗎？

小女孩： 不嚴重。

聽眾： 她只要一開心，在陽光下跑啊什麼的，就會忘記這個東西，但是她很癢。

李辛： 你癢嗎？

小女孩： 癢。

李辛： 大家可以一起觀察，她看起來有點瘦，兩顴有點紅，眼睛下面有點暗。我在《兒童健康中醫講堂》裡說過，一般長得眉清目秀、骨骼清利的孩子，都屬於敏感型的。她下眼瞼有點暗，就要懷疑下焦是不是充足，可以問一下睡眠好不好。剛才我私底下問她，她說以前做過一些噩夢，有這種情況嗎？

聽眾：有。

李辛：她怕黑嗎？

聽眾：沒聽她說過怕，但是她從一年級的第一個星期開始單獨住一個房間，經常晚上做噩夢，還會叫。

李辛：她屬於高敏感度的孩子，神氣容易被干擾。這類孩子的交感能力是很好的，如果讓她一道題做二十遍，錯別字抄一百遍，會影響她的學習和思維發展過程，她是屬於領悟力比較高的孩子。

從這個小朋友現在的情況來看，不算太嚴重，只是稍微瘦弱一點。但是，媽媽非常急切，臉很紅，眼睛炯炯有神，氣都拔在上面了。

媽媽的情感力和意志力很強，屬於力量型的，在工作中衝鋒陷陣拿業績不成問題。所以媽媽要注意的是，你這種有力量的、快速突破、有問題馬上搞定的類型，就可能對孩子在日常生活中有一些過度的干擾。

她是很敏感的孩子，需要有自己的空間和節奏，需要慢慢長大。家長在公司或部門裡可能是一把好手，三兩下就能把很多事情搞定。但對於孩子，你有可能在她不需要去醫院的時候，把她送到醫院，在她不需要那麼多治療的時候，堅持治療。

你說了一堆病，鼻炎、扁桃體腫大、皮膚癢，你很緊張，被這些不嚴重的病嚇住了。小朋友自己倒沒有那麼害怕，她的基本面也都還好。這也是我上半場說的重點，要看人，看他的體質、神質、基本狀態，而不是被所謂的診斷給牽著鼻子走！這個一定要注意。

小朋友，讓我看看你的舌頭，可以嗎？挺好。翹起來看看，也挺好的。

她舌頭的顏色挺好，舌苔也不髒，舌尖稍有點紅，舌下也正常，這個狀態表示她氣血還不虛。剛才我摸了摸她的小手，手有點涼，代表中焦的能量弱了一點，支援運作的「現金流」不是太充足，送不到手腳；也因為她的「現金流」不足，所以「工程」建得比較慢。

聽眾：她的這個牙……

李辛：長牙齒也是「工程」的一部分，不是你著急就能加快的。你知不知道自己說話的時候，習慣性的擔憂模式夾雜了大量的情感，還有大量不清晰的思想。這個對孩子是會有影響的，會削弱她的心智、思考和心身協調。

她現在的狀態非常好，既有順應性，能按照你需要的回應你：Yes, my Queen! 還能安住在她自己的狀態裡。但如果被打擾過度，她的神氣就東跑西跑了，就會不定了。

她現在能夠很安靜地在自己的狀態，我們那麼多人看著她，在討論她，她還是比較放鬆地在自己的狀態裡，這就是一個很好的穩定狀態。

如果你的孩子性格很強，就會跟你對著幹，然後可能會產生別的問題和症狀。到了考大學的時候，她會故意考得遠一點，或者早早地結婚離你而去，好脫離過於關注和保護自己的、束縛的精神環境，這樣的故事一直在發生。

她的健康問題沒有你想像的那麼嚴重，你其實要回過頭調整自己。

總結一下，上一位媽媽的思路是清楚的，但過度關注了。過度關注了之後，思維就重疊纏繞了。這一位媽媽的思路也是清楚的，但是容易著急，著急以後就失去了分寸。平時安靜的時候很清楚什麼是對什麼是錯，所以不要讓自己亂掉。你思維裡夾帶著很多情感，都混在一起了。

你做什麼行業的？

聽眾：我是全職媽媽。

李辛：以前呢？

聽眾：十年前從事生產管理。

李辛：年輕的時候做過很好的運動嗎？

聽眾：沒有。

聽眾：近幾年有打坐，我想讓自己慢下來、靜下來。

李辛：你那麼旺盛的生命力，光打坐不運動，是不合適的。人類所有的活動，是讓我們的能量、生命力進入有序的建設性的使用。如果強行讓自己靜下來，是一種阻礙和限制。

目前你需要更多的運動，比如打網球，還有長時間的走路，去做一點服務別人的工作。你需要跟人交流，目前你的狀態，如果光打坐，容易打出問題來。

小朋友還有問題嗎？

小朋友：沒有。

李辛：她非常的理性，回答、交流沒有任何猶豫，這個孩子非常棒。

我們很多成年人有很多多餘的東西，我在跟她交流的時候，心裡還有多餘的擔心和扭捏。成年人總是以為小孩子是傻瓜，需要改造，需要下載各種成人社會的「高版本」程式，其實是鈍化、弱化、複雜化了，然後把一顆天生晶瑩剔透的水晶球，變成了一塊五顏六色的、渾濁的有機玻璃。

先天體質與自我調理

李辛：剛才幾位談到哮喘、鼻炎，接下來，我請我太太來分享一下。你們說的這些病，她以前都得過，她在認識我之前，二十歲左右就開始自學中醫，把自己的問題一點點調理好了。她學中醫也有二十多年了，比我有耐心，講得也細，請她上來幫我再講仔細一點。

孫皓：我當時沒想到，日後這些能拿來和大家分享。所以，負面的東西隨著時間流轉，隨著學習、觀察和體會，就有機會轉變成正面的東西。

我們身為一個個體，有父母的物質身體遺傳的一些特質，也有父母的精神特質和家庭的生活習慣給我們的影響，還有我們出生的那一年、那個季節、那一天，以及那個時刻的天地之氣，給予我們的先天稟賦。所以，我們在體質和心質方面會有某些共性，也有獨一無二的個性。

比如我的天生稟賦中木氣非常旺，八字裡面還有一組木剋土的結構，那麼它對我身體的影響是脾胃偏弱，消化吸收的能力比較弱，這是一個不太划算的先天體質。我從小到大都很瘦，現在還算是最胖的時候。小時候媽媽看我這麼瘦，總是給我補營養，雞湯、豬腳天天有，但我吃了不消化，還常常生病。

我媽是西醫，她知道營養學，知道補鈣、補鐵、補血，但不懂怎麼調理小孩子的脾胃，怎麼讓先天比較弱的身體保持相對良好的平衡狀態。所以，小時候我常常因為吃得太好，穿得太暖而感冒、發燒、拉肚子，然後去醫院打針、吃抗生素、打點滴。

這種情況一直持續到我二十歲左右，在經歷了兩年的慢性腹瀉、重度鼻炎、皮膚過敏和喘息性支氣管炎等一堆問題之後，我開始自學中醫，瞭解這背後的道理，熟悉食物的性味，著手飲食調理。

那時的飲食調理應該說是飲食控制，主要是不吃不該吃的東西。我把小時候愛吃的油餅、榨菜、冷飲、零食、重口味食物全部停掉，也不再吃抗生素，不再打針和打點滴。

那時我還不懂運動的好處，也沒有意識到情緒和健康的關係，更不懂人際關係、學習、旅行、去服務別人、達成心中目標和氣血運行的關係。但是，僅僅靠著飲食控制，前面說的那幾個讓人難受的病就漸漸消失了。所以，不要小看飲食對我們身體的作用。

人的先天體質會伴隨我們這一生，我們在它的基礎上進行調理和保養。類似我這種偏弱的脾胃，會導致身體的氣血不夠充足，容易多思多慮，氣容易漂浮在身體的上半部。這種格局會導致有些地方氣血不足，有些地方又容易上火。

我小時候容易在春天噴鼻血，嚇到鄰座的同學。後來，我明白這個原因。春天，身體裡面的氣血跟著天地的陽氣一起升發、膨脹。我平時氣血不足，小時候又不愛運動，身體裡面的細微脈都不暢通。氣血一上來，就像河水忽然上漲，周邊的溝渠不通的話，它就溢出了。

到了冬天，身體裡面的氣血跟著天地之氣往裡收闔，氣血也會熱脹冷縮。氣血不足的人，到了冬天手腳就會非常冷，嚴重的還會生凍瘡，這些和身體偏弱的小孩子容易消化不良、拉肚子的問題類似，都和氣血不足、不流通有關。

這裡面除了先天因素和飲食習慣，還有性格和情緒的因素。我媽媽的個性比較急躁，她在成長期曾經經歷過艱苦的階段，成年後的工作壓力也大，還要負責家裡的「買、汏、燒」，耐心常常處於用完的狀態。她在廚房裡不小心砸破一個碗，我和我爸都會心裡一緊，知道又要挨罵了。我和我媽在很長一段時間裡的關係有些緊張，我怕她發火。

當一個小孩子跟至親的家人關係緊張，她全身的能量和氣脈都是緊縮的。能量不足，氣脈又緊縮，身體內部的氣血循環就不好。我們可以想像一下這個畫面，外面是包緊的，裡面的能量不能暢通無阻，是個不流通的高壓狀態。這個壓力在鼻子這裡就是鼻炎，在呼吸道就是氣管炎……

我十八歲的時候，得了喘息性支氣管炎。晚上陽氣最弱的時候容易發作，不能平躺，只能坐在那裡。氣管被痰液堵住了，一平躺就無法呼吸，每晚都能咳出半杯痰，必須坐上兩、三個小時，然後才能再度平躺，白天看起來還比較正常。

我理解剛才幾位家長的心情，因為即使是鼻炎，也是非常難受的。那時我去上海的五官科醫院，醫師拿著一根很長的金屬棒伸到鼻子裡檢查，診斷結果是重度鼻炎，鼻甲腫脹，裡面都堵塞了。當時給我開了收縮血管的滴劑，但還是治標不治本。白天還好一些，但晚上只能用嘴巴呼吸。

生病確實難受，可是各位家長不用過於擔心孩子，尤其是他們目前並沒有得非常嚴重的疾病。

人一生的健康是個動態的變化過程，我回顧自己的健康曲線，小時候身體特別差，現在四十六歲，反倒是健康狀態最好的時候。而且，經過這些健康方面的困境，我才有可能早早就開始關注和學習與健康相關的道理。

現在，我不像早期那麼緊張地控制飲食了，因為知道了更多調理健康的方法，比如合理的作息、運動，比如適度的開發興趣，包括要去做自己喜歡的工作，這些對我們的健康會很有利。

運動是健康養生中不可缺少的部分，我和李辛每天至少走路一至兩個小時，每個星期會爬山二到三次。李辛平時還會練習太極拳、八卦掌、八部金剛和一些簡單的健身運動，這些不花錢的運動習慣是氣血運行良好的重要前提。我們兩個都屬於先天偏弱的小身板，父母也都不是強壯的體質，年紀很大了才生下我們，所以，我們的先天體質並不比各位強。但是，若能好好保養小身板的話，也能夠運轉得很好。

所以，即使現在孩子在一個身體素質比較低的狀態，是可以透過調理好轉的，而且這是一個難得的學習機會。

李辛：你再說說飲食調理吧。

孫皓：我在一九九三年、一九九四年的時候，開始自己調理身體，當時買了好多關於食物性味和食療的書，也開始看一些簡單的中醫書。有一本薄薄的小冊子讓我印象很深，就是匡調元的《調元・體質・食養》。那時我非常認真，每吃一種食物，就去翻關於這種食物的書，看它是什麼性味，對身體有什麼影響，多翻幾遍就熟悉了。哪個食物對我的身體有好處，哪個沒有好處，一開始只是概念，後來逐漸就能把這個概念和自己身體的當下狀況結合起來。

我以前一喝牛奶就會拉肚子，因為這個情況太明顯了，不需要看書就能知道。牛奶不是壞東西，它是小牛的最佳食物。但牛奶是什麼性味？它是一個偏陰、偏滯，具有滋養作用的食物，陽氣足的、氣血流通的孩子可以喝，並且能把它順利轉化為長身體的能量。

如果是一個黃黃瘦瘦、氣血不足、脾胃也不好的小孩子，去喝牛奶，而且還是在陽氣不足的晚上喝，豈不是陰上加陰？陰要配上陽才能轉起來。所有的飲食都有它好的一面，只是看怎麼根據我們現有的體質來選擇搭配，形成一個陰陽、五行的動態平衡。

比如，氣機上浮的人，容易多忌多慮，頭熱腳冷，晚上也容易睡不好，那麼，就需要吃一些幫助氣機收闔的飲食，比如，酸味的五味子、酵醋、蘋果醋，同時脾胃虛弱的，還可以加一些糖，托一下中焦氣。我在家常備自己醃漬的五味子蜂蜜，有時候也會搭配一些龍骨，幫助把氣機往下收闔。

關於幫助氣機往下收闔來改善睡眠還有很多方法：晚上少看手機，少動腦，睡前慢速散步三十至六十分鐘，熱水泡腳。腳容易冷的人，睡覺時穿一雙薄襪子，或者腳踝上套一個襪套都是很有效的方法。另外，晚上不要吃太多，以免中焦不通暢，影響氣機的正常收闔。

前面提到了糖，我想多說一句，現在有一些觀點，反對給孩子吃糖，說是會增加躁動。其實糖是一種單純的能量補給，而且是一種快速的補給。適度的糖分是身體和內臟所必需的，人體也會透過分解吃下去的碳水化合物來提取所需的糖分。

當身體的細微脈比較通暢的時候，吃糖並不會增加躁動。躁動是因為這種快速進入人體的能量無處可走，在身心中「亂竄」。所以，不是停止糖分攝入就平安無事了，而是要增加身體的流通。

回到飲食調理，它是我們平時在日常生活中自己可以進行的，但是，需要建立細心體會和觀察的習慣，需要我們把習慣散在外面的注意力，投放一些在「飲食和身體的關係」上。

等到我們對自己的身體足夠熟悉，我們的意識與身體有更好連接的時候，就可以透過觀察和體會食物對我們身心的直接影響，來選擇合適的飲食了。這個時候，我們對飲食的理解，屬於自己的第一手資料，不再是書本上、頭腦中的「知識」，而是全身心都知道的「知識」，這是一種更深入的理解，是活的體悟。

我們自然就會熟悉不同食物的升降、開闔、寒熱、清濁，還有溫度和食物溫度的冷暖對自己身體及情緒的影響，會更容易理解中醫的八綱（陰陽、寒熱、表裡、虛實），能夠靈活運用身邊的現成資源來調理自己和家人。

我現在挺感謝我媽的，她是西醫，神經比較大條，只要我不倒下，她就不太關心我生病的事。我以前曾經在心裡埋怨過她，現在我覺得那樣挺好，尤其是看到這麼多的焦慮媽媽急著把孩子送醫院，過度關心、過度治療。我覺得還是我媽的態度相對豁達、健康一些，至少給了我不受干擾的體會整個生病過程的機會，給了我自找出路的機會，也不會因為一通亂治，變得不可收拾。

思想的出路與氣血的流通

李辛：剛才的小朋友，鼻頭有些暗，代表脾胃的運化能力不足。她目前這種體質不適合喝牛奶，尤其是有鼻炎的時候，先不要給她喝，喝了會加重身體的負擔，增加運化不掉的垃圾。

如果她慢慢地開始鍛鍊了，各方面都調理得好一些了，體質轉好了，可以看情況吃。食物的調控不是絕對的，因為體質會改變。看她在什麼狀態，給予合適的食物就行了。這個有點像公司的進貨和出貨，是根據銷售和現金流，考慮內部和外部環節來決定的，要進適銷對路的產品，因為消化不掉會變成負擔。

聽眾：老師，我先生常年便祕，十一年了。他在二〇〇六年發現有脊髓血管畸形，就是血管瘤，然後做了栓塞手術。手術之後到現在，便祕很嚴重，每天上廁所至少要半小時。

李辛：手術之前有沒有便祕？

聽眾：沒有。

李辛：做了手術之後才有？

聽眾：對。他的脊柱血管瘤直接影響到下肢，不好走路。

李辛：當時做手術打麻藥了嗎？

聽眾：打了。他二〇〇七年做了一次栓塞手術，二〇一六年復發，又不好走路了，去年再做手術，把血管瘤給徹底摘掉了。

他現在容易手腳冰涼，還有便祕，大便黏臭，排便很困難，基本上每次都要三十至五十分鐘。然後身上的皮膚，尤其在背上、臉上，有很多痘痘。我理解為是排毒不好，勸他去調理一下。他說，得這種病的人就是這樣的，但我認為可以透過中醫調理。

李辛：我剛才問的目的，主要是想瞭解便祕和麻藥或手術有沒有關係。現在第二次手術之後，走路還有沒有問題？

聽眾：有，他現在還得拄拐杖。

李辛：過去十來年走路一直有問題嗎？

聽眾：二〇〇七年的手術非常成功。手術完之後，爬山都沒問題，整個十年，除了不去打球、跳，正常生活都沒問題。二〇一六年九月復發的時候，我們排隊等手術等了七、八個月。這段時間，因為神經受到壓迫，導致腿部很長時間不能走路，所以第二次術後的恢復期就很長。現在已經過去一年多了，還是不能正常走路。

李辛：關於人體的能量，如果畫一張圖理解的話，最裡面是核心能量，叫元氣，中間一層是中氣，一般長期的、慢性的便祕，是推動力不夠了，所以很多元氣不足、中氣又虛弱的老人容易便祕，這是第一個原因。

人體從能量層面來理解，其實是一顆內部充滿細密管道的球。裡面的管道互相連通，任何一部分有堵塞，都會導致某個區域的不通。你先生的下肢長期不能正常運動，這顆「氣球」的下半部區域的氣血就不流通了，肌肉力量也就不夠了，這部分需要盡可能讓他多做鍛鍊，來恢復下半區域的氣血流通。

聽眾：有去做復健。

李辛：要多做主動復健，主動復健是「我在動」，被動復健是機器或醫師「幫我動」。主動復健很重要，哪怕是躺著做幅度比較小的運動，比如皮拉提斯（Pilates），必須讓腿部的自主力量慢慢恢復，還可以配合足底按摩、腿部按摩這些輔助的調理，把這部分的氣脈通道打開。

如果能流通出去最好，如果排不出去，堵在半路上會變成過敏或皮膚病。最怕的是現代人都不愛動，垃圾都沉積在身體的最裡面，這個最麻煩。

人到中年以後，氣血逐漸衰弱，身體裡多少有些堵塞，只是沒有明顯的症狀。在女性來說，容易有乳腺增生、子宮肌瘤、卵巢囊腫、膽結石等問題，男性容易有肝腎和心腦血管的問題。垃圾在哪裡堆積，就變成了哪裡的問題。

你可以想像你先生的狀態，他沒有運動習慣，表層流通就不會很好，這在中醫裡是對應上焦的運作狀態。你要觀察他平時出汗多不多、手腳冷不冷，因為這部分也會影響全身的氣血運行。

聽眾：他平時出汗不多，手腳很冷。這段時間他在南京人民醫院做復健，在蘇州的話，會去健身房，但是去的頻率不高。

李辛：他可以嘗試跟專業的皮拉提斯老師學習，氣血不夠暢通的話，去健身房不一定適合他。要小心地練，防止受傷。

聽眾：因為他之前出現了肌肉萎縮，想靠這類鍛鍊把這部分力量恢復起來。

李辛：我在跟你交流的時候，發現你有固執的一面，可能跟你的先生有關係。你剛提到你先生說：「得這種病的人就是這樣的。」很斬釘截鐵。

聽眾：是的。

李辛：你們之間的交流可能不夠順暢。我在跟你交流的時候，感覺到你有一種沒有出路的感覺。氣血的通，是全方位的通。身體表層要通，內部要通，還有互相交流的思想要通，情感也要通。通就是暢通無阻的流動。

倒過來講，如果有地方不通，也會導致長腫瘤，血管瘤還屬於輕微的。比如我觀察到，一般性格比較強，或者思想很強硬，或者本來還好，但在人生不順利的時候進入強硬的高壓狀態，就容易長肝血管瘤。

可能需要你先從你們之間的交流模式開始調。實際調理部分，除了可以訓練皮拉提斯，還可以做針灸。針灸是在能量層面調節人體、調節精神和資訊，然後再影響肉體。針灸除了內部調節之外，還像是一個 wifi 接收器。假如這邊手機信號不好，放一個 wifi 點，和外界的溝通就會好轉，這是針灸的作用。

獨立思考和實踐的勇氣

聽眾：老師，我想請教，七十多歲的老人，有過腦梗塞的病史，還有便祕，腿腳不好，可以用艾灸嗎？

李辛：你覺得他是虛還是實？

聽眾：我不太懂怎麼分虛實，他手腳是涼的，不愛動，也不太願意跟外界交流。

李辛：聽起來這是一個精神和能量的流通性都不夠的狀態。我們剛才談到了交互作用，人跟外界的交互，人和人的交互，人體內部的交互。任何一層交互不暢通，都會影響其他的層面。

還有，無論是人智醫學說的四個層次，或者中醫所說的肉體、能量和精神這三個層次，所有的層次都是在不斷交互的。當肉體或能量層偏弱的時候，我們的情感、心智，以及對外的交流也會減弱。

換句話說，如果我們的頭腦、情感不願意跟外界交流，進入封閉狀態，也會使得我們的能量和肉體處在一個被限制的切斷狀態，會形成一個多重的惡性循環。

聽眾：他的腳也是腫的。

李辛：那就代表堵得比較嚴重了，下面的通道都被水氣浸泡了，先要把淤堵排出去。

聽眾：可以艾灸嗎？

李辛：可以。

聽眾：是每天都灸嗎？艾灸館一個療程是三個月，艾灸師建議我們隔天去一次。

李辛：你可以自己去學一下艾灸，然後看效果來決定間隔的時間。我沒有看到本人，不能在這裡給你一個確切的結論，最好你自己學會觀察各種方法實施後的效果。

聽眾：我離得比較遠。

李辛：找一個人上門給他灸，同時讓他學會給自己灸。

聽眾：這有點難，他都不太願意。

李辛：或者你們假日回去，幫他灸，然後教他。

聽眾：有段時間他去的，要走兩、三里路，我覺得走一走對他會有好處。我的疑問是，是不是非要聽艾灸師建議的，要堅持三個月。

李辛：剛才說過，如果你判斷他虛，而且有證據，他手腳是冷的，下肢是腫的，確實是虛證，可以做艾灸，然後你要根據他具體狀況來決定間隔的時間。

聽眾：這個我不懂。

李辛：要留意你自己的思維模式，容易在疑惑中迴旋。你跟第一位同學很像，但是你的膽子更小，是絕對的乖孩子，順應性太好，習慣性地放棄自己完成判斷的過程，內心會產生很多多餘的擔心。

你問的所有這些問題，是需要你在學習和實踐的過程中把它完成，就會明白其中的原理，而不是聽別人的意見。你沒跟他住在一起，那麼，就得考慮一下，調動什麼樣的資源，利用假日怎麼教他。或者先給自己灸，有體會之後，回去再給老人灸，然後再觀察他的反應。

聽眾：他以前做過一段時間，我問他有沒有效果，他說有一點點攻善，大約二十%的效果，我覺得二十%不夠，我也不懂這個專業。

李辛：這個其實跟懂不懂專業沒有關係。現在的問題是，你不想自己動腦筋去思考或嘗試，放棄了自己去澄清的可能，只想聽所謂專家的現成意見。

聽眾：我是想得到權威的認可。

李辛：這是自己需要去推進的事情，跟有沒有得到權威認可沒有關系。我們平時生活中的那麼多困難和障礙，都跟這個有關，很多事情是可以自己嘗試的，然後障礙就會突破、消解。

聽眾：我自己嘗試之後感覺挺好的，但我不能保證他好不好。

李辛：你所有的回應都是「我不懂，我不能保證」，這樣的話，要去帶動一個本身不那麼主動的老人，如何能成功？

我常常教一個咒語，要經常跟自己說「我是成年人」——我有孩子，有老人，現在就是這樣的情況，我打算怎麼辦？如果還是這樣猶豫不決，期待一個權威指引，一切還是會停在那裡，問題不能得到解決。慢慢地，老人會越來越衰弱，你也會越來越無奈。需要稍微主動，積極一點。不然，學華德福、學中醫有什麼用呢？

我們心裡要有對自己的信任，有疑問要去問，該做的事情要去嘗試，該說的話要說，這樣就不會有那麼多疑惑存在心裡，被這些疑惑包裹在那裡動不了。

以這種狀態去處理生活當中的大事小事，都處理不透，只有二十%效果，那就是一種非常無奈的痛苦和壓力，會讓人感覺寸步難行。再過二十年，可能你也會變成這樣的老人。

我的年紀比你大一點，最近對此感受很深。我到不同的地方，跟不同的人交流，看到大家都在重複這些模式。我慢慢意識到，其實光是學中醫、學心理學分型這些具體知識有什麼大用呢？獨立思考和實踐的勇氣，才是更重要的東西。

諸位選擇讓孩子上華德福學校，在現代社會已經是屬於有獨立思考能力的一個群體了，有勇氣去做一些覺得自己應該去做的事情。既然走出這一步了，不妨再勇敢一些。

聽眾：這種狀態是不是跟自己的體質有關？

李辛：有關，但可以改變，而且這也不是重點。

手機裡的「美麗新世界」

聽眾：我的問題可能大部分人都碰到過。我的孩子兩歲八個月，本來我是全職在家帶孩子。家裡出了變故，我剛出來工作兩個多月，換我媽和婆婆兩個人輪流帶孩子，大部分是我媽帶。

現在出現一個問題，我孩子對手機著迷了。我回家看著他，他就躲。我把 wifi 關掉，他會自己去打開。他本來是一個滿陽光的孩子，以前他爸運動能力很好，不管什麼天氣，幾乎每天帶他去運動。我看過您的《兒童健康中醫講堂》，就有意識地確保他每天有一定的運動量。

最近兩個多月我媽帶孩子，情況就完全變了，小孩子的脾氣也變得暴躁了。如果我媽不讓他做什麼，他就「噗噗」地吐我媽，打我媽。

他跟我在一起時會好很多，但是因為我現在出來工作，每天跟他待在一起的時間很少，大部分的時間都是老人家跟他在一起。我跟我媽說，我們家有書，可以看書學學怎樣帶孩子。我媽跟我說，我都五十多歲了，還看什麼書。

聽眾們：那你帶嘛。

聽眾：我現在帶不了，因為我先生突然去世了，我必須出去工作。我現在挺苦惱的是孩子愛玩手機這個問題。還有飲食方面，他現在吃糖、吃巧克力也沒有節制。

李辛：小孩子或大人對一件事情上癮，其實是因為他在生活中沒有真實的、深刻的交流。

我問兩個問題，你媽媽的性格強勢、固執嗎？有沒有跟人交流的時候，喜歡只聽、只講自己的東西，習慣單向交流？

聽眾：我媽強勢，但是她強勢不過我爸。針對孩子玩手機的事情，我跟她溝通過，但是溝通的效果不太好，有時候會吵起來。她自己也喜歡玩手機，早上起來看，晚上睡覺也看，而且她的眼睛已經有問題了。我都帶她去看過醫師了，醫師說你不能再看手機了，她還是忍不住。

李辛：你父母之間有真實的交流嗎？

聽眾：什麼是真實的交流？

李辛：就是人和人之間正常的情感互動，彼此之間留有空間，又關心對方的所思所想和內在感受。

聽眾：不是很好。

李辛：你婆婆也幫忙帶孩子？

聽眾：我婆婆在老家，空一點的時候就會過來幫忙，她比較溫和。

李辛：你婆婆的家庭生活如何？

聽眾：我公公一直在外面打工，婆婆一個人在農村。雖然她平常不怎麼講話，但是我可以感受到，她也是一個很固執的人，不太願意去改變。

李辛：今天很能體現榮格說的「共時性」。我們今天講的話題，其實都跟家長和孩子之間的交互有關。

我覺得你的交流是真實的，我們倆現在的互動是真實的，它沒有停留在概念上，也沒有因為你心裡的擔心和害怕在那裡繞，你的表達非常清楚和客觀。

你因為現實的原因，不得不離開孩子去工作。你媽媽自己的生活沒有真實的情感交流，而且還偏強硬，然後婆婆這邊的支援也不夠。孩子在成長過程中需要充分的陪伴和交流，不一定需要具體形式的交流，但心理上需要有足夠的關注和真實的交流。

孩子跟大人不一樣，大人喝酒划拳吃飯，說說廢話，就覺得挺滿足的，只要沒人表現出太過看不起他就行了。

孩子不一樣，他需要從內在跟人進行深刻的情感交流，即使沒有語言。而現在兩位長輩，因為他們自己的生活中也沒有真實的情感交流，所以沒有這樣一個場。孩子雖然天天跟你媽在一起，但是得到的有效滋養不夠。

聽眾：我媽媽是沒有用心帶孩子。

李辛：因為過去的時代原因，這一代的一部分老年人沒有機會發展出相對清晰的自我意識、充沛的內心和理性的思考，以及深入的情感交流模式，慢慢地，內心就僵化封閉了。

聽眾：孩子一吵，她就把手機給孩子。

李辛：所以孩子自己造了一個「美麗新世界」，在手機裡，他終於有一個自己的世界了。雖然不夠好，但在這個小世界裡，他有自己的相對不受打擾的一個內在建構。這個畫面是有點無奈，但也是大多數人生活的真實情況。

過去、現在和未來

李辛：身為父母，很希望孩子能避開所有的障礙，哪怕是濕疹也不要得。但是實際上，人面對困境的轉化力是非常大的，有時候痛苦會讓人深刻化，找到正確的發展方向，當然也可能讓人逃避到膚淺地帶。

如何避免膚淺化，轉向深刻化呢？如何完成這個轉化呢？

在一個家庭當中，至少需要有一個人是相對理性的。如果這個人能夠跟孩子建立很深刻的關係，他能夠既像老師又像玩伴。我們不一定要去找很高的精神導師，其實每個人在不同的面向也可以發揮這樣的正向作用。我們一步步成長，經歷各種困難、疑惑和痛苦，然後有一點點對現實人生的理性的認識，跟孩子慢慢地交流，這樣就會幫助到孩子。

現在有不少流行的觀點，認為小時候經歷不好，成年後就肯定很糟糕，比如童年創傷、原生家庭之類的概念。這些兒童時期的影響，對某些孩子會有影響，但不是絕對的。如果有良好的社會及家庭支持，有理性的家長、老師的引導，每個人都有機會轉化過去的黑暗，發展出清晰、深刻、寬厚和理性的精神世界與心靈。

你媽媽的情感封閉，爸爸強勢，甚至會有攻擊性的交流模式，那位婆婆呢？

聽眾：她更封閉，也不識字，就天天做農活。

李辛：你現在跟父母住在一起嗎？

聽眾：沒有住在一起，我媽過來幫我帶孩子，我婆婆有空會過來。

李辛：你和父母住得很近？

聽眾：在一個社區裡。

李辛：你可以把你照顧和關注的對象擴大一點。你不能直接說「孩子最近太常看手機，我要跟你們談談」，你可以從關心他們的角度進行交流，可以跟他們聊聊過去的事情。

我們的上一代壓抑了太多的東西，我常常跟我父母聊天。他們講的有些話題我聽了無數遍了，但對他們來說，這一遍遍地講出來，非常有用，這是過去被極度壓抑、斷裂部分的一種重建和再接通。我們要去聽聽父母長久埋在心裡的抱怨，這個非常重要，對他們的健康有好處，哪怕只是為了自己的孩子好。

其實父母的狀態好轉，對我們的生活也是至關重要的。對一個整體的大家庭來說，他們是過去，我們是現在，孩子是未來。如果只要未來，沒有現在和過去是不行的。把過去切掉，也就沒有了未來，這是一整條河。

所以，雖然凸顯的是小孩子看手機的問題，其實也是帶出了整個家族情感交流斷裂的問題。身為整個家庭中比較清醒的、有承擔力的人，你要把這部分延續起來，要跟父母多交流，讓他們說出過去的那些痛苦。進入這個場，可能你會不喜歡，會有眼淚、情感和情緒在裡面被帶動出來，這可能是你小時候被動接納的東西。

但你可以在平時跟他們吃飯、散步、聊天的時候，帶動他們，讓他們內心已經凝固很久的情感、情緒流動起來。當他們流動起來之後，也能夠帶動他們跟孩子的流動。不然整個家庭都是凝固的，小孩子不找自己的出路，他也受不了。

等這些凝固溶解了之後，你也會變的，長相和氣質都會變，這個很有意思，然後你的生活和事業發展會更通暢。這個不是不好理解的玄學，是萬物一體的道理，這就是交互。

就像現代的企業不做互聯網，都會死掉。我們現在講的精神、情感，相當於肉體的互聯網，它非常重要，這部分被大家忽略了。

我們的上一代，因為社會環境、時代的原因，很多人的思想、意識、情感、情緒被強行割裂了，他們沒有選擇的自由，只能工作、結婚、生孩子，也不能選擇另一個工作或城市，因為會沒有糧票，沒有戶口。要是夫妻相處不好，想分開也不能，因為沒有地方住，因為有孩子……

我們上一代人的一生，有很多無奈和禁錮。所以，身為他們的後代來說，我們有責任帶動他們。

很多家長以為，把孩子送到一個好吃好喝的好環境就萬事大吉了。學習的環境、老師、同伴固然重要，但家人才是孩子身心健康、心智成長的關鍵。如果家庭是冷漠、混亂、不講道理、互不關心、不思考、軟弱、逃避……大家可以想一想，這樣的家庭環境會交互出什麼樣的孩子。

我們成年人要做一些必要的功課，這個非常重要，而這個過程能讓我們深刻化。我們可以選擇迴避，讓問題積存在那裡，讓停滯不清的力量影響每一個人，也可以稍微勇敢一點，開始思考、嘗試、改變。一旦開始這樣做了，精神上慢慢也會強壯起來，心智和情感會更健康。這就是父母可以給孩子最重要的東西，勝過萬貫家財、千般言說。

很多人以為只有練功打坐、抄經、彈琴、看書、學習……能改變人的根本，雖然這些都有用，但當主體混亂、迴避、軟弱、沉溺幻想的時候，就會「花了時間，功夫卻不上身」。要正視，然後思考、行動。

要多跑跑步

聽眾：最近我遇到的事太多了。有個朋友的女兒，腦子裡長了一顆很大的腫瘤，昨晚剛在華山醫院做完手術；另外，我很喜歡的一個伯伯得了癌症，再加上我自己家裡的變故，我突然覺得整個二〇一七年發生了好多我接受不了的事情。

那個伯伯，他說自己是因為大吃大喝導致了直腸癌。但那個女孩子，本來好好的，今年就要高考了，家庭也很幸福，突然間就這樣了。

李辛：接受不了，是因為你已經承載了很多東西。但你看到的，其實也是每個人都可能經歷的，只是暫時在平安中的我們，不一定意識到這一點。

你平時有運動嗎？

聽眾：運動不多。我以前經常帶孩子，運動量也挺大的，現在工作之後就不多了。

李辛：你原來最喜歡什麼運動？

聽眾：快走。

李辛：跑過步嗎？

聽眾：跑過，耐力還行。

李辛：你得跑跑步了。運動能幫助你衝破現在的現實阻力。從中醫的氣血來說，跑步之後，肉體裡面的能量就流通了。肉體是透過能量運作的，情感也是透過能量運作的。

清晰、有力的意志，也是能量，是一種順暢流動的狀態。雖然混亂的意識也是能量，卻是一種無序且流動不順暢的狀態。當我們在運動的時候，能量在大面積地、有秩序地流動，不光是肉體在清理，所有的部分都在清理。

你有大量的情感力量，還有大量的生活和家庭變故帶來的未理順的東西，很多東西還未了結。這個時候，你需要去運動，否則身心就裝得太滿了。

你的體型是屬於比較厚實的，厚實的體型從正面來說代表有承擔力，從負面來說是容易堆積。加上情感過於強烈豐富，身和心都過於厚重了。堆積得太多，就容易得一些積聚型的病，比如乳腺增生。

聽眾：我有。

李辛：經前會痛嗎？

聽眾：沒結婚前會痛，現在好多了。生孩子後，我是母乳餵養，哺乳兩年多，現在因為要去工作，剛斷奶。

李辛：你的心智，從五行來說偏土火型，內在有很強的承擔力、意志力和突破力。身體偏厚，屬於土型，如果不流通，就容易積聚，容易長腫瘤，土型的人尤其需要流通性的運動。然後，需要學習均衡地使用你豐沛的力量，留一部分精力去跟父母多一些交流，跟孩子交流，也別忘了留出時間給自己。等過了這段時間，你的身心開始流動了之後，生活和家庭內部也會開始流動，你就會有轉機。

聽眾：好的。

李辛：如果你完成這個轉化，後面會有輕鬆的生活，我可不是在看相算命，這是我們身心運轉模式的一般規律。

你現在這個狀態，肯定會感到很辛勞。如果轉化了之後，能量流通了，意識活動也會流通很多，就不容易卡住了。所以要留出時間，要鍛鍊身體，也要安排足夠的休息。

聽眾：好。

李辛：必須要主動去轉化，如果不轉化，我們就會一直背著這些沉重的東西。往後，即使父母離開了，它還是會停在那裡。所謂業力，是這個東西，它會在無形中影響我們。如果我們努力去轉化，它會減少很多。所以，只有兩個選擇，是被動等待，還是主動去做點什麼。

聽眾：我想增加自己的正能量。我本來是一個非常陽光的人，感覺自己是可以去溫暖別人的。這次家裡發生了不幸的事，我感覺自己的能量少了很多。

李辛：你是可以無保留地給別人溫暖的，別擔心，你的好狀態還會回來的。

聽眾：我需要一段時間恢復。

李辛：現在就先當一隻冬眠熊吧，人要學會在環境和氣運不利的時候當熊。我是很會當熊的，你們現在看我坐這裡挺神氣的，如果我覺得大事不妙，就會去當熊了，硬撐著是不行的。這不是消極，是量力而行。接受自己的軟弱、低迷，接受自己的低谷，接受自己的無能為力。

這個階段會過去的，過去之後就可以繼續站起來。

現在雖然是你的低谷，但是在低谷時期的你，狀態還是不錯的。

聽眾：我不能倒下去。

李辛：當然不能倒，誰也不能倒下去。

你有眞實、理性的交流嗎？

聽眾：老師，我過去有乳腺的良性腫瘤，後來做了手術，在這之前還得了肝血管瘤，還有一些其他的小毛病。現在腋窩裡面又長了一個腫瘤，三公分。

我在乳腺手術結束之後，對自己還是有信心的，後來我離職了。第二次的時候，心裡有個聲音說「我太累了」，我在想是不是自己有什麼問題導致老是長腫瘤。

李辛：你多大年紀了？

聽眾：三十七歲。

李辛：結婚了嗎？有沒有孩子？

聽眾：結婚了，孩子六歲半。

李辛：做什麼工作的？

聽眾：美術教師。

李辛：你的身形也是土型，同時又是情感型的，看你的狀態，平時沒有運動吧？

聽眾：沒有。

李辛：土型的身體，又是情感型的內在，不流通加上內在高壓，沒有運動就容易長腫瘤，你必須要運動。

聽眾：我現在處於矛盾狀態，當負面情緒比較多的時候，會覺得自己活著沒意思。

李辛：你覺得這是你的個人意志力、成熟度的問題，還是因為生活確實很艱難？比如剛才這位媽媽的生活確實處在艱難階段。

聽眾：可能是我想得比較多，心裡覺得不順，思想又轉不過來，有些東西我還探究不到，又滿固執的。有時候我也知道不應該想太多，應該去多運動，但就是沒辦法跳出自己的慣性。

李辛：要改變自己的慣性是很難，但是不改的話，命運就總是重複老旋律。

關於固執，昨天我看了一部電影《最黑暗的時刻》（*Darkest Hour*），那位演邱吉爾的演員還榮獲了奧斯卡獎。邱吉爾是一個非常固執的人，是吧？但他的固執是建立在一個高度的理性和對全域的高瞻遠矚上，這個固執就化成了有堅實基礎的勇氣。如果是無明的固執，那麼生活上、精神上的困難，就很難被突破了。

聽眾：我不知道這種好強是否順應自然，這段時間就是覺得很累……

李辛：凡是好強的都不會太自然。

聽眾：問題是我如果不好強，就會變得很消極。我搞不清到底什麼是自然的，我感覺自己整個思想是錯的，像瘋了一樣。

李辛：中午我和周老師在陽澄湖邊散步，我們聊到了自然環境，周老師說他希望給孩子創造一個從小能生活在自然環境中的條件。

因為，我們的生活環境和整個成長過程，感受和思想始終在跟周圍交互，內在會形成一個相對的原點。當我們長久身處自然，才能知道什麼是真正的自然，哪些是人造的或是人的思想造作的。

從你的描述來看，你好像找不到內心的原點，在兩極搖擺。一極是被某種想法帶著衝浪，似乎那個方向是對的，然後就往前衝，衝完之後又覺得不對，然後有了自我懷疑和批判。當沒有這些執念的時候，就直接垮在這裡，這是一個沒有中心的狀態。

你的表達雖然還算清晰，但背後有大量的無序。我有個問題，你跟你的父母，或現在的家庭有真實的、理性的交流嗎？

聽眾：完全沒有。我父母兩個是分開生活的，我跟他們單獨相處時也沒辦法溝通。

李辛：你內在的很多無序跟這些有關。他們之間無序的場，交互到了你的身心和生活中。而且，如果從小在這樣的環境中長大，父母之間沒有一個相對自然的、正常的生活，孩子就不知道什麼才是自然和正常的。那麼，就很容易往外尋求庇護和倚靠，要麼會求助於「權威」，或求助於「教條」，求助於「信仰」，或求助於「科學」。

我建議你這個階段不要盲目往前衝，因為方向還很模糊，越衝可能越麻煩。你現在要學習跟自己的不安和沒有方向和平共處，熟悉這些內在的感受，你有很多的生命力沒有去處。

聽眾：我感覺很憤怒，一旦發火會很可怕。

李辛：雖然你現在沒有處在良好穩定的狀態，原生家庭也有問題，因為成長環境的原因，在互相溝通交流的部分，尤其是情感的部分是斷離的。你還沒有學會正常的情感交流，但你有一種能力，能夠付出、給予。

目前比較有意義的，是去思考我們該做什麼，想清楚之後行動。這幾年，我越來越發現，當我們的關注點容易聚焦在自身的時候，內在就很需要發展出「利他」的念頭。

如果沒有這樣一個方向，去正向發展我們的生命力，就會過度執著或放大自己的感覺、痛苦和需求。這一點很重要，在照顧好自己基本要求的前提下，適度地觀察別人的需要，有能力的話，就去幫一把，或者做一些公益性的實在活動。

這個「利他」的心願和行動，有助於把我們從過度的自我關注，沒有方向的強烈震盪，暫時解脫出來，讓我們的生命力能有一個有序的、相對多維的、相對全方位一些的交流互通的通道：自己和自己，自己和別人，自己和社會，在情感上、思想上、行動上的交流。

再來就是讀書，讀一些深刻的書，這就和作者有了思想上的交流，能借由他們豐富的人生和深刻的心靈，來擴展我們的內在。還有，看偉大的藝術作品，其中既有思想，又有情感，還有美……運動則是跟身體的交流。還有人和人之間的交流，做社會服務、開公司……這些都是必要的。

不要把它們區別對待：開公司賺錢是不好的，讀書念佛打坐是好的。其實都是整個世界的一部分，看我們缺哪個部分。可是，往往我們不清楚自己缺哪個部分，不一定能有意識地去補不足，而是在我們已經擅長的方面不斷添磚加瓦。

你的通道太少、太單一，只是在自己認知到的世界裡，「轟」地衝過去，「咚」又彈回來。要去建設和展開自己的世界，而不是在自我的模式裡盲目地兩極跳躍。

聽眾：換一種模式？

李辛：不是換一種，而是不要停留在只關注自己的痛苦上，鬆開一些注意力，去觀察別人的痛苦和需要，放下身段，去嘗試滿足別人、幫助別人。如果你能觀察到別人的痛苦和需要的時候，自己的痛苦會減少，你會發現人其實都差不多，就不會太關注自己了。

聽眾：這個病還是可以治的？

李辛：你只有離開這種非正常的模式，你的氣機、神機才可能恢複正常，氣血才能順暢運行，更容易康復。否則，即使開刀割掉，但如果你的內在仍然停留在這個狀態，它還會復發的，或者轉為其他的問題。

腫瘤是固化的能量團

孫皓：剛才李辛老師講的是物質、能量和精神之間的關係，也就是說，身體上的問題，對應了精神領域的問題，因為精神是一個人的核心部分，而能量是精神和物質的橋梁。我說這個，是想提醒你不要過於擔心身體裡的腫塊。

我先說一個聽起來滿神奇的例子。幾年前，我們和一位很棒的中醫師一起去一位老中醫那裡學習。那位老中醫的兒子也是中醫，二十多歲，他脖子後面有兩個小鼓包，一個是囊腫，一個是脂肪瘤，十多年了一直都在，也無大礙，但總是希望有機會能治好。那位很棒的中醫師，在年輕的中醫師身上敲了幾下，扎了一針，大約幾分鐘內，十幾年的兩個包塊就消掉了。

這個是什麼呢？這個就是「氣化」，用針灸把有形的物質團塊變成「流動的能量」化掉。我們的身體每時每刻都在「氣化」的過程中，我之所以覺得這個例子神奇，是因為這個過程如此快就完成了。

身體裡長腫瘤，是從無到有的一個「固化凝結」的過程。腫瘤在中醫裡叫「癥瘕積聚」，以前古代不叫腫瘤、癌症。「癥瘕積聚」這個名詞其實比腫瘤、癌症更具象，它把這個動態的

「積聚」過程給表達清楚了。這個過程首先是精神層面的固化，也是意識的固化，然後再到能量層面的固化，最後變成西醫可以檢測出來的物質層面的固化。

大自然的化石能幫助我們理解這個道理，尤其是本來比較柔軟的東西，比如蟲子、樹脂、木頭什麼的，在合適的條件下，經過了一定的時間，會變成堅硬的化石。

人體的良性或惡性腫瘤的形成，也是類似的原理，是在一個負面的精神狀態、生活作息、飲食習慣、人際關係、生活環境、五運六氣等多重條件下，本來流動的「能量」，往一個不好的方向發展、積聚、固化，良性和惡性腫瘤的區別是背後的體質和心質固化凝滯的程度不同。

那麼，反過來說，如果我們意識到了這些，把這些條件轉往好的方向，不讓它形成積聚的條件，它不就會慢慢消掉嗎？這個就是「氣化」。可惜的是，近代的現代醫學觀念，牢牢地抓住了「癌症＝絕症」的觀念。其他先不說，光是這個觀念和意識，就會導致「固化」的力量大過「氣化」的力量。

如果我們足夠幸運，遇到醫術很棒的醫師，幫助我們在短時間把腫塊氣化，當然是件好事。但不是每個人都能那麼幸運，所以，大部分人還是得靠自己。這是老天在用疾病來提醒我們：到了必須改變的時候了。

氣化靠的是什麼？靠「陽氣」，精神的陽氣、能量的陽氣。陽氣是指「能量良好的流動狀態」，一氣流通，開闔自如。

腫瘤是什麼？是陰，是不流動的、負面的、凝滯的、死寂的陰，而不是健康狀態的陰。健康狀態的「陰」是柔軟、包容、承載、舒緩、懂得退讓的一種能量狀態。健康狀態的「陽」

是流動、溫暖、開放、積極的一種狀態。

健康的陰陽是互相融合、交流的，而不是離絕、分散的。它能帶動身體的氣血在合適的狀態下全身循環，滋養身心。

那麼，如何培養身體的陽氣呢？健康平和的心態、良好的飲食作息，還有運動習慣。

大部分人缺少良好的運動習慣，而這個是健康必不可少的環節，所以李辛總是把運動放在非常重要的位置。這個習慣值得我們花一輩子的精力去養成。

運動的意義

孫皓：為什麼運動和消除腫瘤有直接的關係呢？

打個比方，有一根長長的管子裡面有液體的髒東西，也有黏得很牢的固態髒東西，要清理它就需要一定流速的水，液體的髒東西，一般的水流就能沖掉，而固體的髒東西，是不是水流的量要大些，沖刷的時間要長一些？

運動會加速我們體內氣血運行的流量和流速，雖然氣血總量不會在短期內明顯改變，但流量的流速加快了之後，資金周轉就快了，相當於資金總量增加。

當我們體內有不良積聚的時候，無論是比較簡單的濕滯、痰飲，還是比較堅固、複雜的腫塊，都需要透過足夠的「氣血」把它漸漸「沖刷」掉，再透過代謝把垃圾排出體外。

運動，是很安全的、均勻增加氣血「流量、流速」的方法。它除了增加身體的陽氣之外，同時也會增加精神的陽氣，會讓人更加開朗、自信和堅定。

當然，氣血偏弱又從來不運動的人，不能一下子做強烈而持久的運動。要循序漸進，讓身體慢慢適應氣血充盈的過程，不然會適得其反，最合適的初級運動方法就是走路。

大家回去可以留意一下，當我們走路半小時以後，往往能發現手指頭變得飽滿了。手指頭飽滿代表著人體這顆氣球內部的氣相對充實了，這時候身體內部的細微脈，包括小小的細胞，都在「活水」中自由流動、呼吸、疏通、修復。

而平常時候，大部分人基本上都坐著不動，身體內部的大脈絡雖然還算是通暢的，但是細微脈、細胞，尤其是身體內部的臟器、下肢的組織和細胞，像是擠在密不透風的倉庫裡面堆積，時間久了，難免會出問題。

睡覺、打坐也有充盈氣血的作用。那麼，走路、睡覺、打坐這三樣對氣血的增加是什麼原理呢？走路是因為體內的循環加快了，因而氣血相對飽滿；而睡覺、打坐，是因為我們的消耗減少了，更多的氣血被節省下來，精氣神不再拿出去解決外在的問題，轉而向內，疏通和滋養我們身心內部的細微脈，因而間接地增加了氣血總量，加快了氣血循環。

除了走路，還有很多運動方式，比如太極拳、八卦掌、八部金剛、瑜伽、網球、慢跑等，都是非常好的活化身心的方法，能從不同方面加強和改善人體身心的運作模式，大家可以按自己目前的體能來選擇。對於氣血比較足、比較流通的人，可以直接從太極拳、瑜伽開始入手，調整身體僵化的部分。

若要比較各項運動的區別，走路是一種相對無為的狀態，尤其是用不急不忙的速度來走，很適合平時用腦、用心過多、志意過強的目標導向之人。它還能調整大部分現代人上熱下寒的亞健康體質，是加強體質的溫和方法，是基礎、安全的保養運動。而睡覺和一般意義上的打坐，它疏通細微脈的程度更細膩一些。

若有體力開始跑步，能夠幫助我們更大程度地突破身心內部長久以來的、已經被固化的無形「結構」和「阻滯」，以及突破精神、心理、體質的「邊界」。

跑步要量力而行，不熟悉自己身體的人，可以戴一個健康手環，觀察自己的心率和感受，逐漸掌握適宜自己的運動節律。身體單薄的人，適合較慢速度的跑步，不宜過度消耗。身體厚重扎實的人，可以依感受自行掌握速度和時長。

另外，把心中的意願變成行動，也是一種精神層面的「運動」。如果心裡有意願，但總是不去實現的話，身體也會處在能量瘀滯的狀態。

當心身的能量處在相對飽足、順暢流通、均勻布散的狀態下，我們就能夠在一個更好的狀態中去解讀世界，和周圍的一切交互。

要點 13 關於運動

1. 恢復心身健康，防治精神心理問題，運動是首要的、必須堅持的。
2. 每天的散步、上班或購物途中的走路，只是活動，還不是運動，但好過完全不動，也能幫助精神和氣血的流通。
3. 靜坐、站樁偏於靜態，可以安神定志、收闔能量。靜功與動功結合更能見效，需要配合每天一個小時以上的散步或後面介紹的運動方式。
4. 太極拳、易筋經、八段錦、八部金剛、瑜伽等東方傳統的身心鍛鍊方式，以闔為主，闔中有開，有助於提升和統合身心能量，需要在安靜的環境，專注地練習 20 至 45 分鐘，特別適合大病初癒或身體目前處於虛弱狀態的人。
5. 每週爬山、循湖、徒步健行二至三小時，與大自然交換精氣神，是現代人尤其需要的活動。經常跑步（每週三至五次），或長時間的連續徒步健行，比如連續一個月或以上，每天 25 公里左右，能改善深層的能量運行結構。
6. 如果你身體健康，年齡在六十五歲以下，需要每週保持至少二至三次，每次一個小時的體能和肌肉訓練，有助於強化體質和精神意志，擴充身心氣血能量和內心空間。比如：伏地挺身、平板支撐、深蹲、跳繩、健腹輪、啞鈴等器械訓練⋯⋯
7. 在以上循序漸進的練習中，體能加強後，可安排羽毛球、網球、詠春拳、拳擊等對抗性練習，有助於發展我們長久被壓抑的表達、達成的能力。對抗性練習尤其適合於平時膽小怕事、不敢表達、不能堅持完成的個體。
8. 適當強度和頻率的體能與肌肉訓練，能幫助我們突破舊有的氣血運行模式、思想行為模式，擴大精神格局。
9. 以上運動皆需量力而行，要區分正常疲勞和過度疲勞，自我調節。如久病體弱者，可先從前面一至四項開始漸進練習。

向前走，會有新開始

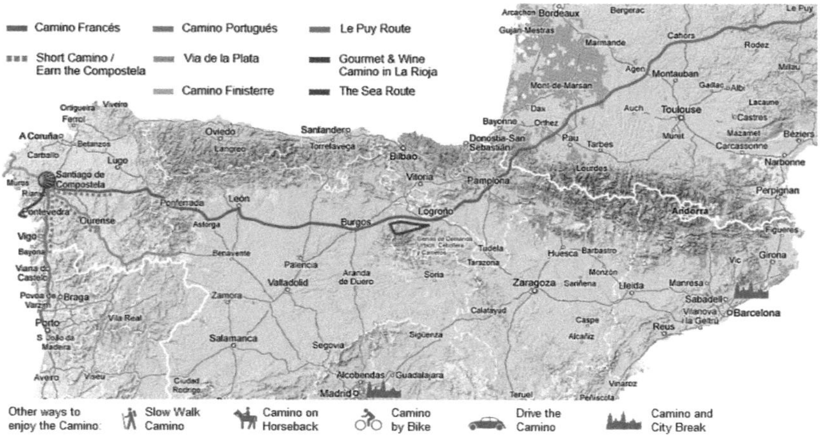

李辛：總結一下，這次是給大家提供一個思路，需要大家自己來學習、思考，然後行動。所以不管出現什麼問題，都需要讓我們的精神流通、展開，能關注到別人的需求。當然，如果是一個不會關注自己的人，首先要學會關注自己，這是基礎。

要怎麼讓能量流動、展開？很簡單，多接觸大自然，接觸美好的東西，還有運動。剛剛課間休息時，我找了個空檔，到二樓做了幾十下伏地挺身。大家記得要去主動行動。被動等待、消極思考、惡念，就是陰。積極地改變，去建設自己、去完成、去嘗試，就是陽。生命的這兩個方向是自己主動選擇的。

人類文明到了需要化繁就簡的時候，我們學了太多的東西，但不一定能夠消化，關鍵在於所學能不能擴展我們的思想，改善我們的行為。二〇一四年，我跟太太在法國南部的山區徒步健行，這是當地著名的一條天主教的「朝聖之路」的前半段。

從法國南部的勒皮昂沃萊（le Puy enVelay）出發，走到法國毗鄰西班牙的邊境聖讓—皮耶德波爾（Saint Jean Pied de Port，屬於巴斯克〔Basque〕地區），總長約七百公里。

我們當時花了二十六天，走了六百多公里，每天平均走二十五公里，最多的一天走了三十三公里。

將近一個月，我們只是往前走，每天睡不同的旅館，所有的必需品，比如水壺、換洗衣服、備用鞋，都自己背，所以必須學會精簡。

在這條路上，你會碰到來自世界各國的人，大部分是六十歲以上的人。

日本徒步的緣分也跟法國徒步有關，我們在法國徒步的最後一段路上，偶遇一位臺灣老先生。我們和他同

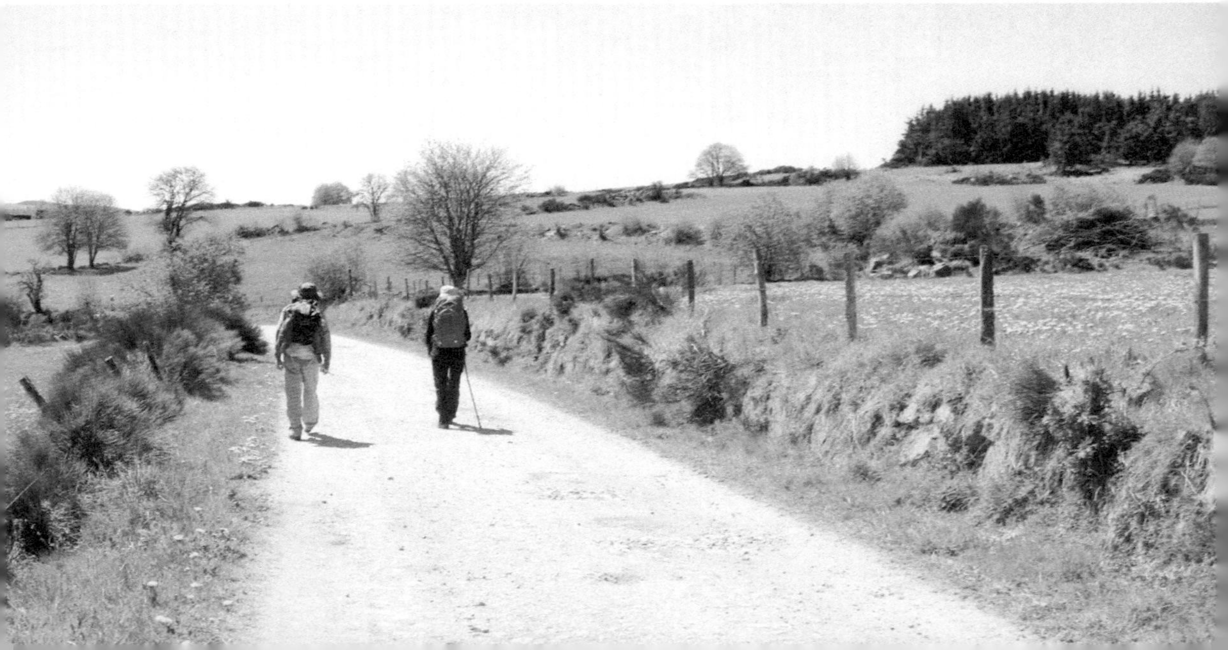

行了一段路，還一起合作，做了路上唯一一頓中式料理。

他姓劉，過去曾經是臺灣軍校的武術教練，四十四歲退休，開始在世界各地徒步健行。我們遇到他的時候，他已經徒步了三十年，每年有八個月的時間在路上行走。

這位老先生曾經從俄國的聖彼得堡，穿過芬蘭、挪威、丹麥，走到漢堡，曾經從智利走到阿根廷。他告訴我們，日本有一條很適合徒步的朝聖之路：四國遍路。因為這個緣分，第二年我們去了四國，然後每年都會安排到那裡走上一段。

四國遍路是一條佛教的朝聖之路，總長大約一千兩百公里，沿途共有八十八座寺廟，是當年空海大師走過的。如果打算一次走完，大約需要四十多天。大部分人時間上沒有條件，會分幾次走，也有人選擇徒步加上交通工具混搭的形式。

大家有時間可以去走一走，體驗各種可能性，哪怕身上有點小病，先放一放，向前走，走完後可能會有新開始。

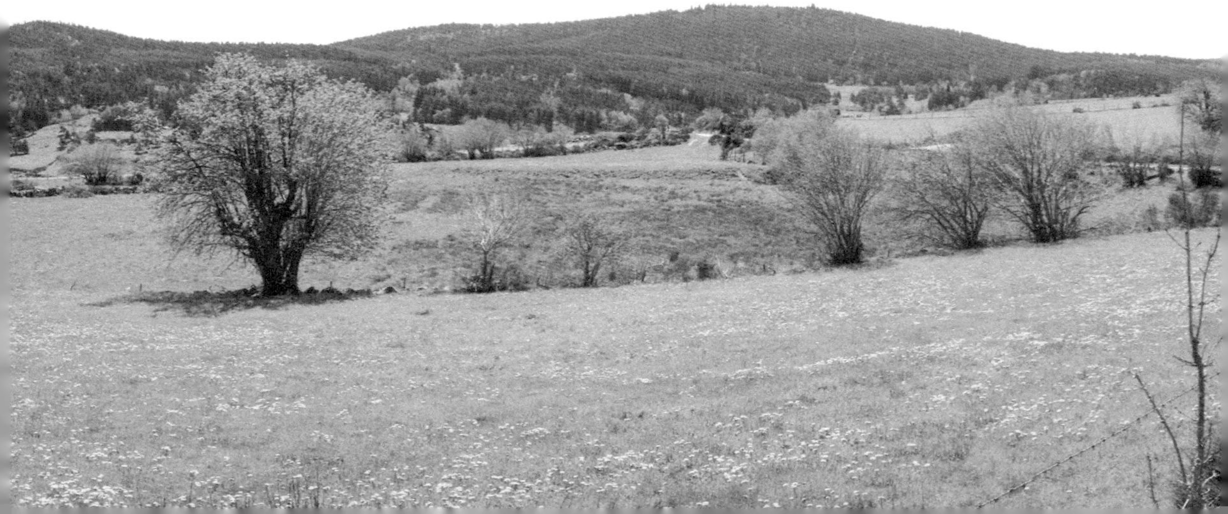

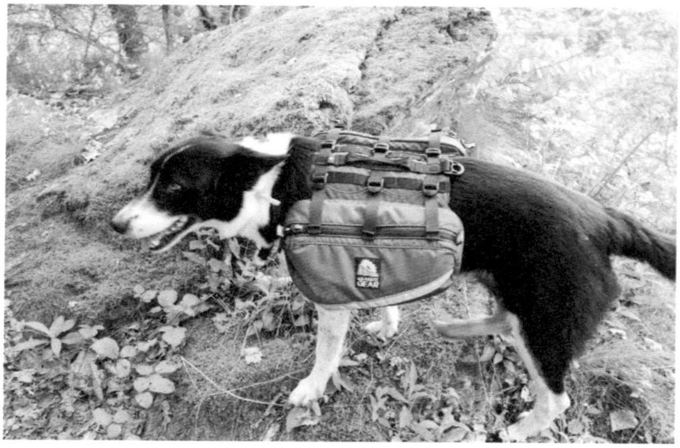

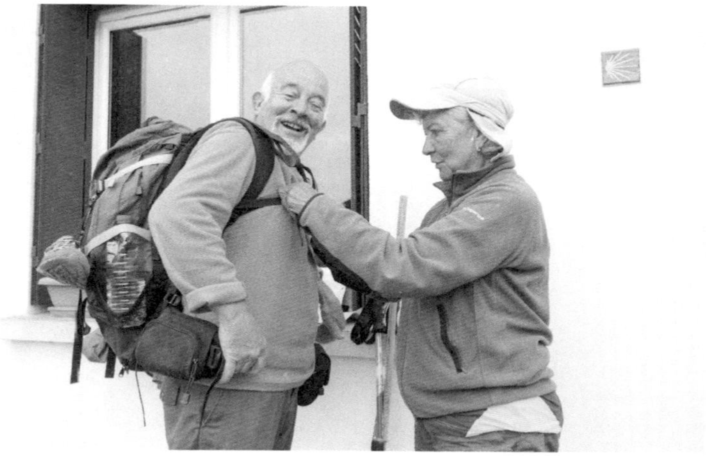

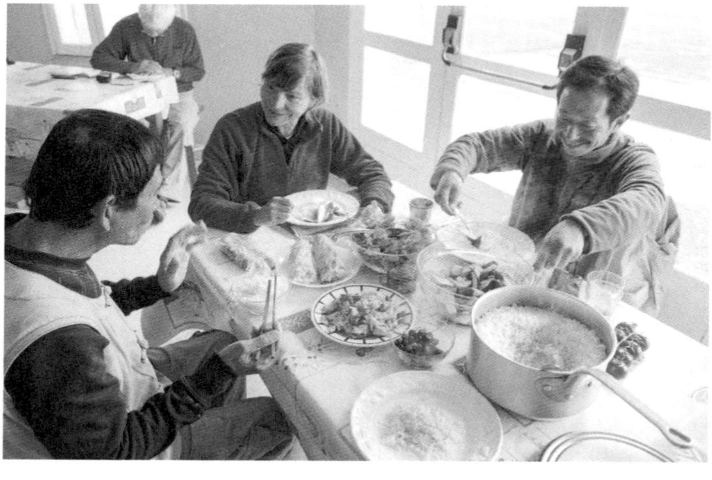

法國徒步之旅

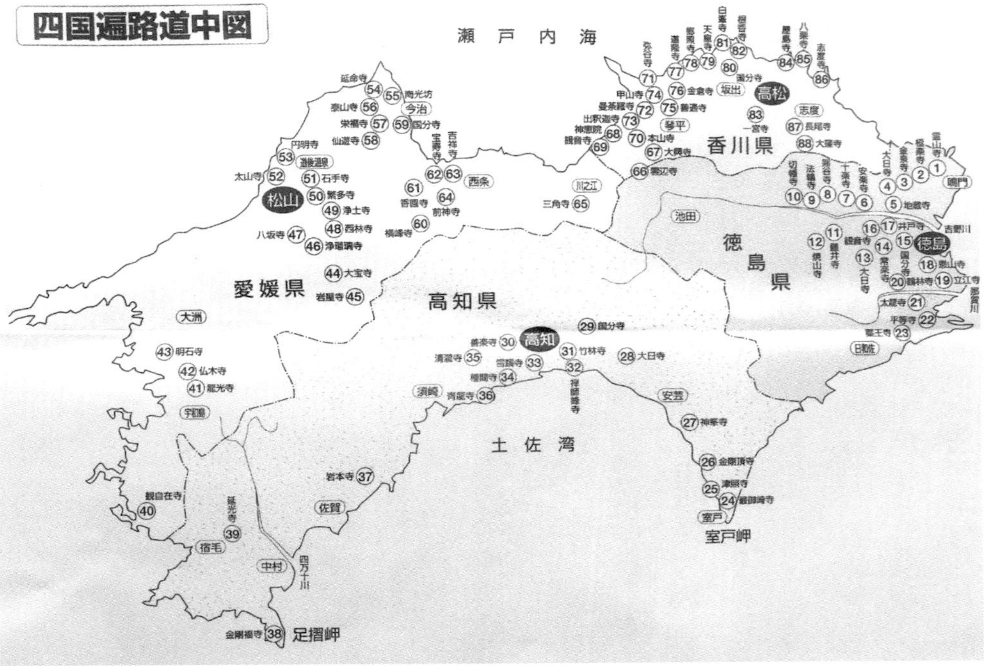
四国遍路道中図
瀬　戸　内　海
土　佐　湾
香川県
徳島県
高知県
愛媛県
松山
高松
高知
徳島
室戸岬
足摺岬
大洲
宇和島
宿毛
中村
四万十川
佐賀
須崎
安芸
室戸
西条
川之江
池田
琴平
坂出
志度
鳴門
吉野川
那賀川
日和佐
今治
道後温泉

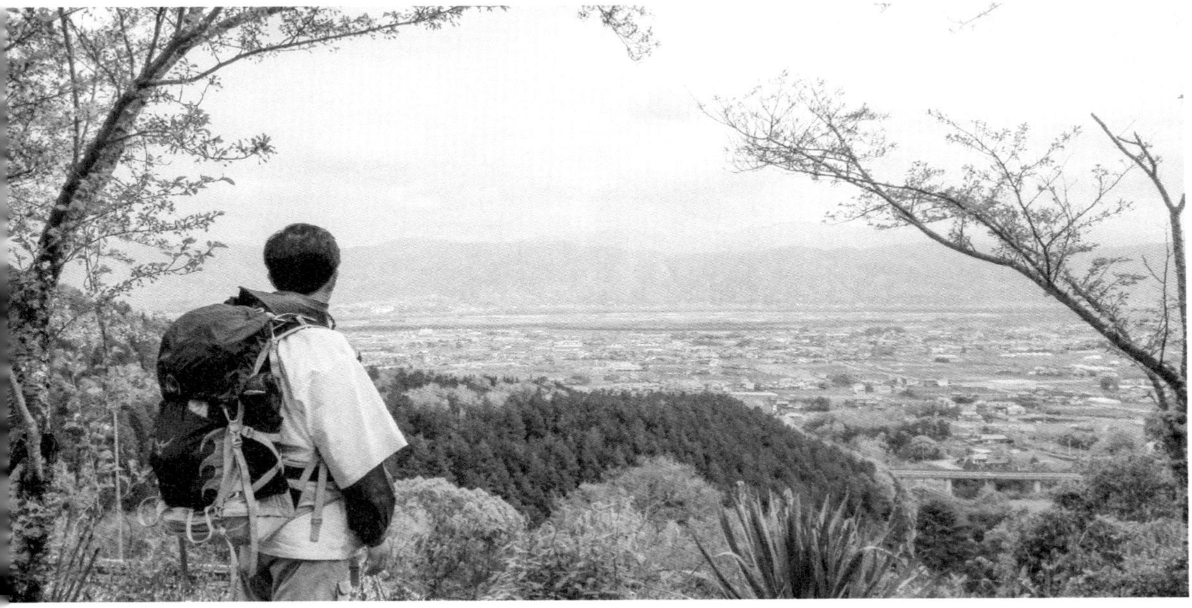

日本四國遍路

感謝

感謝我的老師們：任林先生、宋祚民先生、雅克・皮雅魯先生、米晶子道長、李春會先生、葛琦教授、李慧吉教授、武成教授。

本書前三篇內容，來自二〇一五年至二〇一六年間在黃山太平湖的五次精神健康遊學營時的講課。

感謝薛史地夫教授的邀請，也感謝一起合作的楊碩誠老師、鐘鷹揚老師，每次的共同參與和討論，活潑、生動、欣喜，令人回味。

感謝上海自道精舍、深圳正安文化和成都正安文化的支持與協作，感謝參與工作的陳春耀、湘斌、陳實、王自成、劉槿川。

第四篇來自二〇一五年七月在美國國際中醫微信群的專題講座「一個中醫眼中的憂鬱症」，感謝主持人歐陽輝醫師。

第五篇來自二〇一六年十月，在山東德州第二屆國際華德福幼教大會的分享，主題為「家庭、環境對兒童身心的影響」，感謝主辦方和主持人張俐老師。

第六篇來自二〇一八年三月，在蘇州華德福學校的演講「兒童教育與精神健康」，感謝學校的家長、教學團隊和主持人徐勇先生，感謝唐長文先生的照顧。

感謝所有學員的坦誠參與，我們共同創造了真實的交流和深刻的學習。

感謝慧從盧溪和「國學中醫聽打群」志工多年來的細緻工作和無私支援。

感謝我的太太孫皓，一如既往地耐心刪改、潤色和增補工作。她以敏銳、柔和的筆觸清晰表達，合乎語境，保證了本書的可讀性。

感謝我的父母在交稿前的通篇審閱，找出錯別字和可疑之處。感謝你們從小就給予我無條件的信任、空間和愛，支援我的各種嘗試、探索，尊重我的種種「彎路」和「非主流選擇」。

感謝立品圖書和本書執行主編柯祥河先生。

後記

我們正處在一場生活和思想的大變革時代，過去用來把個體聯繫為群體的思想、語言、工作關係和交流方式，正在快速消融、變化。

一方面是互聯網與自媒體的充分發展，個體得以呈現。未來，為了生存和發展，個體將不得不清晰呈現。

這是年輕一代面臨的真正的挑戰和機遇。

年長一代已漸漸完成了他們所能盡力給予的，帶著過去的無私無畏的獻身與投入，把青春的光芒與汗水，連同饑渴、疲勞、恐懼、無力的肉體，都交給了上一個時代、交給過去的理想與規則，也交給了我們。

向我們的長輩們致敬。

他們盡力了。

所以才有了現今更和諧、和平、衣食相對飽足、思想可以流逕的時代。

這是一個全球化過程中的「個體化」時刻。只有當每個人都站起來，成為他自己的時候，中國這個歷史悠久的國家才可謂「站起來了」。

我們的未來，源自過去，需要回頭看，看到自己的童年慌亂，看到父輩的艱難，看到這個時代和國家的困苦、無奈、壓迫和奮爭。

這一切需要被現在的我們看到、感受到，並被尊重、理解。

這一切不止於某一個家庭和某一個國家，是上一個時代人類的困境與艱難跋涉、苦難行軍，是整個世界和我們的共業。

過去—現在—未來，川流不息。

願我們發展出理性的思考與寬容的心胸。

願我們看到自己，也看到他人，看到那條由過去流到現在、通向未來的連續之河。

願我們在個體心靈中建設更多的安定與理解，延續精神的光與熱。

我們也將成為過去，但在此刻，我們可以思考、回顧、學習，建設日常生活，建立內在主體。

讓我們為未來祝福。

李辛

二〇一九年二月十一日

參與本書錄音聽打和整理的志工

周民、乘宣、歐陽彩宏、葛燕靜、龐貝之石、韓萍

張遐、張元媛、瞽聾虞聖、張建紅、滴水成輝、鄧有福

嘻嘻田、李增軍、點兒、蘭宇、王銀、楊紅琳

趙衛東、伍一節、放低、疏狂一醉、婧芝、小懶

昨夜西風、張小滿、姚宛彤、張曉傑、Moon、小唐

趴趴豬、自在行、進樹

BE0006

精神健康中醫講堂

心身醫學與形、氣、神的自我調理精要

作　　者｜李辛
責任編輯｜于芝峰
協力編輯｜洪禎璐
內頁設計｜劉好音
內頁裝飾圖｜ Designed by rawpixel.com / Freepik
封面設計｜陳威伸

發 行 人｜蘇拾平
總 編 輯｜于芝峰
副總編輯｜田哲榮
業務發行｜王綬晨、邱紹溢
行銷企劃｜陳詩婷
出　　版｜橡實文化 ACORN Publishing
臺北市 105 松山區復興北路 333 號 11 樓之 4
電話：（02）2718-2001　傳真：（02）2719-1308
網址：www.acornbooks.com.tw
E-mail 信箱：acorn@andbooks.com.tw

國家圖書館出版品預行編目（CIP）資料

精神健康中醫講堂／李辛作 . – 初版 . – 臺北市：橡實文化出版：大雁出版基地發行，2021.03
400 面；23*17 公分
ISBN 978-986-5401-51-1（平裝）

1. 精神醫學 2. 中醫

415.95　　109021405

發　　行｜大雁出版基地
臺北市 105 松山區復興北路 333 號 11 樓之 4
電話：（02）2718-2001　傳真：（02）2718-1258
讀者服務信箱：andbooks@andbooks.com.tw
劃撥帳號：19983379　戶名：大雁文化事業股份有限公司

印　　刷｜中原造像股份有限公司
初版一刷｜ 2021 年 3 月
初版二刷｜ 2022 年 10 月
定　　價｜ 480 元
I S B N ｜ 978-986-5401-51-1